Barbara Abdallah-Steinkopff/
Maria Gavranidou/Birsen Kahraman

Heimweh und Heimatlosigkeit im Fokus von Beratung und Therapie

Konzepte und Methoden für die Praxis

Vandenhoeck & Ruprecht

Mit 4 Abbildungen und 2 Tabellen

Bibliografische Information der Deutschen Nationalbibliothek:
Die Deutsche Nationalbibliothek verzeichnet diese Publikation in der Deutschen Nationalbibliografie; detaillierte bibliografische Daten sind im Internet über https://dnb.de abrufbar.

Umschlagabbildung: Quang Ho/shutterstock.com

Satz: SchwabScantechnik, Göttingen
Druck und Bindung: ⊕ Hubert und Co. BuchPartner, Göttingen
Printed in the EU

Vandenhoeck & Ruprecht Verlage | www.vandenhoeck-ruprecht-verlage.com

ISBN 978-3-525-40754-7

V&R

Inhalt

Teil 1 Heimat, Heimweh, Heimatlosigkeit, Migration und Rassismus als psychologische Phänomene

1 Einführung

Dieses Buch richtet sich an Fachkräfte, die im psychosozialen Bereich tätig sind und eingewanderte sowie schutzsuchende Menschen beraten und behandeln. Es soll bei den Leser*innen Interesse an einem Thema wecken, das bisher wenig Beachtung in der Psychotherapie und Beratung erhalten hat. Das Empfinden von Heimweh und Heimatlosigkeit kann für viele Menschen, die ihre Heimat verlassen und ein neues Leben in Deutschland aufgebaut haben, eine wiederkehrende, oft auch schmerzhafte Erfahrung sein. Das Thema vereint vielfältige psychologische Aspekte, die Auswirkungen auf die psychische Entwicklung eines Menschen mit Migrationserfahrung und auf die folgenden Generationen haben können.

Unser Interesse an dem Thema Heimweh und Heimatlosigkeit beruht auf persönlichen und beruflichen Erfahrungen, die wir in Kapitel 5 schildern. Wir drei Autorinnen haben alle eine Migrationsgeschichte, die sich unterschiedlich auf unsere Biografien ausgewirkt hat oder bis heute auswirkt. Zum einen spielte die Frage nach Zugehörigkeit zur deutschen Gesellschaft im Sinne von Beheimatetsein bereits in unserer Kindheit immer wieder eine wichtige Rolle, zum anderen ergab sich ein längerer Suchprozess zur Identitätskonstruktion im Laufe unserer Entwicklung. Wir reflektieren unsere persönlichen Lebensbedingungen, die auf unterschiedliche Weise unser Gefühl von Beheimatetsein und unsere Identitätskonstruktion geprägt haben. Wie unsere Erfahrungen aus der Therapiepraxis zeigen, nehmen das Empfinden von Heimweh und innerer Heimatlosigkeit und der Wunsch nach Zugehörigkeit als existenzielles Lebensthema bei vielen eingewanderten und schutzsuchenden Menschen zeitweilig viel Raum im psychotherapeutischen Prozess ein.

Als Supervisorinnen und Seminarleiterinnen erfahren wir immer wieder, dass sich Psychotherapeut*innen und Berater*innen im Rahmen ihres Studiums und ihrer Ausbildung nur unzureichend auf migrationsbedingte Lebensthemen vorbereitet fühlen. Viele geben an, nicht über die nötige Expertise für eine sinnvolle Unterstützung von Klient*innen mit Migrations- und Exklusionserfahrungen zu verfügen. Die Beschäftigung mit dieser Thematik ist daher von besonderer Relevanz für die psychotherapeutische Behandlung von eingewanderten und schutzsuchenden Menschen.

Unser Ziel im ersten Teils dieses Buches ist, Therapeut*innen und Berater*innen mit einer ausführlichen theoretischen Darstellung von psychologischen Phänomenen wie Heimat, Heimweh, Heimatlosigkeit, Migration und Rassismus ein tiefer gehendes Verständnis für diese Lebensthemen zu ermöglichen, mit denen sich viele Ratsuchende und Patient*innen im Laufe ihres Lebens auseinandersetzen müssen. Diese Belastungen sind für Betroffene selbst nicht immer identifizier- oder benennbar, verursachen jedoch oft chronische emotionale Belastungen, die sie in die Beratung und Therapie führen. Zunächst geben wir in den Kapiteln 6 und 7 einen historischen Überblick über die Entstehung der Begriffe »Heimat« und »Heimweh« im deutschsprachigen Raum seit dem 16. Jahrhundert und beschreiben entsprechende zeitgenössische Krankheitsmodelle, die das Leiden je nach Zeitgeist zu erklären versuchen. Ein Literaturüberblick bietet Einsicht in Artikel und Studien zu dieser Thematik. Dabei wird deutlich, dass weder Heimweh noch das Gefühl von Heimatlosigkeit im Forschungsbereich der klinischen Psychologie bisher große Aufmerksamkeit erhalten haben. Eine mögliche Erklärung dafür ist, dass beide Phänomene, abgesehen vom sogenannten »Entwurzelungssyndrom« im Rahmen einer Anpassungsstörung, im DSM-5 oder ICD-10 nicht als Störung aufgeführt werden. Wir plädieren dafür, diese beiden Lebensthemen als normale Begleiterscheinungen zu verstehen, die im Rahmen eines Migrationsprozesses bei vielen Menschen zeitweise auftreten können, ohne jedoch auf längere Sicht krank zu machen. Bestimmte schwierige Lebensbedingungen können sich jedoch, im Sinne von Risikofaktoren, negativ auf das psychische Befinden und die Entwicklung eines Menschen auswirken und sich in einer vielfältigen Symptomatik äußern. Zum besseren Verständnis für die Auswirkungen von andauerndem Heimweh und der Erfahrung von Heimatlosigkeit auf die psychische Entwicklung zeigen wir Lebensthemen auf, die inhaltlich eng mit beiden Begriffen assoziiert sind. Dazu gehören der Anpassungsprozess nach der Migration, die psychischen Auswirkungen von sozialer und politischer Ausgrenzung, der erschwerte Prozess der Identitätskonstruktion und die Suche nach einer Werteorientierung im transkulturellen Kontext. Diese Faktoren haben Einfluss auf die psychische und körperliche Gesundheit, die Beziehungserfahrungen sowie die Persönlichkeitsentwicklung und sind daher für die sozialpädagogische Beratung und Psychotherapie von besonderer Bedeutung. In Kapitel 9 beschreiben wir Erfahrungen von Rassismus und Diskriminierung, da wir diese als maßgeblichen Risikofaktor für die Entwicklung von Heimweh und Heimatlosigkeit betrachten.

Einen besonderen Schwerpunkt im zweiten Teil des Buches bildet die Frage nach theoretischen Konzepten zu Heimweh und Heimatlosigkeit für Beratung und Therapie. Als Grundlage dafür präsentieren wir in Kapitel 11 aktuelle psychologische Erklärungsmodelle und physische sowie psychische Symptome im Zusammenhang mit Heimweh und Heimatlosigkeit. Gesellschaftspolitische Aspekte und Prozesse spielen als Risiko- und Schutzfaktoren für die Entstehung dieser Problematik eine besondere Rolle und werden daher ausführlich beschrieben. Dabei berücksichtigen wir auch generationsübergreifende Erfahrungen, die sich durch unterschiedliche Herausforderungen und Belastungen in der ersten, zweiten und dritten Generation der Eingewanderten und Schutzsuchenden bemerkbar machen. Einen weiteren Schwerpunkt des zweiten Teils dieses Buches stellt die Entwicklung eines Beratungs- und Behandlungskonzepts dar. Dieses Konzept soll sowohl persönliche als auch gesellschaftspolitische Aspekte als verursachende Faktoren integrieren und Umgangsformen sowie Copingstrategien auf den entsprechenden Ebenen beschreiben. Als Grundlage dafür dienen die existenziellen Lebensthemen von Betroffenen, die im ersten Teil des Buches beschrieben wurden und aus denen entsprechende Beratungs- und Behandlungsziele sowie Methoden abgeleitet werden. Diskriminierungserfahrungen eines marginalisierten Menschen und politisch bedingte mangelnde Teilhabechancen am gesellschaftlichen Leben können zu einem fehlenden Zugehörigkeitsgefühl und damit zur Erfahrung von Heimatlosigkeit führen. In Beratung und Therapie müssen daher persönliche, aber auch gesellschaftspolitische Faktoren für die verschiedenen Ursachen in Betracht gezogen werden. Zur praktischen Umsetzung stellen wir in den Kapiteln 13 bis 16 Leitfäden zur Exploration der Symptomatik, der Risiko- und Schutzfaktoren sowie therapeutische Vorgehensweisen und Methoden dar und veranschaulichen diese an Fallvignetten. Das Buch endet mit einem Epilog zur Geschichte von Odysseus.

2 Die Wahl der Worte – Sprache und Begrifflichkeiten

Für Therapeut*innen und Berater*innen gehört die gesprochene Sprache zu den wichtigsten Instrumenten. Wir suchen oft nach den richtigen Worten, weil wir um die quasi magische Wirkung von Worten und Sprache wissen. Auch beim Schreiben dieses Buches haben wir Autorinnen wiederholt miteinander verhandelt, welche Sprache für unser Thema angemessen wäre. Denn Sprache wandelt sich ständig. Wir benutzen eine gendersensible Sprache und Schreibweise, weil wir wissen, dass sie einen großen Unterschied macht. Genauso wichtig ist es uns, eine machtsensible und diskriminierungsarme Sprache zu finden, wenn es um die Bezeichnung der Menschen geht, mit denen wir arbeiten. Wir haben uns auf die Bezeichnungen »Patient*innen«, »Klient*innen« und »Ratsuchende« geeinigt, denn sie erschienen uns aktuell am besten geeignet. Das Dilemma beginnt jedoch schon dabei, nur ein Merkmal hervorzuheben, während wir viele andere außer Acht lassen müssen: So sind Patient*innen, Klient*innen und Ratsuchende zugleich Töchter, Söhne, Mütter, Väter, alt, jung, körperlich gesund oder beeinträchtigt, haben Berufe und Hobbys und vieles mehr, was sie ausmacht. Wir beziehen uns mit den verwendeten Begriffen also lediglich auf die Rollen, in denen sie uns und umgekehrt wir ihnen als Berater*innen, Behandler*innen und Therapeut*innen begegnen. Außerdem haben wir uns für die Bezeichnungen »Einwander*innen«, »Migrant*innen« und »Migrierte« statt »Zuwander*innen« etc. und für »Schutzsuchende« statt »Geflüchtete«, »Asylsuchende«, »Flüchtlinge« etc. entschieden und schließen uns damit Brecht an:

»Über die Bezeichnung Emigranten«
Immer fand ich den Namen falsch, den man uns gab:
Emigranten.
Das heißt doch Auswandrer. Aber wir
Wanderten doch nicht aus, nach freiem Entschluß
Wählen ein andres Land. Wanderten wir doch auch nicht
Ein in ein Land, dort zu bleiben, womöglich für immer
Sondern flohen. Vertriebene sind wir, Verbannte.
Und kein Heim, ein Exil soll das Land sein, das uns da aufnahm.
[…]«
(Bert Brecht, 1937)

Wir versuchen, ethnische, die Herkunft oder Religion bezeichnende Kategorien für Menschen nur dort zu benutzen, wo sie als soziale Markierungen oder Zuschreibungen das Leben der so bezeichneten Menschen beeinflussen. Dabei versuchen wir nach bestem Wissen und Gewissen Bezeichnungen für Menschen zu verwenden, die selbstgewählt sind. Meist versuchen wir, sie selbst zu fragen. Dies ist aus unserer Sicht umso notwendiger, wenn Menschen bis in die Gegenwart stets mit diskriminierenden Fremdzuschreibungen bezeichnet und entmenschlicht wurden. Da auch wir uns als Lernende betrachten, sind wir bei Verletzungen für Hinweise sehr dankbar! Im Buch orientieren wir uns unter anderem an den Glossaren der Neuen Deutschen Medienmacher*innen (https://glossar.neuemedienmacher.de) und des Informations- und Dokumentationszentrums für Antirassismusarbeit (https://www.idaev.de), die im Internet frei zugänglich sind.

»Person of Color«, Plural: »People of Color«, beides abgekürzt »PoC«, ist eine Selbstbezeichnung für Menschen, die nicht deutsch gelesen werden und von rassistischen Ausgrenzungserfahrungen betroffen sind. Das Wort »Schwarz« ist eine Selbstbezeichnung für afrodiasporische Menschen, die von Anti-Schwarzem-Rassismus betroffen sind. Es wird großgeschrieben und bezeichnet eine soziopolitische Kategorie und nicht die Hautfarbe. Im Gegensatz dazu nutzen wir die Bezeichnung *»weiß«* (kleingeschrieben und kursiv) beziehungsweise *»weiß* positioniert« für Angehörige der Dominanzgesellschaft. Hier handelt es sich ebenfalls um eine soziopolitisch konstruierte Kategorie und nicht um die Hautfarbe. Eindeutig rassistisch konnotierte Wörter, die der bewussten Entmenschlichung dienten und starke Trigger für Betroffene sind, verwenden wir nicht, mit Ausnahme von Zitaten. Dort ersetzen wir sie entsprechend mit »M-Wort«, »N-Wort« oder »Z-Wort«.[1]

Die Bezeichnungen »Mehrheit« und »Minderheit« verwenden wir nicht, um reale Bevölkerungsverhältnisse wiederzugeben, sondern um politische und sozioökonomische Machtverhältnisse sichtbar zu machen. Gleichzeitig finden wir auch die Dekonstruktion dieser Kategorien wichtig. So drückt Jovanovic mit dem Titel seiner besonders lesens- beziehungsweise hörenswerten Autobiografie »Ich, ein Kind der kleinen Mehrheit« den Wunsch aus, nicht per se als »Minderheit und Opfer« bezeichnet zu werden (Jovanovic u. Alashe, 2022).

Der Begriff »rassifizierte Menschen« meint von Rassismus negativ betroffene Menschen. Er hebt hervor, dass es keine Menschenrassen gibt, sondern diese komplett konstruiert sind.

Teilweise benutzen wir Fachbegriffe, die in älteren Konzepten und Modellen von den jeweiligen Autor*innen verwendet wurden, auch wenn sie mittlerweile in der Fachwelt kritisch betrachtet werden (müssen), wie z. B. »Assimilation«, »Segregation«, »Integration« oder »Aufnahmegesellschaft«. Wir favorisieren Konzepte der Teilhabe und Einwanderungsgesellschaft und dazugehörige Begriffe. Der Begriff »Identitätssuche/-findung« suggeriert aus unserer Sicht die Existenz einer bereits bestehenden und vorgegebenen Struktur eines Menschen, im Sinne einer sogenannten Echtheit einer Person. Wir präferieren den Begriff »Identitätskonstruktion«, da er Wandelbarkeit und Wahl- sowie Gestaltbarkeit impliziert.

1 Sehr sehenswert zur verletzenden Wirkung entmenschlichender Begriffe ist die preisgekrönte Sendung »Die beste Instanz« von Enissa Amani, 2021.

Teil 1

Heimat, Heimweh, Heimatlosigkeit, Migration und Rassismus als psychologische Phänomene

3 Zur Relevanz des Themas

Aktuelle weltweite Migration und Fluchtbewegungen bedeuten für die Betroffenen das Verlassen ihres Wohnortes und häufig auch ihres Heimatlandes. Heimweh und die Suche nach einer neuen Heimat ist daher ein globales Thema. Dies verdeutlichen Informationen des UNHCR, laut derer seit dem Krieg in der Ukraine schätzungsweise mehr als einhundert Millionen Menschen weltweit auf der Flucht sind, davon fast 58 Millionen als Binnenvertriebene im eigenen Land. Nach Angaben der Vereinten Nationen (UN) gab es 2020 weltweit rund 280,6 Millionen Migrant*innen. Dazu zählen laut UN alle Menschen, die außerhalb des Landes leben, in dem sie geboren sind. In den letzten Jahrzehnten ist die Zahl deutlich gestiegen.

Auch in Deutschland leben viele Menschen, die ihre Heimat verlassen mussten. Bereits vor Ausbruch des Krieges in der Ukraine lebten in Deutschland im Jahr 2021 mindestens 3,3 Millionen Menschen, die aus Gründen von Flucht, Vertreibung oder auf der Suche nach internationalem Schutz in das heutige Gebiet Deutschlands eingewandert sind. Wie das Statistische Bundesamt (Destatis) anlässlich des Weltflüchtlingstages sowie des Gedenktages für die Opfer von Flucht und Vertreibung am 20. Juni auf Basis von Daten des Mikrozensus 2021 mitteilt, sind seit 1950 2,3 Millionen Menschen aus Gründen von Flucht und Vertreibung eingewandert. Bei knapp einer weiteren Million Menschen handelt es sich um Vertriebene des Zweiten Weltkrieges (Destatis, 2020). Für 2022 liegen noch keine Daten vor, die Zahl dürfte aufgrund des Krieges in der Ukraine und der damit einhergehenden Fluchtbewegungen deutlich höher liegen. Schätzungsweise haben ca. 900.000 Ukrainer*innen in den ersten vier Monaten nach Kriegsausbruch in Deutschland Schutz gesucht. Hinzu kommen circa 26 Prozent Menschen mit Migrationshintergrund beziehungsweise -geschichte. Das bezeichnet Personen, die zwar dauerhaft in Deutschland leben, aber zum Zeitpunkt ihrer Geburt keine deutsche Staatsbürgerschaft hatten (oder zumindest ein Elternteil keine deutsche Staatsbürgerschaft hatte). Der Verlust der Heimat hat daher für einen beträchtlichen Teil der Bevölkerung in Deutschland eine besondere Bedeutung.

Heimweh ist ein normales menschliches Empfinden, wenn man Vertrautes hinter sich lässt und sich in einer neuen Umgebung zurechtfinden muss. Es kann als Zeichen einer guten Verwurzelung in der eigenen Tradition und Herkunftskultur verstanden werden. Ein griechisches Sprichwort beschreibt die Sehnsucht nach Vertrautem sehr anschaulich: »Heimweh ist wie Zimt, bitter und süß«. Für viele schutzsuchende Menschen, die wegen Vertreibung und Krieg ihr Land verlassen mussten, ist Heimweh hingegen eine wiederkehrende, sehr schmerzvolle Empfindung, zeitweise so heftig, dass es krank machen kann. Wer von schwerem Heimweh geplagt ist, vergeht vor Sehnsucht nach vertrauten Menschen, Landschaften und Orten, wird schwermütig und zieht sich von seiner Umwelt zurück. Oft wird dieses Leiden bei schutzsuchenden Menschen angesichts der vielen anderen Probleme und Belastungen übersehen. Viele berichten auch erst dann darüber, wenn sie darauf angesprochen werden. Als besonders belastend erleben sie, dass sie ihr Heimatland wegen ihres ungeklärten Aufenthalts und der noch bestehenden Kriegswirren häufig nicht besuchen können. Viele Schutzsuchende vor Krieg besitzen zwei innere Bilder ihrer Heimat: eines, das an einen vertrauten und geborgenen Heimatort erinnert, und eines, das geprägt ist vom Bombenhagel, brennenden Häusern und Toten.

Menschen, die aufgrund von Umsiedlung oder Arbeitsmigration nach Deutschland gekommen sind, pendeln teilweise zwischen ihrer neuen und alten Heimat. Im Laufe der Zeit berichten viele, dass ihnen immer da, wo sie gerade sind, ein Teil der anderen Heimat fehlt und dass sie sich nicht mehr einem Ort so richtig zugehörig fühlen. Hinzu kommen die Kinder und Kindeskinder von migrierten Menschen, die im Ankunftsland der (Groß-)Eltern aufgewachsen oder zur Welt gekommen sind, sich aber aufgrund von Ausgrenzungserfahrungen nirgendwo so recht zugehörig fühlen.

Die Beschäftigung mit dem Phänomen Heimweh und der Suche nach einer Heimat oder dem Gefühl einer inneren Heimatlosigkeit ist vielschichtig, beschreibt verschiedene Gemütszustände und beleuchtet unterschiedliche Perspektiven. Von diesem Phänomen sind immer auch existenzielle Bedürfnisse wie Sicherheit, Zugehörigkeit, Identität und Selbstwert betroffen. Eingewanderte und Schutzsuchende berichten oft über ihre Migration als Einschnitt in ihrer Lebensgeschichte, geprägt von einem Vorher und einem Nachher, zeitweise begleitet von einer unerfüllbaren Sehnsucht nach Gewissheiten und Ankommen, oft ohne eindeutig beschreiben zu können, was fehlt oder wonach sie suchen. Spürbar bleibt bei vielen das Gefühl, nirgendwo zu Hause zu sein: »disembedding« (Schott, 1994). Die Autorin Elif Shafak beschreibt »gurbet«, bekannt in der türkischen, arabischen und persischen/afghanischen Sprache, mit der Bedeutung »das Leben in der Fremde«, als einen unsichtbaren Splitter unter der Haut, an der Spitze des Fingers: »Willst du ihn entfernen, vergeblich. Versuchst du ihn zu zeigen, ebenso vergeblich. Er wird zu deinem Fleisch, deinem Knochen, einem Teil deines Körpers. Eine Gliedmaße, die sich nicht mehr entfernen lässt, sei sie dir noch so fremd, sei sie noch so anders« (Shafak zit. nach Gümüşay, 2020, S. 191).

In Beratungen und Therapien wird das Gefühl von fehlender Anerkennung und Zugehörigkeit, einer sehnsuchtsvollen Suche nach unerfüllten Grundbedürfnissen in verschiedener Weise thematisiert. Auf dieser Suche werden Fragen aufgeworfen, die immer auch die menschliche Identität betreffen. Thematisiert werden Erinnerung und Vision, Vergangenheit und Zukunft, Geborgenheit, Sicherheit, Verstehen und Verständnis, Vertrautes und Verwurzelung.

Die psychologische Bedeutung dieses Themas wird mit dem Titel verdeutlicht, den Katarina Vojvoda-Bongartz für ihren Artikel zur Konstruktion eines transkulturellen Identitätsraumes in der systemischen Therapie und Beratung gewählt hat: »Heimat ist (k)ein Ort. Heimat ist ein Gefühl« (Vojvoda-Bongartz, 2012).

Bei Migrierten, deren Muttersprache nicht Deutsch ist, ist zu berücksichtigen, dass manche deutsche Begriffe nicht adäquat in ihre Muttersprache übersetzt werden können. Das gilt besonders für die Begriffe »Heimat«, »Beheimatetsein« und »Heimatlosigkeit«. Das gemeinsame Herausarbeiten eines angemessenen Begriffs für den seelischen Zustand in der jeweiligen Muttersprache eröffnet oft einen spannenden und aufschlussreichen Dialog. Auch Formulierungen für Gefühlsempfindungen haben nicht immer eine Entsprechung im Deutschen, weil der jeweilige Lebenskontext die Beschreibung von Gefühlszuständen prägt. Eine professionelle Auseinandersetzung mit diesen existenziellen Themen im Rahmen einer Therapie und Beratung ist aus unserer Sicht im Sinne eines gesellschaftlichen Auftrags an der Zeit und für das Wohlergehen eines beträchtlichen Teils der Bevölkerung in Deutschland von besonderer Bedeutung.

4 Beratung und Therapie – dasselbe Ziel mit verschiedenen Aufgaben und Methoden

Beide, Berater*in und Therapeut*in, haben das Ziel, Leiden zu verringern und den Ratsuchenden dabei zu helfen, Aspekte ihres Selbst, ihrer Beziehungen und ihres Lebenskontextes zu erkennen. Außerdem reflektieren sie mit den Ratsuchenden entsprechende Ursachen und Zusammenhänge bezüglich ihres Heimwehs und Empfindens von Heimatlosigkeit. Als Ergebnis dieses Reflexionsprozesses kann es zu einer Entscheidung kommen, bestimmte Lebensbedingungen oder dysfunktionale Verhaltensweisen zu ändern und weitreichende Entscheidungen zu treffen. Es kann aber auch ein Trauerprozess in Gang gesetzt werden, der die Akzeptanz eines Verlustes ermöglicht.

Für eine gelingende Begleitung ist eine emotional tragfähige, vertrauensvolle und professionelle Beziehungsgestaltung sowie eine kontext- und machtsensible Haltung gegenüber Eingewanderten und Schutzsuchenden gemeinsame Grundlage für beide Professionen (Kahraman, 2008). Als gemeinsame professionelle Kompetenzen, die im Studium vermittelt werden, dienen soziale Fertigkeiten und Gesprächstechniken, um bei Ratsuchenden Prozesse der Selbstbetrachtung anzuregen. Berater*in und Therapeut*in sind in ihrem Berufsalltag gleichermaßen mit Menschen konfrontiert, die unter vielfältigen belastenden Lebensbedingungen und zum Teil schweren psychischen Beeinträchtigungen leiden. Grundsätzliche Unterschiede bestehen darum eher in den Zugangsmöglichkeiten und Settings sowie den Themen, die bei der Unterstützung bearbeitet werden.

Therapie steht immer »im Kontext einer diagnostizierten Beeinträchtigung mit Krankheitswert mit dem Ziel einer Wiederherstellung der psychischen Gesundheit« (Wesenberg, Kupfer, Gahleitner, Nestmann, 2022, S. 21) und fokussiert stärker auf Selbstreflexion und Introspektion, im Sinne des »Menschen im Verhältnis zu sich selbst« (S. 20). Dafür sind klinisch-psychologische Kenntnisse über psychische Störungsbilder und Diagnostik notwendig. Aufgrund des stärker formalisierten Ablaufs mit regelmäßigen Sitzungen und der Spezialisierung ist Therapie als hochschwellig anzusehen.

Beratung hingegen wird in vielen Einrichtungen angeboten, ist offener und niedrigschwelliger zugänglich. Die beraterischen Schwerpunkte zielen eher im Sinne des »Mensch[en] im Verhältnis zu seinen Lebenskontexten« (S. 20) auf Verhaltensprävention und ein Empowerment der Ratsuchenden, um ihren Lebenskontext ändern und an ihre Bedürfnisse anpassen zu können. Für die rechtliche Stärkung der Ratsuchenden sind besonders juristische Kenntnisse von Bedeutung, die als Grundkompetenzen der Sozialarbeit gelten.

Einwander*innen haben meist über Migrationsberatungsstellen Zugang zur Sozialarbeit. Allerdings ist das Angebot in der Muttersprache selten über Sprachmittler*innen möglich; manchmal gibt es in den Beratungsstellen Mitarbeiter*innen mit entsprechenden Sprachkenntnissen. Ein muttersprachliches Angebot besteht eher in den Städten, in den ländlichen Regionen dagegen viel zu selten.

Schutzsuchende kommen bereits in den Gemeinschaftsunterkünften in Kontakt mit Sozialarbeitenden. Aufgrund des hochschwelligen Zugangs zur Psychotherapie erhalten bisher nur wenige Ratsuchende therapeutische Behandlung. Immer noch zu selten wird dolmetscher*innengestützte Therapie angeboten. Als flüchtlingsspezifische Einrichtungen fungieren in Deutschland mittlerweile fünfzig Beratungs- und Behandlungszentren mit unterschiedlichen Unterstützungskonzepten. Die interdisziplinäre Kooperation von Sozialarbeit und Therapie hat sich bei der Mehrfachbelastung von Schutzsuchenden bewährt. Das sinnvolle und effektive Zusammenwirken beider Berufsgruppen, auch in Bezug auf Heimweh, soll an folgender Fallvignette veranschaulicht werden:

Eine Mutter musste aufgrund ihres politischen Engagements aus ihrem Heimatland fliehen und ihre Kinder bei Verwandten zurücklassen. Sie litt unter massivem Heimweh, vor allem unter der Trennung von ihren Kindern. Eine Rückkehr war nicht möglich, da sie polizeilich gesucht wurde und bei Rückkehr in ihre Heimat mit einer Inhaftierung oder sogar Ermordung rechnen musste. In der Therapie waren das Heimweh und die Sehnsucht nach ihren Kindern ein wiederkehrendes Thema. Mit der Sozialarbeiterin wurde diskutiert, welche rechtlichen Möglichkeiten zur

Verfügung standen, um ihr Dilemma zu lösen. Eine Familienzusammenführung war zum Zeitpunkt der Therapie rechtlich nicht möglich. Die Sozialarbeiterin fand über Recherchen eine Organisation, die im Heimatland der Mutter Patenschaften für die Kinder einrichten konnte, die einen Schulbesuch ermöglichten und in regelmäßigem Kontakt zu den Kindern standen. Das Heimweh blieb natürlich, aber die Überzeugung, dass für ihre Kinder gut gesorgt wurde, linderte den Schmerz der Mutter.

Angesichts der zahlreichen Gemeinsamkeiten sind viele Ansätze und Methoden, die im zweiten Teil dieses Buches beschrieben sind, für beide Berufsgruppen anwendbar. Berücksichtigt werden müssen die jeweils unterschiedlichen Aufträge:

Bei Therapeut*innen liegt der fachliche Schwerpunkt auf der klinisch-psychologischen Diagnostik und der Behandlung einer bestehenden psychischen Symptomatik. Dazu gehören auch die Bearbeitung und Veränderung psychischer Prozesse und Folgen belastender oder traumatischer Erfahrungen mit entsprechenden Methoden. Der Therapieprozess verläuft in einem festgelegten zeitlichen Rahmen mit regelmäßigen Sitzungen in einem vorgegebenen Setting.

Bei Berater*innen liegt der Fokus auf Klärung der Lebensumstände und der Prävention durch Aufklärung und eine frühzeitige Krisenintervention, um mögliche psychologische Themen zu erkennen, die eine psychotherapeutische Behandlung erforderlich machen. Rechtliche Unterstützung dient der Verbesserung von belastenden Lebensumständen wie auch der Förderung der sozialen Vernetzung. Empowerment der Ratsuchenden ist dabei ein wesentliches Ziel der Sozialarbeit. Die Gespräche finden nach Bedarf statt, manchmal regelmäßig, oft aber auch in unregelmäßigen zeitlichen Abständen. Sozialarbeit ist auch aufsuchend, sodass das Setting, in dem die Gespräche durchgeführt werden, nicht wie in der Psychotherapie festgelegt ist.

Wir betrachten ein interdisziplinäres Arbeiten zwischen Sozialarbeit und Therapie als hilfreich und erstrebenswert, um Ratsuchende dabei zu unterstützen, ihre grundlegenden menschlichen Bedürfnisse zu befriedigen. Im Verlauf einer psychosozialen Behandlung kann sich der Schwerpunkt der Unterstützung je nach Bedarf und Lebenslage der Ratsuchenden von psychoSOZIAL auf PSYCHOsozial verlagern und umgekehrt.

In der psychosozialen Versorgung von Schutzsuchenden erleben Berater*innen und Therapeut*innen »hautnah« menschliche Grausamkeit und existenzielle Not, wenn sie die erschütternden Berichte aus verschiedenen Regionen der Welt hören. Sie beobachten bei den Ratsuchenden Umbrüche, Verluste und manches Mal auch Verlorenheit und Vereinsamung aufgrund der Flucht ins Exil, weil das neue Lebensumfeld ein Ankommen erschwert. Oft müssen sie erkennen, dass viele Schutzsuchende trotz einer bewundernswerten Flexibilität, Kreativität und Widerstandskraft, die sie beim Überleben von Krieg und Flucht gezeigt haben, an aufenthaltsrechtlichen Beschränkungen mit der Zeit völlig verzweifeln und in Resignation verfallen. Angesichts dessen geraten Beratende und Behandelnde dabei oft selbst in eine Spirale der Hilflosigkeit und erleben sich in ihrer Professionalität als handlungsunfähig. Die Not der Schutzsuchenden spiegelt, wie unsere Erfahrungen zeigen, immer wieder die eigene Machtlosigkeit und lässt sich schwer mit einem helfenden Beruf vereinbaren. Als besonders belastend erleben viele Helfende dabei die Ungerechtigkeit rechtlicher Regelungen. Manche versuchen einen Weg aus der Machtlosigkeit zu finden, indem sie sich im Rahmen von Öffentlichkeitsarbeit auf politischer Ebene betätigen.

Für das professionelle Arbeiten ist eine Haltung erforderlich, die ermöglicht, einerseits empathisch und schwingungsfähig für die Gefühle der Ratsuchenden zu bleiben und andererseits darauf zu achten, nicht vom Leid der Ratsuchenden überflutet zu werden. Neben interdisziplinärer Zusammenarbeit im Team und regelmäßigen Supervisionen sollten Selbstfürsorge und achtsamer Umgang mit eigenen körperlichen und psychischen Signalen einer Überforderung fester Bestandteil der täglichen Arbeit sein. In diesem beruflichen Spannungsfeld hat sich eine klare Positionierung mit der Beachtung folgender Perspektiven bewährt:

- eine klare Sicht auf den ratsuchenden Menschen mit seinen oder ihren Ressourcen und Belastungen;
- eine klare Sicht auf die eigene Rolle mit klar beschriebenem Tätigkeits- und Verantwortungsbereich;
- eine klare Sicht auf eigene biografische Erfahrungen und Vulnerabilität.

5 Was hat das Thema mit uns zu tun?

Die Erfahrungsberichte der Autorinnen Birsen Kahraman und Barbara Abdallah-Steinkopff im Folgenden sollen den Leser*innen einen Einblick in die persönliche Bedeutung dieser Thematik vermitteln. Die Berichte machen deutlich, wie sehr die Suche nach einem Beheimatetsein, insbesondere sich zugehörig, vertraut und geschützt zu fühlen, zu einem in verschiedenen Lebensphasen auftauchenden Lebensthema werden kann. Die Autorin Maria Gavranidou beschreibt ihre Verbindung zum Thema in einem selbstverfassten Gedicht zu Heimat und bringt im Epilog in einer Umdeutung der Odyssee als eine therapeutische Geschichte ihre Reflexionen zu Heimweh und Heimatlosigkeit zum Ausdruck.

5.1 Heimat is a safe(r) space (Birsen Kahraman)

»Das mit der Reise ohne Ziel stimmte gar nicht. Ich wusste ganz genau, wo ich hinwollte. An einen Ort, an dem ich der sein kann, der ich bin. […] So einen Ort muss ich finden. Und wenn es ihn nicht gibt, dann muss ich halt für immer suchen« (Cihan Acar, 2020, S. 254).

Als ich gefragt wurde, ob ich an einem Buch zu »Heimweh« mitschreiben möchte, war ich zunächst überrascht: Zu Heimweh hatte ich wenig spontane Gedanken, der Begriff löste in mir eher Irritation und eine Nachfrage aus: »Heimweh – wonach?« Heimweh ist oftmals mit dem für mich überaus problematischen Begriff der »Heimat« assoziiert, der allzu leicht ein ausschließendes Element in sich bergen kann (vgl. Aydemir u. Yaghoobifarah, 2019). Ich will versuchen, zu erklären, weshalb das für mich so ist, und beginne von vorn:

In den beiden benachbarten kleinen Ortschaften, in denen ich aufwuchs, kannte ich mich zwar aus, aber »daheim« fühlte ich mich dort nie. Schon als Kind spürte ich, dass ich beziehungsweise meine Familie dort nicht dazugehörte. Wir hatten wenig Verwandte oder Freunde dort, auch schärften meine Eltern uns ein, dass wir dort nur »zu Gast« seien und uns besonders anständig zu benehmen hätten. Aber am deutlichsten »nicht von dort« (gemacht) fühlte ich mich durch Fragen, wo ich »wirklich« herkäme, wann ich wieder »nach Hause« ginge, oder Bezeichnungen wie z. B. »Türkenmädchen«, die schon in meiner Grundschulzeit für mich irritierend waren, denn ich kannte die Türkei so gut wie gar nicht. Die wirklich schrecklichen, teilweise gewalttätigen Erlebnisse lasse ich hier bewusst aus, denn diese werden von allen erkannt und verurteilt. Mir geht es vielmehr um den Subtext, die Atmosphäre, in der ich aufwuchs und die ein Heimat- beziehungsweise Zugehörigkeitsgefühl verhinderte. Meine beiden jüngeren Brüder und ich wurden nach der Grundschule auf das Gymnasium versetzt, wo es in den 1980er Jahren außer uns kaum »Ausländerkinder« gab. Dafür waren sie überproportional häufig auf der »Sonderschule« anzutreffen, was selten an ihren Fähigkeiten lag.

Manchmal wurde ich dafür gelobt, wie gut ich Deutsch sprach – dabei hatte ich es dort sprechen gelernt, was aufgrund meines für dort typischen Dialekts unschwer zu hören war. Später erwies sich dieser Dialekt für mich als »Barriere« und ich bügelte ihn, so gut es ging, aus. Hochverrat für die beiden Lokalpatrioten in meiner Familie: meine beiden jüngeren Brüder. Sie sind nach dem Studium und Auslandsaufenthalten wieder dorthin zurückgekehrt, wo sie geboren und aufgewachsen sind, und pflegen ihren Dialekt bis heute.

Ich hingegen träumte schon als Kind von der Ferne, die ich eines Tages mit dem Fahrrad bereisen wollte, vielleicht inspiriert durch eines der wenigen deutschen Bücher, die es bei uns zu Hause gab? Vielleicht entwickelte sich mein Fernweh aber doch aus dem allgegenwärtigen Schmerz des Anders-gemacht- und Herabgesetzt-Werdens, das ich nicht so gut ausblenden konnte. Das ging nur teilweise von meinen Mitschüler*innen aus, vor allem aber von Erwachsenen, deren Verhalten mich oft irritierte, gegen das ich mich aber niemals zur Wehr setzte. Nur einmal nahm ich all meinen Mut zusammen und schrieb meinen allerersten Artikel für die Schülerzeitung, inspiriert durch die Bearbeitung des Grundgesetzes im Unterricht:

»Die Würde des Menschen ist antastbar« lautete die Überschrift. Darin kritisierte ich, dass rassistische Witze im Unterricht gemacht und in der Schüler- beziehungsweise Abizeitung veröffentlicht wurden, ohne dass sich jemand darüber aufregte, was mich noch mehr empörte.

Ich weiß nicht, wie ich damals den Mut fand, das alles aufzuschreiben; ich war scheu und hatte niemanden, mit dem ich darüber hätte reden können. Woher wusste ich überhaupt, was Rassismus ist? Damals sprach man allenfalls von »Ausländer- oder Fremdenfeindlichkeit«, aber eigentlich war auch das kein Thema für Nicht-Betroffene (wie bis heute). Welche Reaktionen hatte ich naiverweise erwartet? Wie viel Hoffnung musste ich in mir gehegt haben, oder war es einfach Leidensdruck? Wenig später ließ mich der Direktor zu sich rufen. Er war ein sehr höflicher, aber unnahbarer Mann im hellgrauen Anzug, dem ich zum ersten Mal allein gegenüberstand, als er mich freundlich fragte, ob ich nicht etwas übertrieb. Ich stammelte: »Nein, das sehen Sie es doch, da stehen die Witze.« Er sagte nicht viel und schickte mich bald freundlich zurück in den Unterricht. Ich unterstelle ihm keine böse Absicht, ich glaube, er verstand »mein Problem« einfach nicht, denn für ihn war da keins. Ein Lehrer, der sich (zu Recht) gemeint gefühlt hatte, drückte sich in seinem Leserbrief umso vehementer aus: Ich müsse psychische Probleme haben oder von anderen beeinflusst worden sein, wenn ich seine harmlosen Witze nicht wie alle anderen Beteiligten als solche verstand. Schließlich sei er auch mal mein Lehrer gewesen und habe niemals Anlass für Beschwerden über eine ungerechte Behandlung geboten. Dass er »Türkenwitze« in der Schule machte, war also keine ungerechte Behandlung, es war ja nicht persönlich oder böse gemeint und konnte mir deshalb nicht schaden. Aber die Absicht muss nicht »böse« sein, um eine verstörende und benachteiligende Wirkung zu haben, ein selbstverständlicher Umstand, über den wir heute noch Debatten führen. Offensichtlich war es mir auch nicht um sein Fehlverhalten allein gegangen, sondern um das der Schule als Gemeinschaft, die nicht reagierte – aber daran änderte auch mein Artikel nichts – es wurde weiter geschwiegen.

Das ist eine prägende Erinnerung aus meiner Schulzeit. Ich habe natürlich auch andere – insbesondere an Lehrer*innen, die geduldig, neugierig und beherzt genug waren, mir Welten zu öffnen, die mir sonst verschlossen geblieben wären. Wie meine Englischlehrerin, die mir eine handschriftliche Einladung von ihrer Freundin besorgte, denn mit türkischem Pass benötigte ich praktisch für alle Auslandsreisen ein Visum. Auch mein Mathelehrer, der in der Pause mit uns Kindern weiterübte, die zu Hause keine Unterstützung hatten, war eine Ausnahme. Oder mein engagierter Kunstlehrer, für den ich zu meiner Erleichterung keine Ausnahme, sondern einfach ein Kind wie jedes andere war. Aber auch an die strenge Urgroßmutter meiner Freundin, die mit uns beiden Rechtschreibung paukte, bis wir den Kinder-Duden auswendig konnten, erinnere ich mich heute mit einem Schmunzeln und Dankbarkeit. Sie waren wenige, dafür umso wertvollere Lichtblicke in meiner Kindheit. Es fällt mir bis heute immens schwer, rassistische Erfahrungen vor allem in *weißen* Räumen zu benennen, denn ich spüre starke Unsicherheit und ein vorauseilendes schlechtes Gewissen, als undankbar, wütend, illoyal wahrgenommen zu werden, da ich das Unbehagen in meinem *weiß* positionierten Gegenüber antizipiere. Allzu oft schwieg und schweige ich deswegen, aber Schweigen ist eben nicht immer Gold.

Als ich in Deutschland aufwuchs, aber auch im Erwachsenenalter, wurde ich oft gefragt, wann meine Eltern beziehungsweise ich »zurück in die Heimat« gehen. Diese Frage rangierte gleich nach dem Klassiker: »Woher kommst du eigentlich?« Vielleicht bin ich deshalb nach dem Abitur in das Herkunftsland meiner Eltern gereist. Aber diese Reise war kein »Zurück« für mich, es war allenfalls ein Fluchtversuch von einer abgesprochenen »Heimat« in eine zugeschriebene, der scheitern musste, da meine Zunge wie mein gesamter Körper nur schlecht meine »Muttersprache« beherrschte. Obwohl ich meine Geburtsstadt Istanbul nur von wenigen kurzen Aufenthalten kannte, hatte ich die große Hoffnung gehegt, dort einen »safe(r) space« zu finden und »einfach ich« sein zu dürfen, ohne verbaler oder bürokratischer Rechtfertigungen zu bedürfen etwa in Form von ständigen Erklärungen oder einer Aufenthaltserlaubnis. In Deutschland hatte ich eine Aufenthaltserlaubnis beantragen müssen, bevor ich 16 wurde. Mein Vater hatte mich »aufgeklärt« und allein ins Rathaus geschickt, schließlich arbeiteten er und meine Mutter praktisch Tag und Nacht, um uns eine Lebensgrundlage aufzubauen. Im Rathaus sah ich zu meiner großen Erleichterung die Tochter einer Lehrerin hinter dem Schalter sitzen. Als ich ihr mein Anliegen schilderte, begann sie laut zu lachen und mit ihrer Kollegin zu scherzen: »Wollen wir sie [die Aufenthaltserlaubnis] ihr geben, wollen wir sie ihr wirklich geben?« Es war wahrscheinlich gar nicht böse gemeint, vielleicht versuchten sie ihre eigene Unsicherheit wegzulachen, denn vielleicht fanden sie die Situation selbst absurd. Unsere Rollen/Positionierungen waren nicht frei gewählt, aber eindeutig und folgenschwer. Diese Positionierungen sind für die dominante, weil automatisch mit Macht und Privilegien ausgestattete *weiße* Seite meist kaum zu erkennen, denn es fühlt sich durch die eigene Sozialisation so natürlich und normal an, und eben nicht mächtig oder privilegiert. Darum ist der Schrecken oder Schmerz über so einen Scherz wahrscheinlich kaum voraus- beziehungsweise nachzufühlen. Für mich war es ein Schlag in die Magengrube, er paralysierte mich äußerlich, innerlich tobte Panik: »Meinte sie das ernst?! Könnte es sein, dass sie mir die Aufenthaltserlaubnis NICHT geben?! Was wäre mit meinem Abitur und meinem lang ersehnten Studium?!«

Ich erinnere mich heute noch, wie mir Nebel in den Kopf stieg, und mein Magen drückt auch jetzt bei der Erinnerung: Damals wurde mir noch etwas klarer, dass meine Eltern, die ich bis dahin für ihre Unterwürfigkeit oft verurteilt hatte, genau das meinten: Wir waren in Deutschland »nur zu Gast« – und konnten jederzeit ausgeladen werden! Eigentlich hätte ich es ja wissen müssen, im Alltag machte ich solche Erfahrungen beinahe täglich, sie verursachten ein Lebensgefühl, das bis heute anhält beziehungsweise ausgelöst werden kann, wenn plötzlich »aus dem Nichts« meine Zugehörigkeit infrage gestellt wird. Gleichzeitig entwickelte ich in dieser Zeit einen tiefen Glauben an den deutschen Rechtsstaat, an unser Grundgesetz und an die Gerechtigkeit überhaupt – und lernte, zäh zu sein. Ich romantisiere das nicht, ich wäre lieber ohne diese Erfahrungen, weicher und leichtfüßiger. Ich bekam die Aufenthaltserlaubnis, dann die Arbeitserlaubnis, dann die Aufenthaltsberechtigung und irgendwann sogar die Staatsbürgerschaft, denn ohne Letztere durfte ich nicht am Austauschprogramm meiner Uni teilnehmen, Begründung: »Sie studieren doch schon im Ausland!« – Autsch, ich lebte hier seit meinem ersten Lebensjahr und erhielt nur Bafög, nachdem ich im Gegensatz zu deutschen Geförderten nachgewiesen hatte, dass meine Eltern regelmäßig Steuern gezahlt hatten! Das Gefühl, hier nicht einfach sein zu dürfen oder dazuzugehören, trotz aller Bemühungen, kommt also nicht von ungefähr. Es wird geprägt in Millionen von Nadelstich-Momenten, in denen ich anders gelesen und gemacht werde – absichtlich oder unabsichtlich. Es hat mich Jahrzehnte gekostet diese Mikro-Aggressionen mit Makro-Wirkung (Sue, 2015) wahrzunehmen und zu benennen, aber die Arbeit dauert an.

Als Jugendliche war ein weiterer Wunsch, nach dem Abitur nach Berlin zu ziehen, das ich nur vom Fernsehen kannte – denn da gab es mehr Menschen, die aussahen wie ich. Ich hoffte, Teil dieser Menge zu werden und in ihr unsichtbar beziehungsweise unangreifbar zu sein. Stattdessen landete ich zum Studium der Psychologie und Journalistik im Sommer 1991, also kurz nach der Wiedervereinigung, in Hamburg, da mir die Nachrichten über rassistische Übergriffe in Berlin und den neuen Bundesländern zu große Angst eingeflößt hatten. Hamburg wurde meine Wahlheimat – genauer gesagt wurde die postmigrantische Community, die sich an Orten wie dem »Exil«, »Haus für Alle« oder »Volxhaus« traf, mein erster »safe(r) space«. Was mich damals an diese Orte trieb, war der Versuch, gegen die zunehmende Ohnmacht, Angst und Wut anzukämpfen, die rassistische Anschläge wie in Hoyerswerda, Rostock und an unzähligen anderen Orten in mir auslösten. Allerdings fühlte ich mich an diesen Treffpunkten auch nicht immer ganz wohl: »Zu schrill, zu auffällig, zu widerspenstig«, urteilte ich mit einer großen Portion internalisiertem Rassismus, was mir das Gefühl einer Zugehörigkeit auch in diesen Räumen erschwerte.

Trotz fast täglich berichteter Angriffe auf Obdachlose und nicht deutsch gelesene Menschen war der Anschlag in Mölln ein besonderer Schock für mich: Brandsätze in Häuser, mitten in der Nacht …? Das war ein Dammbruch, eine heiß-kalte Welle, die meinen Körper flutete: Im Schock wich ich einige Wochen sogar Gruppen von Kindern und Jugendlichen auf der Straße aus, mied bestimmte Stadtteile und Orte, und dennoch passierte gefühlt ständig etwas. Dieser Anschlag bereitete mir Albträume, denn meine Eltern waren vor Kurzem mit meinen Brüdern in ihre erste Eigentumswohnung ins Erdgeschoss einer mehrheitlich von Migrant*innen bewohnten Wohnanlage gezogen. Ich hatte Angst, dass ihr Traum vom Eigenheim nun zur Todesfalle werden konnte. Während wir in Hamburg mit Demos und anderen Aktionen gemeinsam versuchten, diese Ereignisse zu verarbeiten, folgten viele weitere, unbekanntere Angriffe, die z. B. in der Chronik der Amadeu Antonio Stiftung nachzulesen sind. Ich wurde mehrmals Augenzeugin gewalttätiger rassistischer Übergriffe, damals »Türkenklatschen« genannt, oder selbst bedroht von echten Männern, am Bahnsteig oder an der dunklen Bushaltestelle: »Wenn du ein Kerl wärst, würde ich dich jetzt zusammenschlagen!« Politik und Medien heizten die Stimmung mit entmenschlichenden Aussagen ständig an. Und dann geschah es wieder: Nur ein halbes Jahr nach Mölln und nur wenige Tage nach der Fast-Abschaffung des Asylrechts in Deutschland wurden in Solingen fünf weitere Menschen in ihrem Haus ermordet – wie war das möglich, mitten in meinem rechtschaffenen Deutschland?

Für mich und viele von Rassismus betroffene Personen waren das damals scheußlich prägende Ereignisse und Jahre: Konnte die Geschichte sich wiederholen?, hatte ich mich schon als Jugendliche fragen müssen. Wurde nun manifester, was früher latent spürbar war, oder lag es einfach daran, dass die Zeit eine andere war, ich erwachsen wurde und die Zusammenhänge klarer sah? – Aber es schien die meisten Menschen nicht zu interessieren oder immer nur für sehr kurze Zeit. Für »uns Betroffene« war es offensichtlich, dass es einen Zusammenhang gab zwischen immer selbstverständlicher werdenden rassistischen Narrativen und tatsächlich lodernden »BrandSätzen« (Jäger, 1992), darum reagierten wir so »sensibel«.

Ebenso wie die gewalttätigen Anschläge selbst konnte ich die Unberührtheit meiner Professoren (es gab damals nur Männer) und Kommiliton*innen ausgerechnet im Fachbereich Psychologie nicht begreifen: Wie konnten sie einfach weitermachen, als sei nichts geschehen, während es mein ganzes Leben überschattete und bestimmte? Ich kann mich nur an eine einzige Journalistik-Dozentin erinnern, die den Brandanschlag von Mölln mit sichtlicher Betroffenheit thematisierte, was auf vehemente Abwehr meiner Kommiliton*innen stieß, schließlich sei noch nichts bewiesen. Und tatsächlich: In der nächsten Woche wussten sie zu kontern, dass der Familienvater kein unbeschriebenes Blatt sei und die Anschläge eigentlich ihm gegolten hätten, er war also schuld! Dieselbe diffamierende Logik, die Jahrzehnte später den Angehörigen der NSU-Opfer unsägliches Leid bescherte, wie die Tochter des mutmaßlich ersten Opfers Enver Şimşek in ihrem Buch »Schmerzliche Heimat« beschreibt (Şimşek, 2013). Heute ist mir klar, dass meine Kommiliton*innen nur taten, was damals alle taten: ignorieren, verharmlosen, Täter-Opfer-Umkehr, Selbstbild zurechtrücken – wir sind doch die Guten – und weiter geht's!

Auch wenn ich mich oft erschöpft und fehl am Platz fühlte, gelang es mir, mein Studium fortzusetzen. Ich suchte und fand schließlich eine akademische Alternative in den USA für ein Jahr, wo ich mich mit der stereotypen Repräsentation von Migrant*innen im deutschen Film und Fernsehen befassen wollte. Dort wurde ich zu meiner Überraschung von offizieller Seite begrüßt als »the German student«. Niemand fragte irritiert: »Woher kommst du eigentlich?« oder beschwerte sich, dass mein Name *zu* schwierig sei. Dennoch kehrte ich der Liebe wegen zurück nach Deutschland.

Schon während des Studiums hatte ich als Dolmetscherin in Therapien gearbeitet, Deutsch als Fremdsprache unterrichtet und psychosoziale Gruppen für schutzsuchende Frauen in einer Beratungsstelle geleitet. Nach dem Studium zog ich nach München und arbeitete bald wieder mit Migrant*innen und Schutzsuchenden, etablierte mich rasch so weit, dass ich approbierte, promovierte, ausbildete und mich schließlich in meiner eigenen Praxis niederließ. Auch in dieser Position blieb ich nicht verschont, außerdem waren viele meiner Klient*innen selbst von Alltags- und strukturellem Rassismus betroffen. Aber mein Glaube, dass alles nur eine Frage der Zeit war und viel Aufklärung viel half, war »stabil«. Das änderte sich schlagartig im November 2011. Plötzlich waren dieselben Ohnmachtsgefühle wieder da: Die »Selbstenttarnung des NSU« fesselte mich endlose Stunden intensiver Recherchen an alle verfügbaren Nachrichtenkanäle. Das Bekennervideo war zugänglich, und ich konnte meinen Augen und Ohren nicht trauen, während ich Paulchen Panther auf dem Bildschirm verfolgte und meinen Körper vergaß, bis er nur noch schmerzte. Welchen Schmerz mussten die Angehörigen fühlen? Neben dem Entsetzen und der Ohnmacht hatte ich auch Scham- und Schuldgefühle. Denn mit einem Schlag bestätigte sich das vage Gefühl der vergangenen Jahre, dass bei den sogenannten »Dönermorden«, die ich in der Presse verfolgt hatte, etwas nicht stimmte. Aber ich hatte einfach versucht, es abzuschütteln, um ein halbwegs »normales« Leben zu leben. Der Prozess zur Aufklärung der Verbrechen des NSU war in München noch in vollem Gange, als 2016 am Olympia-Einkaufszentrum (OEZ) erneut neun zumeist jugendliche Menschen ermordet wurden. Dass es sich hierbei ebenfalls um einen akribisch vorbereiteten rassistischen Anschlag handelte, wurde in den folgenden Jahren durch drei Gutachten belegt und juristisch anerkannt. Dennoch ist diese Korrektur bis heute nicht ins kollektive Bewusstsein gedrungen, sodass häufig noch vom »OEZ-Amoklauf« die Rede ist oder München bei der Aufzählung rassistischer Anschläge unterschlagen wird.

Als wir gerade begonnen hatten, über dieses Buch nachzudenken, »passierte« zu allem Elend Hanau, dabei hatte ich Halle gerade erst verdrängt mit Verharmlosungen wie: »Dem-Himmel-sei-Dank hat die Tür gehalten und ein zweites Christchurch verhindert!« Obwohl Hanau erneut eine blutige Zäsur war, legte sich rasch der Schatten der Pandemie darauf und das öffentliche Leben kam zum Erliegen. Auch ich übte mich wie alle Menschen im digitalen, mentalen und sozialen Neuorganisieren, und binnen weniger Wochen geriet auch dieser Anschlag für die meisten Menschen in Vergessenheit. Der Mord an George Floyd in den USA, der in Deutschland die Diskussion um Rassismus gefühlt erstmals richtig breit entfachte und nie gesehene Massendemonstrationen provozierte, rüttelte auch mich wieder auf. Diese Tat war entsetzlich, die *weiße* Überlegenheitspose der Polizisten unerträglich! Nur dank des Videos einer Passantin, das sie in den sozialen Medien gepostet hatte, sahen jetzt gefühlt alle Menschen hin. Der offensichtliche Rassismus konnte nicht mehr einfach ignoriert werden und es begann sich etwas zu tun. Dennoch treffen mich die weiterhin verharmlosenden Bemerkungen vor allem privilegierter, *weiß* gelesener Freund*innen, die die großen Demonstrationen der Black-Lives-Matter-Bewegung in Deutschland nicht verstehen, denn hier gebe es doch kaum Schwarze und strukturellen oder institutionellen Rassismus schon gar nicht; Freund*innen und Kolleg*innen, denen nicht auffällt, dass die Räume, in denen wir uns begegnen, ausschließlich *weiß* sind und was das mit Menschen macht, immer nur die geduldete Ausnahme darin zu sein.

Ich habe schon unzählige Diskussionen über »Die Schwierigkeit, nicht rassistisch zu sein« (Kalpaka u. Räthzel, 1986/2017 oder »Rassismus wider Willen« (Weiß, 2001/2013) geführt und werde sie wahrscheinlich bis an mein Lebensende führen. Die Allgegenwart von Rassismen in einer aufgeklärten und offiziell entnazifizierten Gesellschaft scheint so unvereinbar mit dem Selbstverständnis, dass die meisten Menschen, die nicht unmittelbar davon betroffen sind, ihn wie einen bösen Geist ignorieren oder in die rechte Ecke schieben, gerade wenn sie glauben, es reiche schon aus, gegen Rassismus zu sein. Es sind immer noch in erster Linie negativ von Rassismus betroffene Menschen, die tatsächlich gegen strukturelle und soziale Ausgrenzung aufstehen, ankämpfen und kaum wertgeschätzte Aufklärungsarbeit für die Gesellschaft leisten, wie die Hinterbliebenen von Mölln, München, Halle, Hanau. Ihre Arbeit wird von vielen *weiß* positionierten Menschen häufig ambivalent betrachtet oder abgewehrt. Der erste Nationale Diskriminierungs- und Rassismusmonitor (2022) legt offen, dass 90 Prozent der Befragten wissen, dass es Rassismen in fast allen Lebensbereichen in Deutschland gibt. Trotzdem finden viele die Aufregung und Proteste dagegen übertrieben. Dabei bedarf es gerade auch kritischer, privilegierter, *weiß* positionierter Mehrheitsangehöriger, um etablierte Strukturen tatkräftig von innen heraus zu verändern. Denn solange wir uns als Einzelne, aber auch als Familie, Verein, Schule, Amt, Firma, Nachbarschaft, Gesellschaft, Berufsverband, Gewerkschaft, Kammer, Politik, Medien etc. nicht mit Rassismus und allen menschenfeindlichen Ausgrenzungsformen »auseinandersetzen«, zersetzt er unsere Menschlichkeit und Solidarität, die es für ein erfülltes Leben aller braucht.

Wollen wir Rassismen weiter ignorieren, allein »am rechten Rand« oder in der Vergangenheit verorten, weiter auf die Zeit hoffen oder endlich gemeinsam anpacken? Das ist mein Anliegen, hier so detailliert meine Geschichte zu offenbaren, die exemplarisch für viele andere rassismuserfahrene Menschen ist.

Für mich braucht es keinen Ort mehr, um mich beheimatet zu fühlen, es ist der sichere Raum, der in mir und um mich entsteht, wenn ich Menschen treffe, die Werte, Worte und Taten für eine gerechtere Welt mit mir teilen. Darum versuche ich zunehmend

Rassismuserfahrungen als Betroffene, aber auch als Professionelle zu berichten, um möglichst viele Kolleg*innen dazu zu ermutigen, hinzuschauen und mitzumachen. Auch Sie als Leser*in, Suchende*n und Forschende*n möchte ich dazu ermutigen, sich Zeit zu nehmen und vor dem Weiterlesen darüber nachzudenken, was unsere persönlichen Berichte mit Ihnen machen, was Sie empfinden, wo Sie mitfühlen können und wo Sie Zweifel und Widerspruch oder etwas anderes in sich spüren. Alles davon ist wichtig und verdient Ihre Aufmerksamkeit! Erforschen Sie selbst, was Sie mit den in diesem Buch diskutierten Begriffen wie »Heimat«, »Zugehörigkeit«, »Heimweh«, »Heimatlosigkeit«, »Rassismus«, »Teilhabe«, »Gerechtigkeit« etc. verbinden. Welche Bilder, Gefühle, Gedanken und Körper- beziehungsweise Sinneserfahrungen haben Sie dazu? Wie würden Sie diese Begriffe einem Kind erklären? Wie könnten Ihre vorhandenen und Ihre fehlenden Erfahrungen diesbezüglich Ihre Wahrnehmung und Ihre Interaktion mit Ihren Klient*innen bisher geprägt haben? Wir freuen uns, wenn Sie Ihre Einsichten mit uns teilen!

5.2 Wolkenheimat (Maria Gavranidou)

»*Wolkenheimat*
Auf den Wolken
gebaut
hab ich das Land
meiner Kindheit
angereichert
ausgebaut
mit Erkern
meiner Träume«
(Gavranidou, 1990, S. 48)

5.3 Auf der Suche nach dem Beheimatetsein (Barbara Abdallah-Steinkopff)

»Ich sitze zwischen zwei Stühlen, dafür auf einem Fauteuil« (Urheberschaft unbekannt).

Das Thema Heimweh und Heimatlosigkeit hat mich schon vor einigen Jahren gepackt und ich habe zwei Tagungen zu dieser Thematik gemeinsam mit Kolleginnen organisiert. Ein Grund für mein Interesse liegt sicherlich in meiner Tätigkeit bei Refugio München, in der ich seit vielen Jahren schutzsuchende Menschen begleite, die ihre Heimat verlassen mussten. Aber was ist meine eigene Geschichte dahinter? Was verbindet mich persönlich mit diesen Phänomenen?

Dafür muss ich bei meiner Geburt beginnen. Geboren bin ich in Baghdad im Irak. Mit zweieinhalb Jahren kam ich mit meinem deutschen Vater und meiner Mutter aus Baghdad nach Deutschland. Meine Mutter war die Tochter einer irakischen Mutter und eines Vaters, der in Australien geboren war und seine Kindheit zeitweise in Rangun im heutigen Myanmar mit seiner britischen Mutter verbrachte. Er fiel einem Amokläufer in Baghdad zum Opfer, als meine Mutter zwei Jahre alt war. Seinem Aussehen und dem Aussehen seiner Schwester nach zu schließen, stammte mein Urgroßvater wohl aus Myanmar. Meine Eltern haben sich in Baghdad kennengelernt und sind aufgrund der politischen Wirren nach der Befreiung Iraks vom britischen Protektorat nach Deutschland in die Heimat meines Vaters gezogen. Wir kamen in ein Deutschland Anfang der 1960er Jahre, in dem es noch wenig Migration gab. Meine Mutter war für viele Deutsche ein exotisches Wesen aus 1001 Nacht. Der Nahe Osten war in der damaligen Zeit für die Mehrheit der Deutschen eine Fantasiewelt, geprägt von Märchen und Orientalismen. Ich selbst hatte und habe keine Erinnerung an meinen Geburtsort. Ich wuchs auf zwischen den begeisterten Erzählungen meines Vaters über das »Zweistromland« und der »lebendigen wie schönen Stadt Baghdad«, in der er einige Jahre gelebt und gearbeitet hatte. Meine Mutter dagegen beschrieb ihre schwere Kindheit und Jugend ohne Vater in Baghdad, in ärmlichen Verhältnissen aufwachsend, zu einer christlichen Minderheit gehörend und früh verantwortlich für den

Unterhalt von Mutter und Schwester, ohne die Schule abschließen zu können. Sie war froh, in Europa zu sein, und sprach eher mit Bitterkeit und Trauer über ihr Heimatland.

Es gab einige Male in meiner Kindheit, in denen ich mit für mich damals seltsamen Fragen über meine »ausländische« Mutter konfrontiert wurde, »ob sie denn lesen und schreiben könne« oder »ob sie einen anderen Gott anbete«. Heutzutage würde man dies als rassistische Äußerungen bezeichnen. Es hinterließ bei mir den diffusen Eindruck, dass etwas mit meiner Mutter nicht in Ordnung, außerhalb der Norm war. Ich weiß nicht mehr, was ich darauf antwortete, aber im Nachhinein begreife ich, dass ich die Sichtweise der Fragenden als Kind überhaupt nicht verstand. Zu diesem Zeitpunkt kannte ich noch nicht dieses »sich durch die Augen der anderen zu sehen«. Ein häufiger Gedanke von mir war: »Was sollte denn anders sein bei uns zu Hause als bei den anderen? Höchstens das irakische Essen, das es neben der deutschen Küche bei uns gab und das ganz anders schmeckte als bei meinen Freundinnen daheim.«

Und trotzdem, es gab Unterschiede. Sie waren spürbar, aber nicht festzumachen an konkreten Dingen des Alltagslebens, wie beispielsweise an religiösen Festen, die bei uns ganz traditionell deutsch gefeiert wurden. Die Unterschiede spielten sich zwischen meinen Eltern ab, die in völlig unterschiedlichen Lebenswelten sozialisiert waren und ihre Erfahrungen auf die Erziehung ihrer Kinder übertrugen. Mein Vater, aufgewachsen im Zweiten Weltkrieg in Deutschland, und meine Mutter in der irakischen Gesellschaft. Inmitten der 68er-Jahre, die an sich schon einen revolutionären Umbruch von Wertvorstellungen in der deutschen Gesellschaft darstellten, war ich daheim konfrontiert mit unterschiedlichen bis hin zu gegensätzlichen Vorstellungen meiner Eltern. Ich fand ihre Sichtweisen trotz der Unterschiede von Fall zu Fall auch überzeugend und war daher bemüht, ihren Vorstellungen im Allgemeinen gerecht zu werden. Ich wuchs mit dem Bestreben auf, Gegensätze zu vereinen, unter einen Hut zu bringen. Ein Unterfangen, das manchmal, aber eben auch nicht immer gelang. Ich zog vor dem Abitur von zu Hause weg.

Natürlich gab es zwischen ihnen auch Gemeinsamkeiten. Mein Vater wie meine Mutter waren nicht im sogenannten Mainstream ihrer Zeit aufgewachsen. Mein Vater als uneheliches Kind Ende der

1920er Jahre in Deutschland geboren und meine Mutter zu einer religiösen Minderheit gehörend mit einem nichtirakischen Vater in Baghdad. Diese Biografien führten bei beiden zur Überzeugung, nie ganz zur jeweiligen Mehrheitsgesellschaft zu gehören. Sie mussten ihren Weg eher suchen, als dass er durch klassische Lebensentwürfe vorgegeben war. Auch ihr Menschenbild beruhte auf vielen gemeinsamen Vorstellungen, ganz besonders ihre Unabhängigkeit von gesellschaftlichen Statusvorstellungen bei der Einschätzung von Menschen. Den Satz »Was könnten die Nachbarn denken?« gab es in meiner Familie nicht. In der Tat hatte die Meinung anderer keine besondere Bedeutung in ihrem Leben. Ich habe ihre Unabhängigkeit diesbezüglich immer sehr geschätzt. Meine Eltern waren offen für biografische Umwege, die sie ja selbst hinter sich hatten, und gestanden uns Kindern diese auch zu. Mag sein, dass mir daher das Suchen als Lebensstil mitgegeben wurde, es standen ja auch viele Optionen in meiner Familie für eine Lebensführung zur Verfügung.

Mein Vater war ein sehr vielgereister und wissbegieriger Mensch, der nach dem Krieg mehrere Jahre im Iran und im Irak gelebt und gearbeitet hatte. Er war stets bemüht, mir die Welt aus ganz unterschiedlichen Perspektiven zu beschreiben und zu erklären. Aus seiner Sicht gab es keine eindeutigen Gewissheiten für das Leben, und diese Überzeugung hat mich bis heute zutiefst geprägt.

Meinen Geburtsort habe ich leider nie besuchen können, denn als der Wunsch danach in mir aufkam, herrschte dort immer wieder Krieg. Baghdad blieb für mich ein erträumter Ort, eine Anmutung von etwas Besonderem, bereichert durch viele Beschreibungen und Erzählungen unter anderem auch von irakischen Freund*innen, natürlich auch durch Bilder und Filme aus den Medien. Ich suchte voller Sehnsucht Annäherungen an diese fantasierte, nie konkret erfahrene Heimat meiner Mutter. Bei längeren und häufigen Aufenthalten, ob in Spanien oder in Tunesien, gelang mir das immer wieder. Ich hatte dann das Gefühl, endlich angekommen und »rund« zu sein. Alles, was ich in Deutschland gesucht und vermisst hatte, fand ich dort. Das war ein ergreifendes Gefühl für mich, das immer eine Zeit lang anhielt, bis es allmählich der Einsicht wich, dass doch etwas fehlte. Ob in Deutschland, in Spanien oder in Tunesien – immer fehlte etwas, das für mich von Bedeutung war. Ich bin dankbar, dass der Kontakt zu Tunesien seit Jahren besteht, weil der Vater meines Sohnes Tunesier ist und dort lebt. Ich fühle mich bei den Familienbesuchen und Aufenthalten immer wieder wohl und vertraut dort; das andere, das mir manchmal in Deutschland fehlt, bleibt mir dadurch erhalten.

Letztlich war es jedoch kein Land, das ich fand, um mich beheimatet zu fühlen, obwohl ich gern in Deutschland lebe. Richtig beheimatet fühlte und fühle ich mich immer noch durch meine familiären und sozialen Beziehungen und durch meine langjährige Tätigkeit bei Refugio im Kontakt mit schutzsuchenden Menschen. Dabei wird mir immer wieder in meiner therapeutischen Arbeit ähnlich wie in meiner Familie und zum Teil in meinem Freundeskreis das Ausmaß an subtilem bis offen gezeigtem Rassismus vor Augen geführt. Das Erfüllende in meiner kleinen Welt jedoch ist, dass die große Welt zu mir kommt und die unterschiedliche Herkunft der Menschen in der Therapie einen Prozess des ständigen Perspektivwechsels und Umdenkens erfordert; ein Lebensprinzip, das ich auch in meinen familiären Bezügen und Freundschaften lebe und das ich offensichtlich brauche, um mich beheimatet zu fühlen oder anders gesagt, um heimisch in mir zu sein. Ich bin angekommen.

6 Beheimatetsein als menschliches Grundbedürfnis

Beheimatetsein bedeutet für jeden Menschen etwas anderes und ist Ausdruck von sehr unterschiedlichen Gefühlszuständen und Lebensformen abhängig von Lebensphasen und -ereignissen. Um die Vielschichtigkeit dieses Erlebens aus Sicht von Menschen mit unterschiedlichen Wurzeln und Biografien zu vermitteln, führten wir eine kleine explorative und qualitative Studie mit zwanzig Personen durch, die Migrationserfahrung in Form von Ein- und Auswanderung haben. Dafür interviewten wir sie mithilfe von Fragen zum Heimatbegriff und zum Erleben von Heimweh. Als weitere bereichernde Quelle diente uns ein Briefwechsel zwischen Dunja Ramadan und Ferdos Forudastan, veröffentlicht in der Süddeutschen Zeitung (Forudastan u. Ramadan, 2022). Im Buch lassen wir die Menschen unter Verweis auf die Befragung als Interviewte und unter Verweis auf die beiden Journalistinnen immer wieder zu Wort kommen. Zusätzlich beschreiben wir in ausführlicherer Form Erfahrungen unserer Klient*innen anhand von Fallberichten.

Beheimatetsein ist ein menschliches Grundbedürfnis, und die Suche nach einer entsprechenden Befriedigung dieses Bedürfnisses fällt je nach Lebenserfahrungen und -umständen der Menschen sehr unterschiedlich aus. Manche möchten ihren Heimatort nie verlassen, da sie sich nur dort verwurzelt fühlen, manche packt das Fernweh und sie suchen die Erfüllung ihrer Sehnsucht weit weg von ihrem Herkunftsort. Manche werden von ihrem Heimatort vertrieben und versuchen in der Fremde eine zweite Heimat aufzubauen. Manche erleben einen Heimatverlust ohne Migration, da sich ihr Umfeld und ihre Gesellschaft aufgrund eines politischen Wandels wie nach dem Fall der Mauer rapide verändert hat. Beheimatetsein ist vielschichtig, umfasst verschiedene gesellschaftspolitische Aspekte und ist eng verwoben mit frühen kindlichen Erfahrungen und der Biografie des Menschen.

Ein grundlegendes Verständnis des Heimatbegriffs ist aus unserer Sicht eine notwendige Voraussetzung, um besser zu verstehen, welche Motive, Bedürfnisse und Emotionen in Verbindung mit der Sehnsucht nach dem Beheimatetsein stehen und welche Ursachen für Heimweh und das Empfinden von Heimatlosigkeit von Bedeutung sind. Dazu zeigen wir in diesem Kapitel die zeitgeschichtliche Entwicklung des Heimatbegriffs im Kontext des gesellschaftspolitischen Wandels über die Jahrhunderte auf, um nachvollziehbar zu machen, welche Funktion Heimat über die Zeit je nach Zeitgeschehen einnahm und welche Veränderungen der Begriff bis in die Gegenwart durchlaufen hat. Heimat ist immer auch Projektionsfläche für Sehnsüchte nach Sicherheit und Verwurzelung, und damit auch nach Identität. Diese Sehnsüchte halten den Heimatbegriff lebendig. Hüppauf (2007, zit. nach Merle, 2019) verweist dabei auf elementare Bedürfnisse wie das Erleben von Sicherheit, Verwurzelung und Identität: »Heimat kann man als einen Populärmythos bezeichnen. Er erschöpft sich nicht in einer phantastischen Erzählung, sondern kreist um einen Kern von elementaren Bedürfnissen, ist unspektakulär, bleibt weitgehend verborgen und wird von allen geteilt« (Hüppauf, 2007, zit. nach Merle, 2019, S. 110). Nach Grawe zählt zu den menschlichen Grundbedürfnissen das Bedürfnis nach Orientierung und Kontrolle, nach Lustgewinn und Unlustvermeidung, nach Sicherheit und Bindung sowie nach Selbstwerterhöhung und -schutz (Grawe, 2004, S. 189). Ein grundlegendes menschliches Motiv im Leben ist, »seine Grundbedürfnisse zu befriedigen und sie vor Verletzung zu schützen« (Grawe, 2004, S. 188).

Wenn Beheimatetsein Sehnsüchte und menschliche Grundbedürfnisse erfüllt, wäre gravierendes Heimweh und das Erleben von Heimatlosigkeit ein Hinweis auf unerfüllte oder nicht ausreichend oder nicht adäquat befriedigte Grundbedürfnisse, was psychisches Leiden zur Folge hat. Daraus ergibt sich für eine spezifische Gruppe von eingewanderten und schutzsuchenden Menschen, aber manchmal auch für Menschen ohne Migrationsgeschichte eine Behandlungsbedürftigkeit. Ein entsprechendes psychosoziales Behandlungsangebot zu konzipieren und den Kolleg*innen vorzuschlagen haben wir uns in diesem Buch zur Aufgabe gemacht. Wir weisen allerdings auch darauf hin, dass das Leiden unter Heimweh und Heimatlosigkeit nicht nur psychosozialer Unterstützung bedarf, sondern auch eine gesellschaftspolitische Aufgabe beinhaltet. Dazu zählt insbesondere der gesellschaftspolitische Umgang mit struktureller Diskriminierung und Rassismus, die Beheimatung durch Ver-*anderung* beziehungsweise *Fremd*-machung verhindern. Ver-*anderung* im Sinne des *Othering* (Said, 1979) meint die absichtliche oder unabsichtliche Zuschreibung von Anders- beziehungsweise Fremdheit meist auf der Grundlage von Merkmalen wie Herkunft, Sprache, Kultur, Religion und Aussehen. *Othering* ist wirksam, wenn sich eine mit (unbewusster) Macht ausgestattete Seite als »Norm« definiert, während sie das Gegenüber als »anders, fremd, nicht zugehörig« bezeichnet und dabei die Eigenwahrnehmung und Selbstzuschreibung der Betroffenen ignoriert.

6.1 Der Begriff »Heimat« im Wandel der Zeit

Im Jahre 2004 wählten der Deutsche Sprachrat und das Goethe-Institut in einem Wettbewerb das Wort »Heimat« zu einem der schönsten deutschen Wörter. Wie Hertrampf (2017) ausführt, ist die Geschichte des Begriffs von zahlreichen Bedeutungswechseln geprägt. »Heimôte« sei im frühen Mittelalter als rein spirituelle Heimat bei Gott verstanden worden. Erst ab dem 12. Jahrhundert habe der Begriff eine säkulare, zumeist regional verortete Bedeutung im Sinne von Heimstatt und familiärem Sozialraum erfahren. Im »Deutschen Wörterbuch« der Brüder Grimm von 1877 wird »Heimat« definiert als »das land oder auch nur der landstrich, in dem man geboren ist oder bleibenden aufenthalt hat« (Grimm u. Grimm, 1984, S. 865 f., zit. nach Hertrampf, 2016, S. 61). So war nach Mitzscherlich (2016) »Heimat« in der deutschen Sprache bis ins 18. Jahrhundert ein Synonym für Grundbesitz in einer Gemeinde. An den Besitz von Grund und Boden in einer Gemeinde war lange nicht nur das Wahlrecht, sondern bis zur Bismarck'schen Reform der Sozialgesetzgebung auch das »Heimatrecht« gebunden. Dieses Recht galt, im Sinne eines Versorgungsanspruchs, im Fall von Armut, Alter, Krankheit, Verwitwung und anderen Unglücksfällen.

So sei Heimat anfangs eher ein ökonomischer und juristischer Tatbestand gewesen, wie in der Aussage von Jeremias Gotthelf »Die neue Heimat kostete ihn wohl 1000 Gulden!« (Gotthelf, zit. nach Mitzscherlich, 2016, S. 4) deutlich wird. Einen Menschen als »heimatlos« zu bezeichnen, bedeutete nach Mitzscherlich in erster Linie, dass er arm und damit rechtlos war. Der Heimatbegriff war ursprünglich ein Sach- und Rechtsbegriff und bezeichnete den Besitz von Haus und Hof. So bekam der Älteste jeweils die Heimat. Das Heimatrecht hat die Befugnis gewährt, sich in einer Gemeinde niederzulassen und sein Gewerbe zu treiben, und schließlich den Anspruch auf Unterstützung bei Bedürftigkeit. Durch die sozialen und politischen Umwälzungen, die das 18. und 19. Jahrhundert erschütterten, veränderte sich das Leben fast aller durch die beginnende Industrialisierung und die Landflucht auf der Suche nach Arbeit in den Fabriken grundlegend. Die verarmte Landbevölkerung zog es in die Städte auf der Suche nach Arbeit. Viele, schätzungsweise 5,5 Millionen deutsche Männer und Frauen, suchten aufgrund von Missernten, Arbeitslosigkeit und Massenverarmung ihr Glück in der Auswanderung insbesondere nach Nordamerika, auf der Suche nach einer neuen Heimat, also besseren Lebensbedingungen.

Die Geschichte von Emerenz Meier (1874–1928), die aus Bayern nach Nordamerika auswanderte, wird bezeugt durch viele Gedichte, die sie schrieb. In den folgenden ersten zwei Strophen ihres Gedichts »Kurzsichtigkeit« beschreibt sie, damals in Chicago lebend, ihre große Sehnsucht nach ihrem Heimatort im Bayerischen Wald:

»Ist das nicht der Tannwald drüben, dunkel, doch mit blauem Hauche
Sanft verklärt, den in der Heimat ich, froh pfeifend, oft durchschritten?
›Nein, es sind der Schlächterfirma schwärzliche Gebäulichkeiten,
Und der Rauch kam von dem Frachtzug, der soeben fuhr vorbei.‹
Und jene Burg dort auf dem Berge,
Schimmernd hell im Abendglanze,
Streitest du so leicht nicht weg mir, denn ich kenne Burgruinen!
›Ach, das ist doch ein Fabrikschlot und der Berg die Eisenwerke,
Deren Leute jetzt am Streik sind, – Levi, Brooks und Compagnie.‹«
(Meier, 1922/2018, S. 241)

Nach Mitzscherlich (2016) wurde das Heimatrecht als Versorgungsanspruch am Wohnort durch die neue Sozialgesetzgebung abgelöst.

Mit dem wirtschaftlichen Aufschwung wuchsen die Städte, und in den Städten entstand das Proletariat unter elenden Wohn- und Arbeitsbedingungen. »Heimat« wurde unter dem Eindruck eines beschwerlichen und anonymen Stadtlebens mit der Idylle eines zurückgelassenen überschaubaren und vertrauten Dorflebens verbunden. Diese Verbindung mit Dörflichkeit und Landleben prägt das idealisierte Bild von Heimat bis in die Gegenwart. Um die gravierenden Auswirkungen dieser Umwälzungen im Zuge der Industrialisierung zu verdeutlichen, dient der Hinweis auf das zu Beginn des 20. Jahrhunderts um sich greifende Leiden einer sogenannten »Neurasthenie«, so benannt vom amerikanischen Psychiater Beard (Tholl, 2014). Dieses Leiden wurde vielfach mit den Auswirkungen der »elektrischen Revolution« jener Zeit in Verbindung gebracht. Das »Hetzen und Jagen« des modernen Wirtschaftslebens zu Beginn des 20. Jahrhunderts galt als überfordernd und krank machend, was anschaulich in folgendem Ausspruch illustriert wird: »Raste nie und haste nie, sonst hast du eine Neurasthenie« (Tholl, 2014).

Faulstich-Wieland (2019) weist außerdem darauf hin, dass ganzen Regionen aufgrund von Kriegen regelmäßig neue nationale Identitäten aufgedrückt wurden. Bei genauerer Betrachtung, meint Faulstich, sei der deutsche Heimatbegriff schon früh durch die Erfahrung von massivem Wandel mit Verlusterfahrungen aufgrund von Grenzverschiebungen verbunden worden: »Obwohl seine Wurzeln modern sind, transportiert er vor- oder gar antimoderne Ideen. Das, was das Wort beschreiben sollte, befand sich schon damals im Prozess der Auflösung oder war unwiderruflich verloren« (Schreiber, 2018, S. 32 f., zit. nach Faulstich-Wieland, 2019).

In der zweiten Hälfte des 19. und zu Beginn des 20. Jahrhunderts habe es einen regelrechten Heimat-Hype gegeben (Faulstich-Wieland, 2019). So entstand die Heimatschutzbewegung, die sich der Erhaltung der Natur verschrieb, Heimatvereine und -museen wurden gegründet und Heimatromane z. B. von Storm, Fontane oder auch Ganghofer und Rosegger geschrieben (Faulstich-Wieland, 2019). In Hann. Münden wurde 1897 das erste Heimatfest gefeiert, das diesen Begriff verwendete und möglicherweise das erste deutsche Heimatfest war. Politisch allerdings, wie Faulstich-Wieland (2019) hinweist, war dieses Fest von Nationalliberalen bestimmt und endete mit einem »Ergebenheitstelegramm« an den Kaiser: »Die zum ersten Deutschen Heimatfeste in Hann. Münden versammelten Festteilnehmer aus allen Erdteilen senden Eurer Majestät die Versicherung unwandelbarer Treue« (Hartung, 1983, S. 170, zit. nach Faulstich-Wieland, 2019). Am Ende des 19. Jahrhunderts versuchte der Nationalismus, die ursprünglich an das eigene Ackerland und die Zugehörigkeit zur dörflichen Gemeinschaft geknüpften Emotionen an das große Ganze der Nation zu binden. Damit begann die ideologische Prägung von Heimat, indem sie zur Vaterlandsliebe hochstilisiert wurde. Nach dem Zweiten Weltkrieg und den im Namen der »Vaterlandsliebe« begangenen Kriegsverbrechen war es nachvollziehbarerweise ein gesellschaftspolitisches Tabu, den Begriff »Heimat« zu verwenden. Angesichts von Millionen Toten, zerstörten Städten, massivem Werteverlust und eines großen Anteils von »Heimatvertriebenen« wurde der Begriff »Heimat« für einige Zeit im politischen Diskurs vorsichtiger verwendet. Zugleich zeichneten Heimatfilme und -romane der Nachkriegszeit eine harmonische, unzerstörte und dörfliche Idylle und bedienten damit politisch scheinbar harmlose Sehnsüchte der Menschen in Deutschland (Mitzscherlich, 2016). Angesichts der Erfahrungen von Zerstörung und Verlust war das Bedürfnis nach einer heilen Welt nachvollziehbar. Die Last der Fragen nach der eigenen Schuld und Mitverantwortung konnte dadurch besser verdrängt werden (Mitscherlich u. Mitscherlich, 1967). Politisch wurde Heimat in Westdeutschland vor allem im Umfeld der Vertriebenenverbände thematisiert, und erst durch den Lastenausgleich konnte das Gefühl von einer ungerechten Verteilung der Belastung aus den Kriegsfolgen befriedet werden.

Seit den 1970er Jahren entwickelte sich ein auf das sogenannte Gemeingut bezogener Heimatbegriff. Sozialökologische Bewegungen sahen einen gemeinsam zu verantwortenden Nahraum als Ausgangspunkt für alternative Lebenskonzepte. Es ging damals wie heute angesichts der Umweltzerstörung und des Klimawandels um die Sicherung der Umwelt für die folgenden Generationen. Der Fokus auf den Nahraum und das Regionale ergab sich aus der pragmatischen Überlegung, im eigenen Umfeld neue Konzepte leichter umzusetzen und sich eine Heimat selbst zu gestalten. In den 1990er Jahren gab es im Zuge der Wiedervereinigung nationalistische Bewegungen bis weit in die demokratischen Parteien hinein, die den Begriff der Heimat im Sinne einer Ausgrenzung von Eingewanderten, auch der hier geborenen sogenannten zweiten und dritten Generation, propagierten. Dies führte zu pogromartigen Übergriffen nicht nur in den neuen Bundesländern wie in Rostock und Hoyerswerda, sondern auch in den alten Bundesländern wie in Mölln, Solingen und Hünxe und an vielen anderen Orten, die teilweise bis heute nicht ausreichend aufgeklärt sind.

Die »Fieberkurve« (des Heimatbegriffs), orientiert am Gebrauch des Begriffs in Literatur und Zeitungen über Jahrhunderte nach dem DWDS (Digitales Wörterbuch der deutschen Sprache), wie Seibt (2018) seinen Artikel überschreibt, gibt Aufschluss über die neuzeitliche deutsche Sozialgeschichte mit der beginnenden Industrialisierung und den Auswanderungswellen im frühen 19. Jahrhundert. Es erscheint historisch nachvollziehbar, dass die Kurve ihren Gipfel während des Verstädterungs- und Industrialisierungsschubs vor 1900 erreicht, um in der Industriegesellschaft des 20. Jahrhunderts konstant hoch zu bleiben. Auffällig ist, dass die beiden Weltkriege diese Konjunktur wenig beeinflussten. In der Konsumgesellschaft der Nachkriegszeit sank die Kurve jedoch wieder ab. Der jüngste Anstieg kann in Verbindung mit Globalisierungserfahrungen und Migrationsschüben gebracht werden. Vor allem rechte Bewegungen, wie bereits erwähnt, nutzten den Heimatbegriff populistisch, indem sie die Ängste der Menschen während der Aufnahme einer großen Schutzsuchendenzahl aufgriffen. Dadurch wurde Heimat von einem eher kulturellen wieder zu einem politischen Thema (Seibt, 2018).

Seibt geht in seinem Artikel ebenfalls der Frage nach, warum das Wort »Heimat« in andere Sprachen schwer übersetzbar ist. Auch Max Frisch hat auf die Unübersetzbarkeit des Heimatbegriffs hingewiesen: »Was Duden darunter versteht, ist nicht ohne weiteres zu übersetzen. My country erweitert und limitiert Heimat von vornherein auf ein Staatsgebiet. Homeland setzt Kolonien voraus, Motherland tönt zärtlicher als Vaterland, das mit Vorliebe etwas fordert und weniger beschützt als mit Leib und Leben geschützt werden will. La patrie, das heißt sofort eine Flagge – und ich kann nicht sagen, daß mir beim Anblick eines Schweizerkreuzes sofort und unter allen Umständen heimatlich zumute wird« (Frisch, 1976, S. 510).

Wörter und Begriffe spiegeln Konstrukte wider, die in bestimmten Lebenskontexten entstehen und als sinnvolle und angemessene Lebenskonzepte ihren spezifischen Sinn erhalten. »Heimat« könnte daher ein Konstrukt für einen Zustand sein, das ursprünglich nur in einem spezifischen gesellschaftspolitischen Kontext Relevanz hatte. Dies kann aus Sicht von Seibt (2018) der Vergleich mit den romanischen Sprachen verdeutlichen. Wie er ausführt, übersetzen die französischen, italienischen und spanischen Wörterbücher »Heimat« mit »patrie« oder »patria«, was allerdings »Vaterland« bedeutet. Um 1800, zur Zeit von Goethe, habe »Vaterland« den Kleinstaat, der von einem patriarchalen Fürsten regiert wurde, oder die heimische Reichsstadt bedeutet. Dagegen beschrieben sowohl »patrie« als auch »patria« moderne Gebilde der Nation, Gemeinschaften von vielen Millionen Bürger*innen. Das deutsche Wort »Heimat« – eher auf den Nahraum bezogen – wäre für solche politischen Konstrukte unangemessen gewesen. Herrschafts- und Gesellschaftsformen, die noch erfahrbar waren, seien im Nationalstaat durch rationale Verwaltungen und Institutionen ersetzt worden. Die Nation habe abstrakte Konstrukte wie Staatsbürgerschaft und Staatssymbolik mit Fahnen und Hymnen eingeführt, die mit der Zeit persönliche Loyalitäten gegenüber einem Monarchen und seiner Dynastie oder den Feudalherren ersetzt hätten. Dieser Vorgang mache plausibel, dass nach Aussagen des amerikanischen Politologen Benedict Anderson Nation nur noch eine »vorgestellte Gemeinschaft« darstelle (Seibt, 2018).

Ein Rückblick in die frühere deutsche Geschichte veranschaulicht den regionalen Bezug am rechtlichen Begriff der Schollengebundenheit: Die Scholle (auch als Metapher für Heimat gebraucht) ist im Ackerbau eine nur noch in der Agrargeschichte des deutschsprachigen Raums verwendete Bezeichnung für den eigenen oder gepachteten Grundbesitz eines Bauern. Bis ins 19. Jahrhundert war der Bauer verpflichtet, bei seinem gepachteten Grund zu wohnen. Er hatte, zumindest in der Theorie, keine Möglichkeit, sich in einem anderen Gebiet niederzulassen (z. B. um einem anderen Grundherrn Untertan zu sein, oder gar frei), und war ohne Widerspruchsrecht den Spann- und Frondiensten des Herrn ausgeliefert (Schollenzwang, Schollengebundenheit). Die preußischen Reformen (Stein-Hardenbergische Reformen) ab 1806 leiteten unter anderem auch Reformen (nach dem Vorbild der Französischen Revolution) ein, die die Befreiung der Bauern und die Mitbestimmung aller Bürger zur Folge hatte. Eine Erwähnung finden Schollen in Art. 163 Abs. 1 S. 1 der Bayerischen Verfassung: »Der Bauer ist nicht an die Scholle gebunden.« Dieser ursprünglich rechtliche Begriff der Schollengebundenheit wurde von den Nationalsozialisten für ihre Blut-und-Boden-Ideologie umgewandelt und weiterverwendet. »Blut und Boden« war ein Schlagwort der nationalsozialistischen Ideologie, das sich besonders auf das Bauerntum bezog. Nach diesem halbreligiösen Grundgedanken des Nationalsozialismus bestand eine Einheit zwischen dem rassisch definierten Volkskörper (Blut) und seinem Besiedlungsgebiet, der Heimat-»Scholle«. Besonders der spätere Leiter des Rasse- und Siedlungshauptamtes der SS, Richard Walther Darré, predigte diese Agrarromantik. Die bäuerliche Lebensform wurde im Gegensatz zur städtischen idealisiert und das Bauerntum zum Träger der nationalsozialistischen Volksgemeinschaft gemacht. Ein besonders erschreckendes Beispiel für die sogenannte Reinhaltung der deutschen Rasse und damit verbunden den Ausschluss von Menschen waren die Begriffe »Blutschande und Rassenverrat«. Staatsangehörige »deutschen oder artverwandten Blutes«, sogenannte »Deutschblütige«, durften keine sexuellen Beziehungen mit Jüd*innen, Sinti*zze oder Rom*nja und anderen Rassifizierten eingehen oder eine Ehe mit diesen schließen. Der Heimatbegriff war in dieser historischen Phase ausschließlich mit Exklusion von Menschen anderer Herkunft und Religion assoziiert.

Was bedeutet der Begriff »Heimat« für die Menschen heutzutage? Dieser Frage sind wir wie in qualitativen Interviews nachgegangen.

Was ist für dich Heimat?

> *Interviewte mit deutschen Wurzeln, 55 Jahre:* »Ich verbinde mit Heimat mein Elternhaus und meine Kindheitserfahrungen. Ich habe alle Ecken meines Heimatortes als Kind erspielt und sie dadurch kennengelernt.«

> *Teenager mit tunesischen Wurzeln:* »Ein Ortsteil in München, weil ich dort viele kenne und mich viele kennen.«

Interviewter mit türkischen Wurzeln, Ende 50: »Das ist eine sehr schwierige Frage! Heimat ist, wo ich das Gefühl habe, ich fühle mich wohl, da bin ich zu Hause, da sind meine Erinnerungen, da schöpfe ich Kraft, nicht, wo ich geboren bin. Das kann an verschiedenen Orten sein, ich habe sicher mehrere Heimaten, München ist ganz wichtig, da ich dort einen wichtigen Teil meiner Kindheit verbracht habe. Heimat ist aber auch Türkei, das hat aber viel Beigeschmack wie Abschied, Wiederkommen, viel Sehnsucht, ich habe mich oft ›verzehrt vor Sehnsucht‹ nach meiner Familie dort. Jetzt auch, als ich wegen Corona nicht beliebig zwischen meinen Heimaten reisen konnte, aber es nicht mehr so stark wie früher. Ich kann schneller hin- und herfliegen.«

Interviewte mit spanischen Wurzeln, 62 Jahre: »Heimat bedeutet für mich schon die Zugehörigkeit zu einem Land oder zur Erde, geografisch und geologisch. Da sind Menschen, die so ähnlich aufgewachsen sind wie ich, die eine ähnliche Geschichte haben. Auf Spanisch heißt es ›tierra‹ = Erde, Heimat, ich meine also nicht ›patria‹ = nationalistische Heimat. Ich bin an meinem deutschen Wohnort ›zu Hause‹, aber das ist nicht gleich Heimat, jedenfalls nicht ganz. Aber die Kinder verankerten mich, seit der Geburt der Kinder spüre ich mehr ›emotionale Heimat‹ an unserem Wohnort.«

Interviewte mit russischen Wurzeln, Ende 60: »Mama, Schlittenfahren, Schnee, und das gemeinsam mit russischsprachigen Menschen (Kindheitserinnerungen). Gerüche, Pilze, Himbeer- und Brombeermarmelade, Dill, Borschtsch, Teigtaschen, fermentiertes Kraut (Salzkraut). Russische Sprache und ganz besonders der spezielle Humor. Traditionen wie beispielsweise Ostern mit den gekochten Eiern und Osterkuchen, die in der Kirche im Rahmen eines Nachtgottesdienstes gesegnet wurden. Über meine heutige Verbindung zu Russland kann ich sagen, dass ich in Russland immer mehr eine Verbindung auf der seelischen als auf der geistigen Ebene erlebt habe. Ich habe mehr Beziehung zu dem Weltbild und den Wertvorstellungen, die ich in Deutschland kenne.«

Interviewte mit äthiopischen Wurzeln, Mitte 50: »Sich akzeptiert fühlen, darf so sein, wie ich bin, muss mich nicht erklären, anderen kann ich vertrauen. - Sinneswahrnehmungen bezogen auf Äthiopien: hügelige Landschaften, Kaffee, Verbranntes, Eukalyptus, Weihrauch, einfallendes Licht durch Fensterritzen, Natur, Beisammensein immer mit vielen Kindern ohne Termine, Teilnahme an der Erwachsenenwelt, diese wurde von uns als Kinder immer nachgespielt, es gab fürs Spielen nur wenig Spielsachen, das Einander-genießen-Können mit allen Altersstufen und nicht nach gesellschaftlichen Schichten getrennt.

Sinneswahrnehmungen bezogen auf Bayern: Herbst und farbige Herbstblätter, Essen, Isar, Direktheit der Menschen in Bayern.

Heimat verbinde ich mit bestimmten Wertvorstellungen. Dabei fühle ich mich geprägt durch Deutschland. Meine Pflegeeltern haben mich bei Entscheidungen begleitet, ich konnte an sie Fragen stellen und dadurch besser Deutschland verstehen lernen.

Meine Eltern haben uns mit mehreren Sprachen aufwachsen lassen - sprachlich habe ich keine Heimat mitbekommen. Habe mich entschieden, die deutsche Sprache als meine Muttersprache zu sehen.«

Interviewter mit italienischen Wurzeln, Anfang 40: »Essen, See, Oliven, Sprache, Weite, Meer, warm, Geräusche eines Cafés, Geflatter von Vögeln/Tauben, gleißendes Licht, Sommer, Duft von Bolognese, Wellen, Hitze, Trockenheit, barfuß/Sand unter den Füßen, Duft von Myrrhe, Zirpen von Grillen, Sonne, Hütte mit Ofen, Wechsel zwischen sehr warmer und kalter Temperatur, Himmel, Farben, bunte Hängematte, Gespräche mit Freund (12 bis 16 Jahre) im Südtiroler Deutsch, die ich als erdig und mühelos in Erinnerung habe.

In Deutschland lebe ich schon fast die Hälfte meines Lebens und war immer wieder mit der Frage beschäftigt, wie viel italienisch, wie viel deutsch bin ich, will ich sein.

Ich bin hinsichtlich meines Heimatgefühls freier von außen geworden, früher war das Äußere sehr wichtig dafür. Gegenwärtig entwickle ich ein Heimatgefühl von innen heraus, sicherlich beeinflusst durch meinen Sohn, meine Familie mit meiner Frau.

Im beruflichen Bereich habe ich eindeutig eine deutsche (deutsch-amerikanische) Haltung eines Therapeuten. Bin durch das Studium in Deutschland als Deutscher geprägt.

Vielleicht wäre es anders, wenn ich mein Studium in Italien gemacht hätte. Ich bin zwiegespalten, wenn italienische Menschen sich als Patient*innen bei mir anmelden: ›Als Gscheidhaferl soll ich sie als Sohn eines Zimmermanns beraten?‹«

Zusammenfassend lassen die Antworten unserer Interviewpartner*innen folgende Schlussfolgerungen zu: Sinnliche Erfahrungen der ersten Lebensjahre scheinen sehr wichtig, Essen, Landschaft sowie das soziale Leben sind Aspekte ihrer Sehnsüchte. Gleichwohl berichten sie von einem Gefühl von »vielen beziehungsweise verschiedenen Heimaten«, einer Heimat damals und einer Heimat heute, von einer Abschwächung der »Nostalgie«, je länger sie im Einwanderungsland leben. Ganz wichtig erscheint der Aspekt der Akzeptanz durch den sozialen Kontext sowie die (kommunikative, Werte- und Norm-)Nähe zu diesem. Heimat wird mithilfe universeller und individueller Faktoren und Merkmale vom Individuum konstruiert, wie wir im nächsten Kapitel aufzeigen.

6.2 »Doing home« – ein moderner Heimatbegriff

Die Idee des »doing home« (Bender et al., 2015, S. 159, zit. nach Toman, 2017) ermöglicht die selbstständige Gestaltung einer Beheimatung, ohne dass die bisherige Heimat oder überhaupt eine Heimat verfügbar ist. Wilhelms (1995) beschreibt den Wandel des Heimatbegriffs von einem zuvor hauptsächlich durch äußere und formale Regelungen von Bindungen geprägten Phänomen hin zu einem Empfinden, das stärker durch innere, seelische Bindungen erlebt wurde. Der gegenwärtige Heimatbegriff beinhaltet nach Wilhelms einerseits immer noch den Gemütsbegriff, andererseits bedient er auch das Bedürfnis, sein heimatliches Umfeld aktiv zu gestalten und selbst zu schaffen. Er löse sich damit von der ursprünglichen Bedeutung der Heimat als der Ort der Kindheit.

Der gegenwärtige Heimatdiskurs lässt sich teilweise auf ein menschliches Grundbedürfnis zurückführen, nämlich Heimat als große Sehnsucht nach allem, was einem vertraut erscheint. Auch Schüle verbindet mit Heimat das Gefühl des Vertrautseins und der Gewissheit, dazuzugehören, indem er Heimat »als Ort versteht, der zunächst einmal nichts infrage und keine Fragen stellt« (Schüle, 2017, S. 27, zit. nach Merle, 2019). Merle (2019) führt weiter aus, dass Heimat als anthropologisches Grundbedürfnis angesehen werden kann, wenn es um den Wunsch geht, »seinen Platz in der Welt zu finden, sich in einem weiten Sinne zu verorten« (Treiber, 2015, S. 145, zit. nach Merle, 2019). Mecheril (o. D.) beschreibt die Verbundenheit zu einem bestimmten Raum, der mehr umfasst als ein geografischer Ort, treffend:

»Wie kommen diese Verbundenheiten zustande? Wann erleben sich Menschen als einem bestimmten Raum verbunden und in diesem Sinne auch zugehörig? Ich würde sagen, dass dies möglich ist, wenn meine eigene Geschichte, meine Biografie eine legitime Variation der Biografien ist, die in dem Raum als mögliche und willkommene gelten. Das hat eine Menge mit Machtverhältnissen zu tun, da nicht jede Geschichte, die sich in einem Raum ereignet, als Geschichte des Raumes anerkannt wird. Heimat hat mit der Einwebung der eigenen Geschichte in den imaginierten, auch geschichtlichen Zusammenhang des Raums zu tun. Diese Einwebung der eigenen Geschichte ist auch von politischen und alltagskulturellen Ermöglichungsstrukturen vermittelt. In bestimmten Kontexten in Deutschland reicht es aus, nicht weiß zu sein, um mit grundlegenden Schwierigkeiten konfrontiert zu werden, sich in diesen Kontexten zu beheimaten. Heimat wird also dominanzkulturell ermöglicht und verhindert. Nicht jeder hat die gleiche Möglichkeit, einen Ort als Heimat zu erfahren; nicht jeder ist zugestanden, diesen Ort gleichermaßen heimzusuchen.«

In einem ähnlichen Sinn argumentiert Kulisch (2016), indem sie die häufig verwendete Baummetapher als Sinnbild für Verwurzelung ablehnt, da sie aus ihrer Sicht nicht zum menschlichen Erleben und Bedürfnis nach Bewegung und Wandel passt. Stattdessen bevorzugt sie das Bild eines Kerns. Dieser Kern bewahrt geistige und emotionale Einstellungen und prägende Erinnerungen, die sich aus den gelebten Beziehungen zu bedeutsamen Menschen, zu Orten, Traditionen, Werten und vielen Sinneseindrücken am Heimatort gebildet haben. »Der Kern, den ich in mir trage, besteht daraus, was mir sehr wichtig und kostbar ist. Den trage ich in mir, ganz gleich, wo ich mich jetzt befinde, wo ich hingehe und wo ich lebe« (Kulisch, 2016, S. 79). Daran lässt sich eine ähnliche Vorstellung von Mitzscherlich (2000) anknüpfen, die Heimat als eine mentale Konstruktion mit erlebten Erfahrungen von Geborgenheit, Vertrautheit, Anerkennung und Zugehörigkeit beschreibt, als ein sogenanntes »Vor-Bild«, an dem man sich bei der Gestaltung eines realen Ortes immer wieder orientieren kann (Mitzscherlich, 2000, S. 137). Auf diese Art und Weise erleben Menschen heute oft mehrere »Heimaten«, was die deutsche Sprache nicht vorsieht, denn laut Duden ist »Heimat« ein Einzahlwort. Zusammengefasst nach Toman (2017) hat die Idee einer Selbstgestaltung der Heimat, wie Greverus in ihrem Werk »Auf der Suche nach Heimat« (1979) betont, an Bedeutsamkeit und Wichtigkeit in der Gegenwart gewonnen. »Doing home« bedeutet, sich die Praktiken der Beheimatung selbst anzueignen und umzusetzen. Die selbst geschaffene Heimat soll die Bedürfnisse nach Zugehörigkeit, Sicherheit, Orientierung durch eigene Gestaltung erfüllen.

Bedeutsame Bindungen in einem neuen Umfeld zu schaffen, ist auch dann möglich, wenn das Gefühl von Verantwortlichkeit für etwas entsteht. Daher ist laut Toman (2017) das Engagement in einem Verein, einer Partei oder Ähnlichem für das Ankommen und Wahrgenommen-Werden förderlich und wirksam, wenn es ermöglicht wird. Heimat erleben die meisten Menschen vor allem dort, wo sie Nähe mit vertrauten Menschen erleben, ob in der Familie oder im Freundeskreis, wo sie Zugehörigkeit und Anerkennung erfahren. Das soziale vertraute Miteinander ist zentral für grundlegende Gefühle von Geborgenheit und Sicherheit. Ist der Punkt erreicht, dass man sich in einer Gruppe von Menschen geborgen fühlt, fallen die Eingliederung in die Umwelt und das Sich-heimisch-Fühlen umso leichter. Die Idee des »doing home« ist gut anwendbar für Menschen, die auf der Suche nach dem Beheimatetsein sind, und kann Impulse für die Beratung und Therapie geben.

Im Rahmen unserer Befragung ermittelten wir, wie Menschen zu der Idee eines »doing home« stehen. Eine Auswahl von Antworten auf die Aussage »Heimat schaffe ich mir selbst durch eigenes Handeln und die Gestaltung meiner Umgebung« verschafft einen Einblick, wie unterschiedlich Menschen diese Idee je nach persönlicher Biografie aufnehmen:

Interviewter mit ungarischen Wurzeln, 70 Jahre: »Das kann und will ich gar nicht. Meine Wurzeln sind in Ungarn, wie ein stabiler Lebensbaum. Zumindest habe ich versucht, eine Region in Deutschland zu finden, die meiner ungarischen Herkunft ähnlich ist, und das ist Bayern.«

Interviewte mit deutschen Wurzeln, 57 Jahre: »Ich bin aufgrund meines Ehepartners in die Schweiz gezogen und finde die Vorstellung einer eigenen Gestaltung der Heimat gut. Ich spüre keine enge Bindung an den Ort meiner Kindheit und Jugend. Erst den Ort, an dem ich seit circa 15 Jahren lebe, empfinde ich als Heimat. Erst in diesem sehr ländlich geprägten Umfeld kann ich meine Wünsche verwirklichen, Tiere halten und landwirtschaftlich tätig sein. Die Verwirklichung einer lang ersehnten Lebensform gibt mir das Gefühl, endlich angekommen zu sein.«

Interviewter mit italienischen Wurzeln, der die Hälfte seines Lebens mittlerweile in Deutschland verbracht hat: »Noch vor zwei Jahren hätte ich dieser Idee kaum zugestimmt, jetzt, seitdem ich hier eine Familie gegründet habe, stimme ich dieser Vorstellung viel eher zu.«

Interviewte mit äthiopischen Wurzeln, 50 Jahre: »Für das Gestalten einer neuen Heimat war für mich die herzliche Aufnahme in einer Pflegefamilie und ein soziales Netzwerk wichtig. Ich kann mir eine Heimat aufbauen, aber ich muss wissen, woher ich komme. Es gibt einem Sicherheit, wenn man weiß, woher man kommt. Ich kann dann auch etwas von mir in meinen Landsleuten wiedererkennen. Das Wissen über die eigene persönliche Geschichte ist wichtig.«

Interviewte mit türkischen Wurzeln, 50 Jahre, die mit ihren Eltern im Kleinkindalter aus der Türkei nach Deutschland migriert ist und die vergeblich versucht, sich eine Heimat zu schaffen und nach ihren Wurzeln im Heimatland ihrer Familie sucht: »War eher enttäuschend aufgrund der Reaktionen meiner dort lebenden Familienangehörigen. Für sie erschien ich als Eindringling, als aus der Rolle gefallen, zu frei als Frau, zu deutsch als Türkin, nicht wie sie. Ich empfand mich in der Türkei noch mehr als ›misplaced/displaced‹, im Sinne von einsam. Selbst mein damaliger Freund, der aus dem Land stammte, aber auch einige Jahre in den USA gelebt hatte, erlebte mich damals als fremd und exotisch, aber das im Gegensatz zu meinen dort lebenden Familienangehörigen mit großer Bewunderung.« Zwanzig Jahre später startete sie einen erneuten Versuch: »In diesem Land bewege ich mich freier, kann aufatmen, ohne das Gefühl, permanent bewertet zu werden, was dagegen ein permanentes Gefühl in Deutschland ist. Traue mich dort mehr, z. B. farbenfrohe Kleidung. Während dieses Aufenthaltes war ich allerdings alarmiert durch das nationalistische politische Klima.«

Nach ihrer Rückkehr nach Deutschland schätzt sie die Zusammenkünfte und Arbeitsverbindungen mit »Landsleuten«, die Berufskolleg*innen sind, mit denen sie die Muttersprache als sehr verbindend wahrnimmt und ein »heimisches Gefühl« erlebt. »Verschiedene Lebensphasen/Zeiten, verschiedene Heimaten«, resümiert sie am Ende des Interviews.

Was bräuchtest du, um dich beheimatet zu fühlen?

Interviewte mit tunesischen Wurzeln, Mitte 20: »Das wäre für mich dort, wo alle wie ich eine Migrationsgeschichte hätten.«

Interviewte mit türkischen Wurzeln, 50 Jahre: »Ein guter Alltag, in den das alles einfließt, wie Gesundsein, sich leicht fühlen, empfundenes Wohlwollen anderer, Arbeit, auch viel Freiraum, Rituale, meine Mutter.«

Interviewter mit ungarischen Wurzeln, 70 Jahre: »Sich niederlassen in einer Landschaft, die mich an Ungarn erinnert.«

6.3 Unerwünscht – »Doing home« unter ungleichen Bedingungen

»Fremde ist, wo du gekränkt wirst« (Pazarkaya, 1986).

Heimat zu schaffen gelingt eingewanderten und schutzsuchenden Menschen als Minderheiten dann am besten, wenn die Mehrheitsgesellschaft sie nicht ausgrenzt, sondern gesellschaftspolitische Strukturen bereitet, die sie an der deutschen Gesellschaft unter gerechten Bedingungen teilhaben lassen. Für eine gerechte Teilhabe an der Mehrheitsgesellschaft kann nicht die häufig beschworene »Bringschuld durch Integration« der eingewanderten Menschen vorausgesetzt oder die Orientierung an einer Leitkultur erzwungen werden. Die Tatsache, dass Menschen auch Ressourcen und Werte mitbringen, die die Einwanderungsgesellschaft bereichern und weiterbringen, sollte ernster genommen werden. Stattdessen erleben wir inzwischen, dass die anfänglich statistisch-differenzierende Kategorisierung »Migrationshintergrund« zu einem Synonym für Defizit und bestenfalls Förderbedarf verkommen ist. Durch immanent und explizit abwertende Einstellungen gegenüber Rassifizierten entsteht bei Betroffenen neben dem einen Selbstbild ein weiteres, negatives Selbstbild, wie DuBois (1903/1989) es eindringlich in seinem Konzept der »double consciousness« betrauert: Er beschreibt, dass dieses zweite, negative Selbstbild entsteht durch den allgegenwärtigen abwertenden und mitleidigen Blick der Welt; es existiert wie eine zweite Seele in demselben schwarzen Körper. Diese stets gefühlte »Zweiheit« der beiden sich bekämpfenden Selbstbilder muss mit aller Kraft zusammengehalten werden, um den Körper nicht zu zerreißen.

Varatharajah (2018) stellt eine Dualität aus einem etwas anderen Blickwinkel dar, wenn er die Wahrnehmung seiner Person durch die Augen der Deutschen beschreibt. Seit seiner Flucht aus Sri Lanka lebt er bereits 33 Jahre in Deutschland und beherrscht die deutsche Sprache so gut, dass er als anerkannter, auf Deutsch publizierender Schriftsteller bekannt geworden ist. Trotzdem hört die Wahrnehmung von ihm als einem Fremden in Deutschland nicht auf, wie folgende Reaktionen deutlich machen: »Sie sprechen aber gut Deutsch«, »Darf ich kurz stören? Wo haben Sie so gut Deutsch gelernt?«, »Ich habe nicht erwartet, dass Sie meine Sprache sprechen«. Er kommt zu dem Schluss: »Dieser Körper und diese Sprache scheinen sich zu widersprechen. Sie scheinen nicht zusammenzugehören« (Varatharajah, 2018).

Welche schädigenden und krankmachenden Auswirkungen falsche Zuschreibungen, Diskriminierungs- und Rassismuserfahrungen auf Menschen in ihrem Bemühen um das (Ein-)Leben in der Dominanzgesellschaft haben können, zeigen unsere Erfahrungen in der therapeutischen Praxis. So berichtet ein Großteil unserer Patient*innen von Schmerz- und/oder Verdauungssyndromen, die fälschlicherweise häufig kulturell attribuiert werden, jedoch unserer Expertise nach Folgeerscheinungen chronischer (Angst vor) Ausgrenzungserfahrungen und damit verbundener Stresszustände sind. Das folgende Zitat von Vanessa Jovanovic, Tochter des Antirassismus-Aktivisten und Autors Gianni Jovanovic, macht das Leben unter diskriminierenden Lebensbedingungen deutlich und veranschaulicht die Bedeutung des »doing home« unter erschwerten Bedingungen:

»Wir Rom*nja feiern den Frühling. Wir feiern, dass das Böse zu Ende geht. Wir feiern die heilige Mutter Gottes. Diese Feste und Traditionen sind für uns das Schönste auf der Welt. Sie sind so schützenswert wie unsere Sprache Romanes. All das stiftet unsere Identität und verbindet uns miteinander. Unsere Traditionen stehen für unsere Familien und unsere Liebe füreinander. Die Angst, dass all das zu Ende geht, ist manchmal erdrückend. Es fühlt sich an, als sterbe etwas aus. Wir sterben aus. Wir halten so sehr an unseren Traditionen fest, weil sie uns zeigen, dass wir noch leben, überleben. Sie geben uns die Sicherheit, die uns so oft fehlt« (Jovanovic u. Alashe, 2022, S. 7).

Der gelebte und emotionale Bezug zur verinnerlichten Heimat ermöglicht somit in der Diaspora die Erfüllung menschlicher Grundbedürfnisse wie das Bedürfnis nach Zugehörigkeit zu einer Gemeinschaft und einer kollektiven Identität. Speziell bei der Gemeinschaft der Rom*nja muss unbedingt berücksichtigt werden, dass sie zu den besonders stark diskriminierten Minderheiten weltweit gehört und ihre Angehörigen daher oft zum eigenen Schutz ihre ethnische Zugehörigkeit vor der Mehrheitsgesellschaft verbergen müssen. Frankreich könne für Rom*nja daher beides zugleich sein:

Heimat und Fremde (Hertrampf, 2017), wobei wir davon ausgehen, dass die genannte Fremdheit durch Zuschreibungen und Unterdrückungspraktiken der Dominanzkultur und Politik erzeugt wird. Ein Begriff in Romanes, der Sprache vieler Rom*nja, der nach Hertrampf dem Heimatbegriff entspricht, ist »khertuno«, was sich von »kher« (»Haus«, »Behausung«) ableitet. Er beschreibt, dass »Heimat der nach außen hin abgegrenzte, vertraute Schutzraum der Familie, der Privatsphäre« ist (Hertrampf, 2017, S. 64). »Khertuno« bedeutet, dass die gruppeninterne soziale, kulturelle, sprachliche und spirituelle Heimat als Rom*nja auf das private Leben beschränkt bleibt (Hertrampf, 2017).

Aus psychologischer Sicht stellt sich die Frage, ob es für eine gesunde Entwicklung des einzelnen Menschen unter diskriminierenden Lebensbedingungen sinnvoll ist, beide Welten miteinander zu verknüpfen oder sie eher voneinander zu trennen, und welche Lebensformen und -strategien sich dabei bewähren. Darauf kann es keine allgemeingültige Antwort geben. Vielmehr kann die Suche nach Beheimatung in der Diaspora als Aushandlungsprozess zwischen verschiedenen Identitätsanteilen gesehen werden, der je nach äußeren gesellschaftspolitischen Gegebenheiten und individuellen Bedürfnissen gestaltet wird. Es handelt sich dabei um eine zusätzliche, minderheitenspezifische Entwicklungsaufgabe in einer Dominanzgesellschaft, die je nach Lebensphase und -alter zu unterschiedlichen Belastungen, Entscheidungen und (temporären) Lösungen führen kann.

Soziale Ausgrenzung ist als gruppen- und generationsübergreifender Risikofaktor zu verstehen. Um das Zusammenleben inklusiver, also gleichberechtigter, und aus psychologischer Sicht gesünder zu gestalten, müssen Diskriminierung und Rassismus als maßgebliche Risikofaktoren berücksichtigt werden. Regelmäßige, wissenschaftlich begleitende Untersuchungen in Institutionen wie Polizei, Schule, Jobcenter, Verwaltung etc. sollten selbstverständlich für den Erkenntnisgewinn werden, um entsprechende Weiterbildungen auszurichten. Auch Antidiskriminierungs- und Antirassismusberatungsstellen, die die unmittelbar Betroffenen unterstützen, müssen in Deutschland vielerorts noch etabliert werden. Diese Forderungen stützen sich unter anderem auf das Allgemeine Gleichbehandlungsgesetz (AGG), das es in Deutschland seit 2006 gibt. Wir gehen davon aus, dass gesellschaftspolitische Bedingungen zentral sind, damit es eingewanderten und schutzsuchenden Menschen ermöglicht wird, sich eine neue Heimat zu schaffen und beheimatet zu fühlen. Partizipation und Gleichbehandlung sind zwar in der Gesetzgebung zunehmend verankert, aber es fehlt immer noch an der Umsetzungsbereitschaft auf gesellschaftlicher Ebene. Aufschlussreich ist, welche Rechte andere europäische Staaten Menschen, die in der Diaspora leben, gewähren, ihre Traditionen und Religionen zu leben, wie der Zugang zum Bildungswesen und zum Studium reglementiert wird und welche besonderen Rechte man ihnen zur Teilhabe am gesellschaftlichen Leben gewährt. So wird z. B. ein demokratisches Grundprinzip wie das Wahlrecht sehr unterschiedlich gehandhabt: In Großbritannien besitzen alle Bürger*innen ein allgemeines Wahlrecht. Hingegen haben in Deutschland nur Menschen mit deutscher Staatsbürgerschaft ein allgemeines Wahlrecht, EU-Bürger*innen dürfen an Kommunalwahlen teilnehmen und Menschen aus Drittstaaten dagegen besitzen keinerlei Wahlrecht.

Am Staatsbürgerschaftsrecht, das Jahrzehnte das Abstammungsprinzip als »Recht des Blutes« (»ius sanguinis«) vertrat, erkennt man auch, wie lange Deutschland an Regelungen mit exkludierender Wirkung für Einwander*innen, insbesondere für diejenigen der zweiten Generation, festhielt: Bis 2000 galt in Deutschland seit Inkrafttreten des Reichs- und Staatsangehörigkeitsgesetzes (RuStAG) im Jahr 1914 alleinig das Abstammungsprinzip als Staatsbürgerschaftsrecht, wonach ein Kind unabhängig von seinem Geburtsort die Staatsbürgerschaft seiner Eltern (oder zumindest eines Elternteils) erhält. Erst im Jahr 2000 wurde im Zuge einer Reform des Staatsangehörigkeitsrechts das bestehende Abstammungsprinzip ergänzt durch das »ius soli« (Recht des Bodens beziehungsweise Geburtsortprinzip) für die zweite Generation von Einwander*innen.

Auch die Hürden für die Anerkennung von Ausbildungs- und Studienabschlüssen sind für Eingewanderte und Schutzsuchende immer noch viel zu hoch in Deutschland. Dass es bislang vor allem am politischen Willen fehlte, zeigen die erfreulichen Ausnahmen, die ukrainischen Schutzsuchenden jüngst eingeräumt werden.

Auch als Berater*innen und Therapeut*innen müssen wir berücksichtigen, dass die Möglichkeit eines »doing home« für Menschen, die eingewandert sind oder Schutz in Deutschland suchen, weitgehend abhängig ist von den gesetzlich gegebenen Partizipationsstrukturen. Wie wird mit gesellschaftlicher Diversität umgegangen? Haben Menschen muslimischen oder jüdischen Glaubens das gesetzliche Recht, ihre wichtigen religiösen Festtage als Feiertage frei zu haben und mit ihren Angehörigen zusammen zu sein, oder müssen sie sich immer noch individuellen Urlaub dafür nehmen? Welche Auswirkungen auf das Sicherheits- und Heimatgefühl hat es, wenn jüdische Kinder Schulen besuchen, die unter Polizeischutz stehen, wie auch die Synagogen, da gewalttätige Anschläge auf sie verübt werden? Wie hoch ist der Anteil von Menschen mit Ausgrenzungserfahrungen in politischen Parteien und Ämtern, um die Gesetzgebung und das gesellschaftliche Zusammenleben inklusiver zu gestalten? Diese und andere Aspekte werden in Partizipationsmodellen innerhalb der EU sehr unterschiedlich gewürdigt. In Deutschland haben Menschen aus sogenannten Drittstaaten außerhalb der EU kaum politische Partizipationsmöglichkeiten; Behelfsstrukturen wie kommunale Ausländer- oder Integrationsbeiräte können dieses Defizit nicht ausgleichen. Eingewanderte und Schutzsuchende brauchen eine gerechte Teilhabe am gesellschaftlichen und politischen Leben, denn das Gefühl von Beheimatetsein ist davon in hohem Maße abhängig.

6.4 Innere Heimat – Religion und Spiritualität

> »Viele Menschen hierzulande nehmen nicht wahr, wie spirituell die Religion sein kann. Wenn ich in der islamischen Welt unterwegs bin und sehe, wie Menschen überall, ob im Friseursalon oder an der Bushaltestelle, den Gebetsteppich ausrollen und sich für wenige Minuten aus dem Alltag zurückziehen, dann berührt mich das. Mehrmals am Tag zu meditieren ist total 2022, es gibt zig Apps, die einen daran erinnern, bei sich zu bleiben, innezuhalten, durchzuatmen – aber fünfmal am Tag in Richtung Mekka beten, innehalten, durchatmen? Da kann man ja nur verbohrt, fundamentalistisch oder zumindest weltfremd sein« (Dunja Ramadan in Forudastan u. Ramadan, 2022).

Ein wichtiger Befund in der Studie von Uslucan (2016) zu Eingewanderten mit türkischen Wurzeln ist, dass gläubige Menschen (im Fall der Studie Muslim*innen) geringere Heimwehgefühle aufweisen als nicht gläubige. Viele Menschen bezeichnen ihre Spiritualität oder ihren religiösen Glauben als innere Heimat. »Spirituell« wird als persönliche, oft individualisierte und nicht an religiöse Glaubensorientierungen (christlich, buddhistisch, hinduistisch, islamisch etc.) oder Institutionen (Kirchen, Glaubensgemeinschaften) gebundene Transzendenzerfahrung verstanden, während Religion nach Sundermeir (2007) immer die gemeinschaftliche Antwort des Menschen auf Transzendenzerfahrung ist und durch einen Ritus und entsprechende Ethik praktiziert wird. Religion sei nicht Sache des Einzelnen, sondern immer einer Gemeinschaft. Zu einer Religion gehörten Riten, die regelmäßige Handlungen, wie Gebete und spezielle Praktiken beinhalten. Riten überlieferten einerseits Traditionen. Da aber bei der Deutung stets neue oder unterschiedliche Akzente gesetzt werden könnten, ermöglichten sie andererseits auch ein Eingehen auf aktuelle Herausforderungen. In jeder Religion gebe es eine Ethik, die den gläubigen Menschen Orientierung vermittle (Sundermeier, 2007).

Der Glaube vermittelt (Gott-)Vertrauen und Geborgenheit, gibt Orientierung durch die Riten und ist sinnstiftend. Religion erfüllt damit ein grundlegendes menschliches Bedürfnis nach Schutz und Geborgenheit, Orientierung und Zugehörigkeit ähnlich wie das Phänomen Heimat. Der Glaube wird in einer Gemeinschaft praktiziert und fördert dadurch ein Gemeinschaftserleben mit Gleichgesinnten, was für eine Minderheit einen wichtigen Schutzfaktor darstellt. Religion und Spiritualität hilft vielen Menschen bei der Überwindung von traumatischen Erfahrungen und belastenden Ereignissen. Die Frage, welche Bedeutung eine traumatische Erfahrung für den betroffenen Menschen hat, kann je nach Weltbild unterschiedlich beantwortet werden.

Eigene Erfahrungen in der therapeutischen Praxis zeigten am Beispiel des buddhistischen Glaubens, dass tibetische Nonnen und Mönche, die aufgrund von schwer traumatischen Erfahrungen im chinesischen Gefängnis therapeutische Hilfe aufsuchten, ihre Foltererfahrungen als ein Ereignis betrachteten, das mit ihrem Karma zu tun hat. Gemäß ihrem buddhistischen Glauben sahen sie ihre Aufgabe darin, diese Erfahrung als Bestandteil ihres Lebens zu akzeptieren und an dieser Erfahrung zu reifen sowie gestärkt daraus hervorzugehen. Ihre buddhistischen Rituale und Gebete boten ihnen im Umgang mit dem Wiedererleben von traumatischen Erfahrungen hilfreiche achtsamkeitsfördernde Bewältigungsstrategien. Religionen bieten gläubigen Menschen im Allgemeinen sinnstiftende Erklärungen für das Leben und geben Orientierung bei der Bewältigung von Lebenskrisen. Migration ist verbunden mit Veränderung, und das Pendeln zwischen den unterschiedlichen Welten in der Familie und dem Umfeld, in dem man lebt, erfordert ebenfalls stetigen Wandel. Für gläubige Menschen kann der Bezug zu Gott und ihrem Glauben Beständigkeit darstellen: »Ich kann immer zurück zu Gott, egal was draußen passiert. Bei ihm kann ich sein, wie ich bin, ich werde immer von ihm angenommen.«

So beschreibt eine Muslima[2], die als Kind mit ihrer Familie aus einem muslimischen Land nach Deutschland flüchtete, ihre Zuflucht bei Gott. Ihre Beziehung zu Gott und ihr praktizierter Glauben verkörpern für sie eine innere Heimat, die ihr Schutz, Vertrautheit und Angenommensein bietet. Durch das Tragen eines Kopftuchs ist sie als sichtbarer Teil einer Minderheit immer wieder diskriminierenden Äußerungen und Reaktionen ausgesetzt, ihr Bedürfnis nach Schutz umso ausgeprägter. Sie beschreibt den Wandel ihres Glaubens im Rahmen ihrer psychischen Entwicklung von einem Gott, der ihr Regeln vorgab und damit Orientierung bot, hin zu einem Gott, zu dem sie immer wieder wie zu einer Quelle der Vertrautheit und des Schutzes zurückkehren kann. Gott dient ihr als Zufluchtsort inmitten von Reflexionen und Auseinandersetzung mit unterschiedlichen Werten und Lebensformen. Sie stellt fest, dass sie manchmal den Bezug zur Religion verliere, da sie sich in ihrer gegenwärtigen Situation in einem sozialen Umfeld bewege, wo religiöser Glaube kaum eine Rolle spiele. In ihrer Kindheit habe ihr die Religion ein Gemeinschaftserleben in der Moschee vermittelt: »Die Moschee war mein Heimatort, da alle dort waren wie ich.« Im gegenwärtigen sozialen Umfeld lebt sie ihren Glauben bis auf einige Moscheebesuche

---

2 Mitteilungen von Rihab Chaabane in einem persönlichen Gespräch zur Bedeutung ihres Glaubens.

im Jahr individuell, indem sie die täglichen Gebete verrichtet und ihre Werte in der Auseinandersetzung mit anderen Werten ihres Freund*innenkreises immer wieder überdenkt: »Was bedeutet in muslimischer Identität stabil zu sein?« Sie erkennt im Gespräch, dass sie es in ihrem muslimisch geprägten Geburtsland mit ihrem Glauben einfacher gehabt hätte, indem sie die religiösen Rituale gelebt hätte, ohne sich so intensiv wie in Deutschland mit ihrer Religion auseinandersetzen zu müssen. In der muslimischen Gemeinschaft wäre das aus ihrer Sicht nicht in dieser Intensität notwendig gewesen wie in Deutschland als Teil einer Minderheit.

Ähnlich wie bei der Frage nach der eigenen nationalen Zugehörigkeit, die manche im Rahmen einer Migration wiederholt thematisieren, ist auch die Zugehörigkeit zu einer religiösen Minderheit und damit immer auch die eigene Identität Thema. Die Reflexion darüber löst Suche, Wandel, stärkere Hinwendung zum Glauben, manchmal aber auch Entfremdung aus.

Der Glauben wird von Menschen oft als innere Heimat erlebt und sollte daher als wichtige Ressource in Beratung und Therapie aufgegriffen werden. Um die religiös geprägte Weltanschauung der Ratsuchenden besser zu verstehen, können Therapeut*innen und Berater*innen die fünf Dimensionen einer Weltanschauung nach Benesch (1990) als Orientierung für einen Dialog nutzen (siehe Kasten S. 66). Allerdings sind diese sehr abstrakt formuliert, und es ist sinnvoll, die Fragen an der Biografie der Ratsuchenden zu orientieren. Diskriminierungs- und Rassismuserfahrungen, die viele Menschen aufgrund ihrer religiösen Zugehörigkeit erleben müssen, lösen anfänglich Misstrauen aus, wenn danach gefragt wird. Daher ist wichtig, das Ziel und den Zweck der Fragen zu erklären. Es sollte nicht der Eindruck entstehen, ausgefragt zu werden, sondern das Interesse an einem besseren gemeinsamen Verstehen im Sinne des Behandlungs- beziehungsweise Beratungsauftrags verdeutlicht werden. Außerdem ist es für Beratung und Therapie hilfreich zu wissen, ob es Anschluss an eine Glaubensgemeinschaft gibt und ob man sich dort aufgehoben fühlt. Muss man sich oft wegen seines Glaubens rechtfertigen, erfährt man Widerstände dagegen und/oder erfährt man wegen der religiösen Zugehörigkeit Diskriminierung? Gebete, z. B. zur Entscheidungsfindung oder zur inneren Stärkung, sowie

Glaubenssätze aus den jeweiligen heiligen Schriften sind hilfreiche Quellen für Beratung und Therapie. Viele Gläubige erleben diese als trostspendend und orientierungsgebend im belasteten Alltag.

Weltbild: Wie erklärt man sich die Welt, und was passiert nach dem Tod?
Menschenbild: Was sind Besonderheiten, was die Grenzen des Menschen?
Sinnorientierung: Was macht den Alltag bedeutungsvoll?
Wertekanon: Welche Ideale werden verfolgt?
Moral und Ethik: Welche Regeln und Normen sind verpflichtend?

7 Heimweh

»Dazwischen
Jeden Tag packe ich den Koffer ein und dann wieder aus.
Morgens, wenn ich aufwache,
plane ich die Rückkehr,
aber bis Mittag gewöhne ich mich mehr an Deutschland
[...]
Und jeden Tag fahre ich
Zweitausend Kilometer
In einem imaginären Zug
Hin und her
Unentschlossen zwischen
Dem Kleiderschrank
Und dem Koffer
Und dazwischen ist meine Welt.«
(Tekinay, 1989)

7.1 Die Geschichte des Begriffs »Heimweh«

Heimweh ist ein altbekanntes Phänomen. Schon im Jahr 1569 war folgender Satz in einem Schreiben an den Rat der Stadt Luzern zu lesen: »Der Sunnenberg gestorben von heimwe«.

Die Folgen von Heimweh wurden erstmals an Schweizer Söldnern, die im Ausland stationiert waren, beobachtet und untersucht. Entsprechend dem Zeitgeist beschrieben die Ärzte Krankheitsbild und Ursachen für Heimweh über die Jahrhunderte unterschiedlich (siehe Kasten S. 68):

Nostalgia nach *Johannes Hofer, 1688:* Wechsel der Umgebung, einhergehend mit veränderter Lebensweise, anderer Luft, fremden Bräuchen, auch Entbehrung der heimatlichen Milch. Behandlung: sofortige Rückkehr, Klistier zur Besserung der gestörten Einbildungskraft oder andere Mixturen zur Linderung der Beschwerden.

Johann Jakob Scheuchzer, 1705: Ursache in der Änderung des Luftdrucks bei Schweizer Söldnern. Behandlung: Die Verbringung von Söldnern auf Türme im Ausland, um bessere Luft zu atmen.

Blumenbach, 1783: Ablehnung der Luftdruck-Theorie; Heimweh ist eine Gemütskrankheit, die ihre Ursache im Kontrast zwischen Heimat und Fremde hat.

Zeitgeist der Romantik, Anfang des 19. Jahrhunderts: Das Wort »Heimweh« wird im deutschsprachigen Raum entdeckt. Psychologische Sichtweise: Zeichen einer frühkindlich-naiven, intensiven Bindung an Familie, Heimat und Natur, die im Erwachsenen weiterlebt.

Karl Jaspers promovierte 1909 zum Thema Heimweh und Verbrechen: mangelnde Anpassungsfähigkeit und beschränkter Horizont der Heimwehkranken.

Heimweh galt als Problem der Dienstboten und anderen »deklassierten« Bevölkerungsgruppen im Zeitalter der Industrialisierung, die im Zuge einer Arbeitssuche der vertrauten heimatlichengen Welt entrissen wurde (Leuschner, 1991).

7.2 Heimweh als psychologisches Phänomen

Heimweh als Thema in der Psychotherapie wurde in der psychologischen Fachliteratur bisher kaum beachtet. Stroebe, Schut und Nauta (2015) beschäftigen sich in ihrem Überblicksartikel eingehend mit unterschiedlichen Studien zum Erleben von Heimweh. Eine mögliche Erklärung für das mangelnde Forschungsinteresse an diesem Thema sei die Tatsache, dass Heimweh keine diagnostische Kategorie für eine psychische Störung sei. Heimweh sei ein normales Empfinden und zeige eine tiefe Verbundenheit zum Heimatland. Erst verbunden mit physischen und psychischen Beschwerden und Auswirkungen auf das tägliche Leben wird Heimweh zu einem psychologischen Problem. Heimweh gilt nicht als eigenständiges psychologisches Problem, sondern nur als Begleitproblem bei Anpassungsstörungen.

Die Ergebnisse mehrerer Studien verdeutlichen, dass sich das Empfinden von Heimweh zwischen folgenden Polen bewegt: dem Vermissen des Heimatlandes als vertrauten Ort und der dort verbliebenen Familienangehörigen versus die mangelnde Beheimatung in der neuen Umgebung im Exil mit einer fremden Kultur. In der therapeutischen Praxis nimmt die Klage über Einsamkeit und Heimweh manchmal einen beträchtlichen Raum ein. Betroffene äußern die beschriebenen Symptome auf folgenden Ebenen:

- emotional: Einsamkeitsgefühle, Trauer;
- kognitiv: wiederholte Beschäftigung mit der Heimat und Bezugspersonen dort;
- sozial: Rückzug von Menschen in der neuen Umgebung;
- körperlich: Kopfschmerzen, Magen- und Darmbeschwerden, Gewichtsverlust.

Ihr Leiden ist gekennzeichnet durch das Vermissen ihrer Angehörigen und Freund*innen sowie der vertrauten Heimat. Sie ziehen sich zurück und nehmen kaum Kontakte mit ihrer neuen Umgebung auf. Heimweh in dosierter Form kann ein normales Empfinden bei Menschen sein, die fern von der Heimat sind. Als Belastung empfinden Betroffene Heimweh dann, wenn ihre alltägliche Handlungsfähigkeit durch massiven Leidensdruck dauerhaft eingeschränkt bleibt. Heimweh ist ein Phänomen, das wiederkehrend im Leben erscheinen kann. Psychosoziale Hilfe sollte auf beide Dimensionen, Verlusterleben und Trauer, sowie Probleme beim Einleben in die neue Umgebung, fokussieren und entsprechende Interventionen anbieten.

Wie erlebst du Heimweh?

> *Interviewte mit äthiopischen* Wurzeln, 50 Jahre: »Ich erinnere mich an Heimweh nach meiner Mutter, nach jemandem, der mich in der Fremde tröstet.«

> *Interviewter mit türkischen Wurzeln, Ende 50:* »Heimweh ist die Sehnsucht nach meiner Mutter, meinen Geschwistern, der Liebe,

> Orten, Gewohntem. In Heimweh steckt vor allem Sehnsucht. Ich habe mich künstlerisch mit meiner Sehnsucht und mit meiner Biografie auseinandergesetzt. Die Sehnsucht war die größte Antriebskraft in meinem Leben, vieles habe ich meiner großen Sehnsucht zu verdanken, das kann ich im Nachhinein sagen. Die Leute kennen keine Sehnsucht mehr, sie wird heute sofort gestillt, ich kann sofort mit dem Handy alles machen, heranholen, es gibt keine Räume mehr für Fantasie. In Sehnsucht spielt Fantasie eine große Rolle, wie in der Liebe, wenn Liebende sich verabschieden und vielleicht ein Jahr nicht sehen können. Es gibt viele Bilder und Bücher, wo man sehnsüchtig auf Briefe wartet.«

Ein immer wieder in Interviews mit Eingewanderten und Schutzsuchenden geäußertes Heimweh ist die Sehnsucht nach der Art und Weise, wie Menschen in ihren Heimatländern miteinander kommunizieren und interagieren: »Mir fehlt ein warmes Wir« (Dunja Ramadan in Forudastan u. Ramadan, 2022).

> *Interviewte mit äthiopischen Wurzeln, 50 Jahre:* »Es gab in Äthiopien eine bestimmte Form der Geselligkeit, ich war nie allein, es gab immer jemanden, der mich trösten konnte. Wir haben viel Zeit miteinander verbracht.«

> *Ein Interviewter mit ungarischen Wurzeln, 70 Jahre:* »Ich sehne mich nach dem entspannten und vertrauten Reden miteinander, auch wenn man sich als Fremde begegnet, die Spontanität, die Sprache und den Humor und das Feiern miteinander, wie ich es aus Ungarn kenne.«

> *Eine Interviewte mit spanischen Wurzeln, 62 Jahre,* stellt fest, dass Kinder in Deutschland lernen, direkt ihre Meinung zu sagen, sich durchzusetzen, egozentrischer, individualistischer, mit weniger Rücksicht und Umsicht auf andere: »Es geht automatisch immer um sie, für jeden Einzelnen.« Auch im Arbeitsleben, darum fordert ihr Chef sie auf: »Denk doch erst mal an dich. Tu ich auch!« – »Das bleibt mir fremd«, meint sie dazu. Sie beschreibt, dass in Spanien alle gleichzeitig redeten, was ein Zeichen von Interesse und An-

teilnahme sei. In Deutschland sei das Dazwischenreden verpönt, in Spanien sei ein strukturiertes Gespräch eher Zeichen von Desinteresse.

Ein Interviewter mit italienischen Wurzeln, 40 Jahre, sehnt sich nach dem Gefühlsausdruck und der Leidenschaft in der italienischen Kommunikation.

Eine Interviewte mit russischen Wurzeln, Ende 60 Jahre, beschreibt das gemeinsame Beisammensein unter russischen Menschen: »Da wird gemeinsam gesungen, es werden Gedichte aufgesagt, wichtig dabei ist viel Humor und der Ausdruck von Gefühlen in der Kommunikation. Im Vergleich dazu fällt mir in Deutschland auf, dass beim geselligen Beisammensein viel diskutiert wird.«

Dunja Ramadan beschreibt, was sie nach einem längeren Aufenthalt in Ägypten, dem Herkunftsland ihres Vaters, in Deutschland vermisst: »Die Herzlichkeit, die Wärme, die Spontaneität, der Humor, sie fehlen mir schon jetzt. Aber es ist auch die Art, wie dort miteinander gesprochen wird: Der Besitzer des Kioskes wird ›Onkel‹ genannt, die Schneiderin ›meine Liebe‹, der Taxifahrer ›Bruder‹. Die Vertraulichkeit, die allein aufgrund der Sprache entsteht, ist mir dieses Mal besonders aufgefallen. Ich weiß, dass man sich hierzulande über diese Anreden amüsiert, vielleicht sogar ein bisschen darauf herabschaut, aber sie schaffen ein ganz anderes Miteinander. Ein warmes Wir« (Dunja Ramadan in Forudastan u. Ramadan, 2022).

7.3 Solastalgie – Heimatverlust und Heimweh durch Klimawandel

Der Verlust von Heimat durch die Auswirkungen der Klimakrise ist seit Jahren ein viel diskutiertes Thema und soll daher auch in diesem Buch Erwähnung finden. Das Phänomen des »ecologial grief« (ökologische Trauer) bezeichnet eine Trauer über die Vernichtung der Lebensgrundlage durch Erdüberhitzung. Solastalgie beschreibt nach Albrecht (2019), Professor für Environmental Studies, eine Art Heimweh, auch wenn man immer noch am Heimatort lebt. Damit ist die Trauer von Menschen gemeint, die beobachten müssen, wie sich ihre Umwelt aufgrund der globalen Überhitzung so stark verändert, dass sie diese kaum noch als ihr Zuhause wiedererkennen. In Deutschland kamen die Sorgen um das Waldsterben insbesondere in den 1980er und 1990er Jahren auf. Solastalgie, eine Wortschöpfung zusammengesetzt aus dem lateinischen »solacium« (deutsch: »Trost«) und dem griechischen »algos« (deutsch: »Schmerz«), bezeichnet den Schmerz über den Verlust tröstlicher heimatlicher Geborgenheit.

Als Beispiel dafür zitiert Haunschild in ihrem Beitrag Cunsolo, eine kanadische Umweltforscherin, die über die Lage der Inuit schreibt: Die Inuit leben mit der Natur. Sie spüren jede Veränderung in Temperatur, Böden und Eis. Und: Sie befürchten mehr denn je den Verlust ihrer Heimat: »Wir sind Menschen des Eismeeres. Wenn es aber kein Eismeer mehr gibt, wie können wir dann noch die Menschen des Eismeeres sein?« Ohne das Eis zu leben, sei, wie nicht atmen zu können, heißt es. Es gebe ihnen das Gefühl, verloren zu sein, oder mache sie verrückt. Solastalgie beschreibt daher ein Heimweh, das das Zugehörigkeitsgefühl, die eigene Identität und das Kontrollempfinden bedroht (Haunschild, 2018). Im Bericht der Lancet Commission on Health and Climate Change 2015 wird Solastalgie zu den Auswirkungen des Klimawandels auf die psychische Gesundheit gezählt. Solastalgie und die ökologische Trauer als psychische Folgen eines Heimatverlusts aufgrund des Klimawandels werden wegen der fortschreitenden Erdüberhitzung sicherlich drastisch zunehmen und immer mehr Menschen in den verschiedenen Regionen der Welt sowie in Deutschland belasten.

Welche besondere Rolle das geografische Lebensumfeld neben der Bedeutung einer existenziellen Lebensgrundlage für Menschen hat, veranschaulicht eine traditionelle Begrüßungszeremonie bei den Maori (University of Otago, o. D.):

»It places our people in a wider context, linking us to a common ancestor, our ancestral land, our waterways and our tribal (and sub-tribal) groupings.
The mountain that I affiliate to is ______________________
The river/lake/sea that I affiliate to is ______________________
The waka that I affiliate to is ______________________

My (founding) ancestor is ______________________________
My tribe is ______________________________

My sub-tribe is ______________________________
My marae[3] is ______________________________
I am from ______________________________
My parents are ______________ and ______________
My name is ______________________________«

3 »marae« ist eine Begegnungsstätte, Versammlungshaus; »waka« ist die genealogische Abstammungslinie.

8 Heimatlosigkeit

»Du willst den Beweis? Hier ist mein Ausweis:
Gestatten Sie, mein Name ist Frederik Hahn,
ich wurde hier geboren, doch wahrscheinlich sieht man's mir nicht an,
ich bin kein Ausländer, Aussiedler, Tourist, Immigrant,
sondern deutscher Staatsbürger und komme zufällig aus diesem Land.«
(Advanced Chemistry: »Fremd im eigenen Land«, 1992)

8.1 Heimatlosigkeit - ein individuelles Erleben?

Heimatlosigkeit, das Gefühl und Erleben, nirgendwo daheim und beheimatet zu sein, wird in der Praxis häufiger von rassifizierten beziehungsweise marginalisierten Menschen beschrieben, die in Deutschland geboren sind. Dieser Zustand kann eintreten, wenn dem Individuum von der Dominanzgesellschaft einerseits die Heimat »abgesprochen« wird wie durch Fragen nach der eigentlichen Heimat/Herkunft oder andere Praktiken, andererseits die ihm »zugeschriebene« Heimat aber nie eine war. Dadurch wird hier geborenen und aufgewachsenen Menschen die grundlegende Erfahrung der Zugehörigkeit zu einer Gesellschaft erschwert. Schon sehr früh müssen sie in ihrer Entwicklung aufgrund von Ausgrenzungen auf unterschiedliche Art und Weise erleben, dass ihre Grundbedürfnisse nach Zugehörigkeit, Geborgenheit und Sicherheit nicht ausreichend erfüllt werden. Kulisch nimmt an, dass sich darum in ihrer Kindheit und Jugend kein »Kern« (Kulisch, 2016) mit positiven und sichernden Erfahrungen des Vertrautseins und der Gewissheit des Dazugehörens bilden kann. Das kann im Vergleich zu Heimwehgeplagten einen weitreichenderen und manchmal lebenslangen Suchprozess auslösen. »Wir brauchen ein gutes Heimatgefühl als gutes inneres Objekt und als Erholungsraum für unsere lebenslange Migration durch die Fremdheiten des Lebens.

Erst dadurch werden persönliche Entwicklung und Reifung möglich« (Eschmann, 2018, S. 113).

Die Art und Weise, wie der einzelne Mensch das Gefühl von Heimatlosigkeit erlebt und damit umgeht, hat besonders mit seinen Lebensbedingungen und den entsprechenden Wahlmöglichkeiten zu tun. Ein Mensch ist vor allem dann dem Zustand von Heimatlosigkeit hilflos ausgeliefert, wenn die Gesellschaft ihm Erfahrungen von Zugehörigkeit, Vertrautsein und damit Beheimatetsein verwehrt. Eine in dieser Weise ausgegrenzte, stets *anders* gemachte Person erlebt dadurch eine zunehmende Entfremdung von sich selbst und fühlt sich isoliert von sich und anderen. Heimatlosigkeit wird demnach bedingt durch fehlende, gesellschaftspolitische Möglichkeiten der Teilhabe, um die eigenen emotionalen Grundbedürfnisse erfüllen zu können. Wie Hochweis (2017) ausführt, würden nicht selten auch Menschen mit fester äußerlicher Verankerung Heimatlosigkeit empfinden – dann nämlich, wenn sie sich fremd und unverstanden in einem kulturellen oder politischen System fühlten.

Manchmal wird Transnationalität fälschlicherweise mit Heimatlosigkeit gleichgesetzt. Wir möchten darauf hinweisen, dass ein Mensch sich im Unterschied zum erzwungenen Erleben von Heimatlosigkeit bewusst für einen Lebensstil zwischen mehreren Ländern, Sprachen, Kulturen etc. entscheiden kann, um Neues kennenzulernen oder Altbekanntes hinter sich zu lassen oder um zwei Heimaten zu verbinden, ohne sich dabei heimatlos zu fühlen.

8.2 Heimatlosigkeit – Folgen von gesellschaftspolitischen Strukturen

Safi (2010) weist in ihrer vergleichenden Studie mit 13 europäischen Ländern nach, dass die Lebenszufriedenheit der Migrant*innen im Durchschnitt der untersuchten Länder niedriger sei als die der Nicht-Migrant*innen, wobei die Migrant*innen der zweiten Generation besonders geringe Zufriedenheitswerte aufwiesen. Die Ergebnisse zeigen, dass die Migrant*innen in Dänemark, Norwegen, Schweden und der Schweiz besonders zufrieden sind und besonders wenig zufrieden in Portugal, Deutschland, Frankreich und Spanien. Deutschland gehört neben Großbritannien und Spanien dabei zu den Ländern, in denen die zweite Generation deutlich weniger zufrieden ist als die erste. Weiterhin zeigen die Ergebnisse, dass auch mit zunehmender Aufenthaltsdauer die Lebenszufriedenheit der Migrant*innen nicht signifikant steigt. Eine vergleichende Studie von Siegert (2013) zur allgemeinen Lebenszufriedenheit von Migrant*innen und zum Einfluss von unterschiedlichen nationalen gesellschaftspolitischen Lebensbedingungen zeigt, dass insbesondere bei türkischstämmigen Personen die Lebensumstände seltener als bei Westdeutschen ihren Wünschen und Vorstellungen entsprechen. Auch Migrant*innen der ersten Generation aus den sonstigen ehemaligen Anwerbeländern sowie in der DDR geborene und nach der Wiedervereinigung nach Westdeutschland umgezogene Personen seien mit ihrem Leben weniger zufrieden als Westdeutsche. Ursächlich hierfür sei, dass den ehemaligen Ostdeutschen und den Migrant*innen ökonomische, kulturelle und soziale Ressourcen in einem geringeren Ausmaß als den Westdeutschen zur Verfügung stünden und sie daher weniger als diese dazu in der Lage seien, ihre Grundbedürfnisse nach physischem Wohlbefinden und sozialer Anerkennung zu befriedigen. Hinzu komme, dass sie stärkere Entfremdungssymptome als Westdeutsche zeigten, das heißt, ihr Verhältnis zur sozialen Umwelt spannungsvoller sei.

Siegert (2013) spricht vom Ausmaß der gesellschaftlichen Entfremdung der Migrant*innen in der Aufnahmegesellschaft. Als ein mögliches gesellschaftspolitisches Konzept zur Analyse von Faktoren, die zu einem Gefühl der Heimatlosigkeit beitragen können, sind vier von ursprünglich fünf Dimensionen der Entfremdung bedeutsam: *Machtlosigkeit, Sinnlosigkeit, Isolation* und *Selbstentfremdung.* Übertragen auf die Entfremdung der Migrant*innen von der Aufnahmegesellschaft lassen sich aus unserer Sicht die Dimensionen folgendermaßen anwenden:

Viele Eingewanderte und Schutzsuchende erleben nach der Ankunft in Deutschland über längere Zeit Machtlosigkeit, da sie mit aufenthaltsrechtlichen Hürden zu kämpfen haben. So erfahren sie und oft auch die folgende Generation, dass sie nur über einen eingeschränkten Handlungsspielraum verfügen und geringere Partizipationsmöglichkeiten im Vergleich zur Mehrheitsgesellschaft haben. Nach Stonequist (1937, zit. nach Siegert, 2013) können die stärksten Marginalitätserfahrungen bei Personen auftreten, die sich zwar vollkommen mit der dominanten kulturellen Ordnung identifizieren, gleichzeitig aber von der Mehrheitsgesellschaft abgelehnt und zurückgewiesen werden. Das bedeutet, dass die eigenen Anstrengungen keine Wirkung haben und keine Gestaltungsmöglichkeiten erlauben. Die Bringschuld für das Einleben in die deutsche Gesellschaft ist daher nicht einseitig bei den Migrant*innen zu sehen, sondern genauso als Aufgabe der Mehrheitsgesellschaft zu verstehen: »Entsprechend können insbesondere auch Migranten der zweiten Generation zu ›marginal men‹ werden, wenn sie trotz Enkulturation in der Aufnahmegesellschaft von dieser abgewiesen und ausgegrenzt werden. Dies verdeutlicht, dass das Verhältnis der Migranten zur kulturellen Ordnung der Aufnahmegesellschaft sowie die Entwicklung dieses Verhältnisses nicht allein als einseitiger kognitiver Aufnahme- und Verarbeitungsprozess zu verstehen ist, sondern in diesem Zusammenhang auch die Beziehung und deren Entwicklung zwischen Migranten und Mehrheitsgesellschaft eine Rolle spielen« (Siegert, 2013, S. 72).

Je größer die kulturelle Distanz zu Normen und Werten der Einwanderungsgesellschaft ist, desto weniger sind Migrierte noch lange nach ihrer Ankunft in Deutschland mit relevanten Codes, Symbolen, Normen und Werten vertraut. Sie können daher tendenziell seltener die gesellschaftlichen Abläufe und Zusammenhänge im gesellschaftlichen Leben und Alltag verstehen, was sich der Dimension von Sinnlosigkeit zuordnen lässt. Hinzuzufügen ist, dass dieses Phänomen einer »erlernten sozialen Grammatik« (Dröscher u. Fürstenberg, 2021) auch innerhalb unterschiedlicher sozialer Gesellschaftsschichten bei Menschen ohne Migrationsgeschichte besteht.

Die Dimension Isolation beschreibt einen Zustand, der im besonderen Maße zum Erleben von Einsamkeit und Heimatlosigkeit führen kann. Bei Eingewanderten und Schutzsuchenden sind oft Diskriminierungs- und Rassismuserfahrungen die Ursache für das Erleben von Isolation und Einsamkeit. Ein großer Teil der geringeren Lebenszufriedenheit der Migrant*innen, vor allem der zweiten Generation, sei auf das Ausmaß der wahrgenommenen Diskriminierung zurückzuführen, was vor allem auf Migrant*innen aus afrikanischen und asiatischen Ländern sowie der Türkei zutreffe. Ergänzend hierzu konnte Verkuyten (2008) zeigen, dass in den Niederlanden die wahrgenommene Diskriminierung bei türkischstämmigen Personen zu einer stärkeren Identifikation mit der eigenethnischen Gruppe führt, was sich dann wiederum positiv auf die allgemeine Lebenszufriedenheit auswirkt. Das dient auch als Hinweis für Gruppenidentität als Schutzfaktor bei Rassismuserfahrungen. Ein weiteres wichtiges Ergebnis der Studie weist auf den bedeutsamen Einfluss der Anerkennung durch die Mehrheitsgesellschaft auf das subjektive Wohlergehen der Migrant*innen hin. Wie Siegert (2013) ausführt, scheint es Migrant*innen nicht nur wichtig zu sein, im engen sozialen Nahumfeld anerkannt zu werden, sondern auch von der Mehrheitsgesellschaft. Einschränkend merkt Siegert (2013) an, dass die Anerkennung durch die Mehrheitsgesellschaft für Migrant*innen nur dann wichtig sei, wenn sie sich mit der Gesellschaft identifizieren können.

Ein eher überraschendes Ergebnis in der Studie von Siegert (2013) ist, dass sich Migrant*innen mit einem tertiären Bildungsabschluss heimatloser fühlten als Migrant*innen mit einem mittleren Abschluss. Zu erwarten wäre aber, dass jene mit einem tertiären Bildungsabschluss gerade aufgrund ihrer höheren Bildung eher in der Lage seien, sich mit der neuen Situation in der Mehrheitsgesellschaft zu arrangieren und sich an diese anzupassen. Ein vergleichbares Bild habe sich jedoch bereits hinsichtlich des Gefühls der Einsamkeit gezeigt. Dort berichteten Migrant*innen mit gehobener oder tertiärer Bildung ein stärkeres Gefühl der Einsamkeit als jene mit mittlerer Bildung. Unter bestimmten Umständen machen die besser gebildeten Migrant*innen die Erfahrung, bildhaft gesehen zwischen den Stühlen zu sitzen: Aufgrund ihres Bildungserfolgs haben sie sich zu einem gewissen Grad von ihren Herkunftsmilieus entfernt und damit entfremdet; gleichzeitig werden sie jedoch nicht als gleichwertig in den entsprechenden Milieus der Einwanderungsgesellschaft anerkannt. Manche müssen im Laufe ihres Berufslebens erkennen, dass sie trotz hoher Qualifikation nicht die gleichen Chancen wie nicht migrierte Kolleg*innen haben. Soziale Aufwärtsmobilität führt nicht zu mehr Anerkennung, gleichberechtigten Zugang zu Führungspositionen, Macht etc. Güngör (in Dröscher u. Fürstenberg, 2021, S. 9) beschreibt anschaulich das Gefühl der eigenen Unzulänglichkeit: »Ich bin überzeugt, dass andere grundsätzlich mehr wissen als ich. Sie haben eine Art Vorwissen, das ich mir nirgends beschaffen kann. Ihr Wissen ist von selbst in sie gedrungen, sie mussten es nicht erst lernen oder nachschlagen, es war schon immer da.«

Abschließend soll die Erfahrung von Selbstentfremdung thematisiert werden. Vorurteile und Klischees, denen Migrierte in der Mehrheitsgesellschaft ausgesetzt sind, führen im Sinne des »otherings«, des Ver-*andert*-Werdens, und im Rahmen von klischeehaften Zuschreibungen von unzutreffenden Eigenschaften zu einem chronischen Sich-in-Frage-Stellen und Entfremden von sich selbst. Umso wichtiger sind unter solchen Bedingungen die Communitys, die einen sicheren Raum, wie oben bereits beschrieben, unter diesen erschwerten Bedingungen ermöglichen.

Zusammenfassend zeigen die beschriebenen Ergebnisse, dass sich das Erleben von Heimatlosigkeit ähnlich wie bei Heimweh zusammensetzt aus persönlichen biografischen Erfahrungen und Einstellungen sowie aus rechtlichen, restriktiven und strukturell ungleichen gesellschaftspolitischen Existenzbedingungen im Einwanderungsland. Dazu gehören fehlende Partizipationsmöglichkeiten und Ungleichbehandlung, ungerechte Bildungschancen und einschränkende rechtliche Regelungen, vor allem im aufenthaltsrechtlichen Bereich. Diese Lebensbedingungen können, wie Studien zeigen, noch negative Auswirkungen auf das Befinden und die Lebenszufriedenheit der zweiten und dritten Generation haben. Das zeigte sich auch in unserer Befragung:

> *Interviewte mit russischen* Wurzeln, Ende 60: »Mir ist das Unbehagen mit Autoritäten geblieben. Möglicherweise, weil ich schon seit meiner Kindheit erlebt habe, wie es ist, wenn Autoritäten über existenzielle Lebensfragen meiner Mutter bezüglich ihres Aufenthalts Macht hatten.«

Für den Beratungs- und Behandlungsansatz, den wir im zweiten Teil dieses Buches beschreiben, bedeuten diese Ergebnisse und Analysen, dass beide Dimensionen – die individuelle wie auch die gesellschaftspolitische – in den Konzepten und Methoden berücksichtigt werden müssen, um der Thematik von massivem Heimweh und dem Erleben von Heimatlosigkeit gerecht zu werden.

9 Migration und Rassismus – Ursachen für Heimweh und Heimatlosigkeit

Erfahrungen einer Migration sowie das Erleben von Diskriminierung und Rassismus sind relevante Aspekte und Ursachen für das Entstehen von Heimweh und Heimatlosigkeit. Dabei ist Migration eine Herausforderung und wird oft als Einschnitt in der Lebensgeschichte mit einem Vorher und einem Nachher beschrieben. Für den Umgang mit den Herausforderungen und oft auch Belastungen einer Migration, insbesondere einer unfreiwilligen, sind unterschiedliche Bewältigungsformen und Haltungen erforderlich. Nicht alle Migrierten verfügen über hilfreiche Bewältigungsstrategien, und es stehen ihnen nicht immer unterschiedliche Wahlmöglichkeiten zur Verfügung.

9.1 Migration als Einschnitt in der Lebensgeschichte

»Heimat ist nicht dort, wo man geboren wurde,
sondern dort, wo alle Fluchtversuche enden«
(Naguib Mahfouz).[4]

Migration ist kein Phänomen der Moderne, sondern ein stabiles Charakteristikum der menschlichen Geschichte. Menschen sind von Beginn ihrer Geschichte an gewandert, und zwar auf der Suche nach Nahrung, auf der Flucht nach Naturkatastrophen, aufgrund von kriegerischen Auseinandersetzungen oder weil es ihnen in ihrer alten Wohnregion zu eng geworden war (Bade, 2000). In der modernen Migrationsforschung wird Migration »als räumliche Verlagerung des Lebensmittelpunktes von Individuen oder Kollektiven (Familien, Gruppen, Bevölkerungen) verstanden« (Oltmer, 2015, S. 10). Drei Formen von Migration werden unterschieden: »Migration als

4 https://twitter.com/ingebor7/status/1256498559593185287.

Wahrnehmung von Chancen andernorts«, »Migration als Reaktion auf Krisen«, »Zwangs- und Gewaltmigration« (Deportationen, Flucht und Vertreibung) (Oltmer, 2015, S. 10). Die moderne Migrationsgeschichte beginnt in Deutschland Mitte der 1950er Jahre mit den ersten Gastarbeiter*innen aus Italien. Diesen folgten in den 1960ern Migrant*innen aus Griechenland, Portugal, Spanien, Türkei, später dann auch aus Nordafrika und Ex-Jugoslawien. Aussiedler*innen und Flüchtlinge kamen insbesondere in den 1980er, 1990er und 2000er Jahren. Der Anteil der mittlerweile in Deutschland lebenden Migrant*innen übersteigt 20 Prozent: »Die Gesamtzahl der Menschen mit Migrationshintergrund[5] (einschließlich Deutsche mit ausländischen Wurzeln) betrug 2019 rund 21,2 Millionen. Auch hier ist Europa weiterhin die wichtigste Herkunftsregion. Die Bedeutung anderer Erdteile ist in den letzten fünf Jahren jedoch gestiegen. Mittlerweile haben 3,2 Millionen Menschen in Deutschland ihre Wurzeln im Nahen und Mittleren Osten. Rund 988.000 Menschen sind afrikanischer Herkunft« (Destatis, 2020).

Migrant*innen mit und ohne Fluchthintergrund werden oft als »Bedürftige und Menschen ohne Ressourcen« gesehen. Diese Betrachtungsweise von Migrant*innen als belastete und herausgeforderte Personen, deren Alltag von vielen Stressoren und widrigen Ereignissen begleitet sein kann, stand in den Anfängen der modernen Migration nach Deutschland nicht im Fokus des gesellschaftlichen und wissenschaftlichen Diskurses. Die damaligen »Gastarbeiter*innen« sollten ein paar Jahre in Deutschland arbeiten und dann in ihr Heimatland zurückkehren. Anpassungsleistungen waren nicht gefordert, es war ein vorübergehender Aufenthalt, die Rückkehr inbegriffen. Diese Absichten teilten auch die Einwanderer*innen, die

5 »Eine Person hat einen Migrationshintergrund, wenn sie selbst oder mindestens ein Elternteil nicht mit deutscher Staatsangehörigkeit geboren wurde. Im Einzelnen umfasst diese Definition eingewanderte und nicht eingewanderte Ausländerinnen und Ausländer, eingewanderte und nicht eingewanderte Eingebürgerte, (Spät-)Aussiedlerinnen und (Spät-)Aussiedler sowie die als Deutsche geborenen Nachkommen dieser Gruppen. Die Vertriebenen des Zweiten Weltkrieges haben (gemäß Bundesvertriebenengesetz) einen gesonderten Status; sie und ihre Nachkommen zählen daher nicht zur Bevölkerung mit Migrationshintergrund« (Destatis, o. D.).

nach Deutschland kamen. Sie planten einen ein- bis zweijährigen Aufenthalt, der ihnen eine finanzielle Verbesserung ermöglichen sollte, sodass sie ihre Lebensbedingungen im Heimatland verbessern, sich dort eine Existenz aufbauen konnten. Eine mittlerweile seit zehn Jahren verrentete Patientin erzählte in diesem Zusammenhang: »Ich bin 18-jährig gekommen, um hier schnell Geld zu verdienen und mit dem Ersparten in meiner Heimat Land zu kaufen, damit ich spätestens nach zwei Jahren zurückkehre, einen guten Mann kriege und wir mit seinem und meinem Land unsere Familie ernähren können. Das waren meine Pläne. Meine Cousine ist nach Australien ausgewandert. Sie wollte nicht zurück.« Wer also in europäische Länder migrierte, hatte die Rückkehr fest in seiner Agenda eingetragen.

Ende der 1960er Jahre realisierten sowohl die Migrant*innen als auch die deutsche Gesellschaft, dass die Menschen bleiben, ihre Familienangehörigen nach Deutschland holen und hier Unterstützungsbedarf haben würden (vgl. Ulrich, 1999). Körperliche, psychosomatische und psychische Erkrankungen von Migrierten wurden wahrgenommen und diskutiert. Die ersten Bezeichnungen von »migrantentypischen« Krankheitssymptomen waren unwissenschaftlich, diskriminierend und abwertend. So etwa das »Mama-mia-Syndrom«, das die Sehnsucht der italienischen Gastarbeiter*innen nach der Heimat ausdrücken und von Trauer, Niedergeschlagenheit sowie diversen unspezifischen psychosomatischen Symptomen charakterisiert werden sollte. Da ähnliche Symptome auch bei Gastarbeiter*innen aus anderen Herkunftsländern beobachtet wurden, weiteten sich die Bezeichnungen auf »Heimwehkrankheit«, »Nostalgiesyndrom«, »Entwurzelungssyndrom« oder »Ganz-Körper-Schmerz-Syndrom« aus (vgl. Leyer, 1991).

Dieses Verständnis von durch Migrant*innen präsentierte körperliche, psychosomatische und psychische Symptome gewichtete die Rückkehrwünsche und den Heimatverlust als besonders pathogenetisch, übersah jedoch den Beitrag der migrationsspezifischen Stressoren, denen die Gastarbeiter*innen ausgesetzt waren. Die Stressoren, die sich ergaben aus dem Akkulturationskonflikt, den erfahrenen Diskriminierungen sowie den Wohn- und Arbeitsbedingungen wurden außer Acht gelassen. Erst in den 1970er Jahren etablieren sich erste Unterstützersysteme für Migrant*innen, psychosoziale Beratungsstellen wurden gefordert und auch von diversen Trägern eingerichtet (z. B. psychologische Dienste für Ausländer der Caritas, Diakonie, Wohlfahrt). In den Sozialwissenschaften begann ab den 1980er Jahren sehr zaghaft die Diskussion darüber, wie Migration die schulische und berufliche Laufbahn, Arbeitslosigkeit, aber auch Gesundheit beeinflussen kann. Das frühere Desinteresse an dieser Beziehung entwickelte sich im Laufe der Jahrzehnte von einer undifferenzierten Überbesorgtheit und Veropferung der Ausländer*innen[6] zu einer differenzierten und angemessenen Betrachtung der Auswirkungen von Migration auf körperliche und seelische Gesundheit sowie Wohlbefinden (vgl. Knipper u. Bilgin, 2009). Die Diversität innerhalb der Migrant*innen wurde sichtbar, eine Differenzierung der Stressquellen, die bei Menschen mit Migrationshintergrund häufig vorkommen und die körperliche und psychische Gesundheit mit beeinflussen kann, gefordert. In einer früheren Arbeit forderte eine von uns drei Autorinnen eine Unterteilung der beobachteten Stressoren in folgende vier Gruppen (vgl. Gavranidou, 2006):

1. *migrationsspezifische Belastungen,* die hauptsächlich aufgrund der Migration entstanden sind, wie z. B. fehlendes Wissen über Organisation, Strukturen, Prozesse und rechtliche Aspekte des Einwanderungslandes, oder fehlende beziehungsweise ungenügende Sprachkenntnisse, Diskriminierungserfahrungen;
2. *migrationsunspezifische Belastungen,* die Migrant*innen dennoch häufiger betreffen können, wie schlechte Arbeits- und Lebensbedingungen (z. B. zu kleine Wohnungen bei zu vielen Personen, Arbeitsplatzverlust und Arbeitslosigkeit, da oft als ungelernte Arbeiter*innen tätig), häufige Scheidungen und erhöhte familiäre Konflikte aufgrund von schnellen Veränderungen in der familiären Struktur (z. B. Verlust der Machtstellung der Männer dadurch, dass Ehefrauen häufiger außerfamiliär erwerbstätig sind, über eigenes Geld verfügen und unabhängiger werden);

6 In der Literatur, Presse und Politik ist eine Wandlung der Begriffe beobachtbar, die benutzt werden, um Migrant*innen zu bezeichnen: »Gastarbeiter*innen«, »Ausländer*innen*«, »Migrant*innen«, »Menschen mit Migrationshintergrund«, »Eingewanderte«.

3. *kulturspezifische Stressoren,* die sich aufgrund der unterschiedlichen Werte, Normen, Erziehungseinstellungen, Alltagspraktiken (Essen, Einrichten, Freizeitgestaltung, Soziale Kontakte etc.) zwischen der Herkunfts- und Aufnahmegesellschaft ergeben;
4. *traumabedingte Belastungen,* da traumatische Erfahrungen außergewöhnlich häufig bei Migrant*innen mit und ohne Fluchthintergrund vorkommen (Gavranidou, 2006, S. 156).

Eine derart differenzierte Betrachtung der Stressoren sowie die Berücksichtigung der Diversität der Migrierten relativiert die Vulnerabilitätshypothese, die besagt, dass Migration per se stressvoll ist und Migrierte im Vergleich zu Nicht-Migrierten kränker sind. Tatsächlich zeigt sich in epidemiologischen Studien, die den Zusammenhang zwischen Migration und Gesundheit untersuchen, dass Migrierte bei gleicher sozialer Lage sogar über eine bessere Gesundheit verfügen, was die Healthy-Migrant-Hypothese untermauert (vgl. Razum, 2009). Die Healthy-Migrant-Hypothese geht davon aus, dass Migrierte mit und ohne Fluchthintergrund in der überwiegenden Mehrheit gesund sind beziehungsweise sich eher die Gesunden das Wagnis der Migration und Flucht zutrauen und in Angriff nehmen.

Obwohl die Datenlage zur Beziehung zwischen Migration und Gesundheit noch nicht zufriedenstellend ist, gibt es einige epidemiologische Studien, die darauf hinweisen, dass Migrierte nicht körperlich kränker sind als Nicht-Migrierte. Gleichzeitig gibt es jedoch auch genügend Hinweise, dass im Bereich der psychischen Gesundheit eine erhöhte Vulnerabilität bei den Migrierten vorliegt (RKI, 2015). Untersuchungen zur Inanspruchnahme der Gesundheitsversorgungsangebote zeigen auch, dass Migrierte präventive und psychotherapeutische Angebote weniger häufig in Anspruch nehmen (RKI, 2015). Für die geringere Inanspruchnahme von Psychotherapie durch Migrierte wird eine Reihe von Erklärungen herangezogen. Darunter z. B., dass diese »schwierige« Patient*innen[7] seien, die keinen

7 Eine ähnliche Haltung gegenüber der Psychotherapiefähigkeit von Menschen aus bildungsfernen Milieus herrschte in den 1970er Jahren unter den Psychotherapeut*innen.

oder nur einen eingeschränkten Zugang zu psychotherapeutischen Interventionen hätten. Insbesondere wird die vermutete fehlende Bereitschaft, sich im neuen Land anzupassen, zu integrieren oder gar zu »assimilieren«, als mitursächlich für eine geringe Inanspruchnahme psychotherapeutischer Angebote durch Menschen mit Migrationshintergrund angenommen. Diskutiert werden aber auch strukturelle Faktoren, etwa dass die Gesundheitssysteme und deren Institutionen nicht »interkulturell geöffnet« seien beziehungsweise nur die Mehrheitsgesellschaft im Blick hätten. Auch wird oft postuliert, dass die psychotherapeutischen Interventionen, wenn sie denn in Anspruch genommen werden, bei Migrant*innen weniger effektiv seien. Die vermutete geringe Effektivität wird der mangelnden kulturellen Sensitivität der Interventionsmethoden, der fehlenden interkulturellen Kompetenz der Behandler*innen, dem Fehlen von Behandler*innen mit Sprachkompetenzen (z. B. Arabisch, Türkisch, Farsi etc.) vorgeworfen.

Empirische Nachweise für diese Annahmen fehlen jedoch, denn die Forschung hierzu steckt noch in den Kinderschuhen (vgl. Dyck et al., 2019). Das hat damit zu tun, dass Migrant*innen eine »diverse« Gruppe sind. Migrant*innen können anhand verschiedener Parameter, die in ihrer Auswirkung auf den Akkulturationsprozess maßgeblich sind, beschrieben werden (Düvell, 2006):

- Zeit beziehungsweise Dauer der Migration (für ein Jahr oder für immer);
- Distanz (innerhalb Europas oder nach Übersee);
- individuell oder in Gruppen (allein oder mit der Familie beziehungsweise dem ganzen Dorf);
- Bildung und berufliche Qualifikation (ungelernter Gastarbeiter oder Arzt beziehungsweise Ingenieur);
- rechtliche Aspekte (legal oder illegal);
- Freiwilligkeit (freie Entscheidung, Versendung durch die Familie oder Vertreibung);
- Zweck und Motiv (Studium, Verbesserung der Lebenschancen andernorts, Versorgung der Familie zu Hause, Lifestyle-Motive).

Diese Parameter sowie die Merkmale Alter, Geschlecht, Ethnizität, Religiosität etc. können zu Problemen in Epidemiologie und Forschung führen (vgl. Butler et al., 2007; Schenk u. Neuhauser, 2005) und insbesondere die mit kleinen Stichproben arbeitende Effektivitäts- und Wirksamkeitsforschung herausfordern. Außerdem bereitet die Erfassung der Psychopathologie Probleme, z. B. welche Testdiagnostik bei welchen Proband*innen mit welcher Migrationsgeschichte und welche Referenzgruppe (Normen) herangezogen werden soll (vgl. Gavranidou u. Kahraman, 2009). Das Gleiche gilt auch für die Messung der Effektivität der psychotherapeutischen Arbeit.

Epidemiologische Studien zu psychischen Erkrankungen bei Migrierten und deren Inanspruchnahmeverhalten bezüglich psychosozialer und psychotherapeutischer Angebote liefern wichtige Informationen sowohl für Gesundheitspolitiker*innen als auch für Praktiker*innen. Von großer Bedeutung sind sie für die interkulturelle Öffnung der Versorgungssysteme, für strukturelle Veränderungen in der Versorgung. Für die individuelle Arbeit sind psychologische Modelle hilfreich, die auf die Verarbeitung der Migration und den damit verknüpften Herausforderungen und Belastungen fokussieren.

9.2 Psychologische Modelle zur Verarbeitung des Migrationsprozesses

Beispielhaft stellen wir hier zwei Modelle vor, die in den therapeutischen Prozess integriert werden können, um das Verständnis für die individuelle Verarbeitung der Migrationserlebnisse zu vertiefen und deren Integration in der Gesamtbiografie zu ermöglichen: das Phasenmodell nach Sluzki (2010) sowie das Akkulturationsmodell von Berry (1990).

9.2.1 Phasenmodelle

Phasenmodelle betrachten Migration als einen Anpassungsprozess, der durch unterschiedlich stressvolle Phasen charakterisiert ist. Ein solches Modell wurde schon in den 1970er Jahren für griechische Gastarbeiter*innen formuliert. Haring und Xenakis (1977) identifizierten drei Phasen: Erwartungsphase, Irritationsphase und Dekompensationsphase. Das von Sluzki (2010) ebenfalls Ende der

1970er Jahre vorgestellte Phasenmodell der Migration hingegen ist elaborierter und konzipiert Migration als einen langwierigen Prozess mit fünf Phasen, jede mit ihren besonderen Herausforderungen und Chancen. Die Individuen sind gefordert, müssen sich mit phasenspezifischen Aufgaben und Veränderungen (emotionale, kognitive, erlebnis- und verhaltensspezifische) auseinandersetzen und diese bewältigen.

Sluzki (2010) sieht den Beginn des Anpassungsprozesses bereits in der *Vorbereitungsphase.* In dieser wird zunächst der Frage nachgegangen, ob und wohin migriert wird. Das Individuum beziehungsweise der Familienverband informiert sich über Auswanderungsmöglichkeiten, Länder, Chancen und Risiken für die Erreichung eigener oder kollektiver Ziele. Erst nachdem ausreichend Informationen eingeholt wurden, die die (individuelle oder kollektive) Entscheidung zur Auswanderung unterstützen, wird diese gefällt. Die vorherrschenden Emotionen sind, wie häufig beim Aufbruch zu »neuen Ufern«, starkes Interesse, aber auch mäßig bis starke Ängste (Machleidt, 2010). Migrierte mit Fluchthintergrund haben in der Regel wenig Zeit, sich auf die Flucht vorzubereiten, meistens verläuft diese Phase sehr kurz, die Entscheidung wird ihnen aufgezwungen (von den Umständen und nicht selten von der eigenen Familie). Der Aufbruch ist übereilt, es liegen wenige und oft falsche Informationen über Fluchtweg, Zielland oder Dauer der Reise vor.

Die zweite Phase des Migrationsprozesses stellt der eigentliche *Migrationsakt* dar, die Reise in das ausgewählte Land. Dieser variiert in Dauer, Gefährlichkeit, Bequemlichkeit; es kann ein kurzer Flug nach Deutschland sein oder ein sehr langer, mehr oder weniger gefährlicher, bei Schutzsuchenden oft traumatisierender Weg sein. Typische Emotionen während der Reise können Unsicherheit und schwache (bei Flucht auch starke) Ängste sein, aber auch Zielgerichtetheit und Entschlossenheit, das »gelobte Land« zu erreichen. Hier wird erstmals die Trennung bewusst und Trennungsschmerz spürbar. Bei längerer Reisedauer und Häufung von Extrembelastungen können bei Schutzsuchenden auch Gefühle von Resignation, Wut, aber auch Gefühlstaubheit aufkommen.

Dem Migrationsakt folgt die *Überkompensationsphase,* die mit der Ankunft im Zielland beginnt. Es ist die »Honeymoon-Phase«: Das Ziel ist erreicht, das Individuum belohnt sich mit Freude, Begeisterung, Optimismus, weigert sich, erste sichtbare Enttäuschungen zuzulassen. Ankommen und Normalität werden angestrebt, Aufnehmen von Arbeit, Alltag etablieren sind die nächsten Schritte. Widrigkeiten, Hindernisse, Unstimmigkeiten werden übersehen, bagatellisiert, schöngeredet. Das Individuum ist darauf bedacht, seine Migrationsentscheidung zu festigen, Störfaktoren werden ausgeblendet. Der Zustand ist mit der Rosabrille der Verliebten vergleichbar; es herrschen Erleichterung, Freude, Interesse, Neugierde und Hunger nach Neuem vor. Gelegentlich wird die Trauer über die Trennung von der Familie und die erlittenen (Beziehungs-)Verluste spürbar, die Zurückweisungen, Missverständnisse und Kränkungen in der neuen Umgebung werden verdrängt. Migrationsspezifische Belastungen (siehe oben) werden in dieser Phase verdrängt, oder das Individuum begegnet ihnen mit Zuversicht und Optimismus.

Die *Phase der Dekompensation* kann als »das böse Erwachen« beschrieben werden. Widersprüche und Schwierigkeiten können weder »schöngeredet« noch verleugnet oder vermieden werden. Selbstwirksamkeitserfahrungen bleiben aus, Abwertungen und Diskriminierungen, Orientierungslosigkeit und Fehlschläge häufen sich, sie dauern zu lange, schmerzen zu sehr. Es ist die Zeit der Zweifel und des Leids, die Entscheidung zu migrieren darf nun infrage gestellt werden. Positive Emotionen sind rar, negative Emotionen wie Ängste vor dem Fremden und Ohnmachtsgefühle sowie Trauer um verloren gegangene Bezugspersonen, Möglichkeiten und Chancen herrschen vor. Psychische Dekompensationen und Störungen sind manifest. Depressionen, psychosomatische Erkrankungen, Schmerzstörungen kommen gehäuft vor. Wenn das Ergebnis der Migration negativ ausfällt, als soziale Niederlage und Misserfolg eingeschätzt wird, dann ist die Anfälligkeit für psychische Störungen und Probleme erhöht (Cantor-Graae u. Selten, 2005).

Die *Integrationsphase* bildet den Abschluss des Migrationsprozesses. Voraussetzung für das Erreichen dieser Phase ist die Akzeptanz der Migration als Teil der Biografie und der Identität. Dadurch kann eine Neubewertung des Erreichten gelingen, neue soziale und persönliche Kompetenzen dürfen angeeignet sowie Werte und Normen nach einem Abwägungsprozess übernommen werden, sodass die Bewältigung des Alltags im neuen Land möglich und Wohlbefinden in der neuen Umgebung erfahrbar werden. Als Ergebnis sind bei solchen Individuen bi- und multikulturelle Identitäten sowie ein erhöhtes Selbstwertgefühl und Gefühle der Selbstwirksamkeit und Ermächtigung zu beobachten. Die erste Migrationsgeneration muss nicht zwangsläufig den Migrationsprozess mit der Integrationsphase abschließen. Sluzki (2010) nimmt an, dass die notwendigen Anpassungsleistungen erst durch die zweite und dritte Migrant*innengeneration bearbeitet und abgeschlossen werden können.

9.2.2 Akkulturation als Aushandlungsprozess

Berry und Sam (2016, S. 11) definieren Akkulturation als den Veränderungsprozess, der in Gang gesetzt wird, wenn zwei Gruppen und/oder Individuen mit unterschiedlichem kulturellem Hintergrund sich begegnen. Akkulturation betrifft jedoch nicht nur die Eingewanderten, sondern auch die Inländer*innen. Auch sie werden gefordert, verändern sich. In Deutschland z. B. avancierten Pasta, Pizza und Eis schon in den 1970er Jahren zum Lieblingsessen, eine Anpassung an die Essgewohnheiten der italienischen Gastarbeiter*innen. Der Akkulturationsdruck gestaltet sich jedoch krisenhaft bei den eingewanderten Migrant*innen, die interkulturelle Begegnung löst bei ihnen eine Akkulturationskrise, die sie (meist unbewusst) zu bewältigen versuchen. Sie setzen unterschiedliche Strategien ein, wenn sie gefordert werden, darüber zu entscheiden, ob und inwieweit sie wichtige kulturelle Bestandteile der Herkunftsgesellschaft aufgeben oder beibehalten (kulturelle Pflege) beziehungsweise ob und inwieweit sie wichtige kulturelle Aspekte der Mehrheitsgesellschaft aufnehmen und umsetzen sollen (Kontakt und Partizipation). Das können Verhaltensmodifikationen sein wie z. B. Kleidung, Musik, Essen und Freizeitverhalten, aber auch strukturelle Veränderungen der Identität und Persönlichkeit wie Haltungen, Normen und Bewertungen (z. B. Gleichstellung, Rechte von Kindern und Jugendlichen, Gender etc.). Letztere sind mit Ängsten und Depressionen assoziiert (Berry, Phinney, Sam, u. Vedder, 2006). Berry (1990) beschreibt vier Lösungswege:

1. *Assimilation oder Angleichung* bezeichnet die Entscheidung für die Übernahme der im Einwanderungsland vorgefundenen kul-

turellen Aspekte. Die Folge ist eine Überanpassung, eine einseitige Orientierung an der Aufnahmegesellschaft. Man wird z. B. »deutscher als die Deutschen«.

2. *Integration oder Zusammenführung* liegt vor, wenn die Anpassung an die neue Umgebung und ihre Kultur nach rationaler Abwägung stattfindet, ohne jedoch wichtige Teile des kulturellen Erbes des Ursprungslandes aufzugeben. Es wird »vernünftig« abgewogen, was im jeweiligen Land die optimalen und lebensförderlichen Strategien sind, und diese werden übernommen, oft auch erweitert. Haltungen, Alltagsroutinen und -rituale der Aufnahmegesellschaft, die weniger überlebenswichtig sind, werden abgelehnt beziehungsweise die Mitgebrachten werden beibehalten (z. B. kann ich die Kleidung ändern, damit ich nicht friere, die Musik meines Landes jedoch weiterhin hören).
3. *Segregation oder Absonderung:* Migrant*innen, die sich für diese Lösung entscheiden, sind unterangepasste oder einseitig an die Herkunftsgesellschaft orientierte Migrant*innen. Sie versuchen alles wie in der Heimat zu machen. Das kann dann dazu führen, dass sie wichtige Ressourcen oder Vorteile nicht sehen, wodurch ihr Leben eventuell sehr anstrengend wird.
4. *Marginalisation oder am Rande der Gesellschaft leben:* Dies beschreibt Migratin*innen, die sich weder mit den kulturellen Werten, Praktiken und Vorgaben des Herkunfts- noch des Einwanderungslandes identifizieren können.

Berry geht von einem Zusammenhang zwischen Copingstrategien und psychischen Störungen aus, wobei die integrative Strategie als die potenziell gesundheitsförderliche angenommen wird. Es gibt Hinweise, dass psychische Störungen seltener bei Individuen mit integrativer Strategie vorkommen (vgl. Behrens, del Pozo, Großhenning, Sieberer u. Graef-Calliess, 2015; Nguyen et al., 2017). Allerdings zeigt sich auch, dass diese Zusammenhänge komplexer sind, unter anderem auch, weil die Operationalisierung von Akkulturation und deren Messung uneinheitlich ist (Koneru, De Mamani, Flynn u. Betancourt, 2007).

Für die psychotherapeutische Arbeit sind beide Modelle relevant. Die psychische Verarbeitung der Migration stellt einen lebenslangen Anpassungsprozess dar. Er betrifft die Vergangenheit, Gegenwart und auch Zukunft der Klient*innen.[8] Die von ihnen gewählten Akkulturationsstrategien verändern sich mit der Zeit und den gestellten Aufgaben durch die Aufnahme-, aber auch Herkunftsgesellschaft (Loubier, Sano, Spannagel, Uzun u. Weiß, 2020). Das Vorliegen eines Rückkehrwunsches und Remigrationspläne spielen hierfür vermutlich eine wichtige Rolle.

9.3 Remigration – ein wiederkehrendes Thema

Der Wunsch nach Rückkehr, wie er sehr häufig bei den »Gastarbeitern« der 1960er und 1970er Jahre vorhanden war, ja sogar eines der Hauptmerkmale ihrer Migration war – und politisch auch so gewollt –, kann den Anpassungsprozess wesentlich mitbedingen. »Grundsätzlich wird der Begriff der Rückkehrmigration verwendet, wenn Personen in ihr Herkunftsland zurückkehren, nachdem sie eine signifikante Zeit nicht im Land verbracht haben. Bei der Definition der Zeitspanne im Einwanderungsland sollte zwischen dauerhafter (gemäß der Definition der Vereinten Nationen ab einem Jahr Aufenthalt) und temporärer Migration (unter einem Jahr Aufenthalt) unterschieden werden. Bei Rückkehrern wird prinzipiell unterschieden zwischen freiwilliger und erzwungener Rückkehr, wobei diese beiden Kategorien nicht immer trennscharf sind. Eine freiwillige Rückkehr kann auf Initiative der Migrant*innen und mit Hilfe des jeweiligen Staates oder unterstützender Organisationen erfolgen. In der Kategorie der erzwungenen Rückkehr (›forced migration‹) werden Begriffe wie ›Rückführung‹, ›Abschiebung‹, ›Ausweisung‹ oder ›Deportation‹ verwendet« (Currle, 2006, S. 7). Currle weist darüber hinaus darauf hin, dass der Zeitpunkt, Motive, Zweck, Freiwilligkeit der Rückkehr besondere Beachtung bei der Forschung von Remigration verdienen.

8 Orientiert am Phasenmodell wurde ein Leitfaden für Fragen zur systematischeren Analyse migrationsspezifischer Probleme bei Klient*innen entwickelt (vgl. Abdallah-Steinkopff, 2018).

Denkst du an eine Rückkehr in dein Heimatland?

> *Interviewte mit äthiopischen Wurzeln, 50 Jahre:* »Ich beschäftige mich mit der Frage, wo ich mein Alter in Bezug auf ein kulturelles, soziales und finanzielles Umfeld verbringen möchte.«

> *Interviewter mit italienischen Wurzeln, 40 Jahre:* »Diese Gedanken gibt es. Ich merke es vor allem immer dann, wenn ich in Italien bin, wie sehr mir Orte und Menschen sowie die Art der Interaktion und Lebensform in Italien in Deutschland fehlen. Wenn ich dann länger in München bin, scheine ich mir die Sehnsucht nach diesem Lebensgefühl abtrainiert zu haben. Ich habe mich arrangiert, was in meiner gegenwärtigen Situation angemessen ist. Allerdings ist dieses Lebensgefühl nicht ersetzbar. Meine Frau und ich haben schon darüber gesprochen, wenn die Mädchen 18 sind, vielleicht nach Italien zu gehen.«

9.4 Soziale Ausgrenzung – Rassismus und Diskriminierung

Rassismus- und Diskriminierungserfahrung sind erwiesenermaßen gesundheitsschädigende Risikofaktoren, die von vielen Patient*innen of Color erlebt werden. Der Begriff »Rassismus« ist bis heute in Deutschland weitgehend tabuisiert, auch in der Psychologie und Psychotherapie. Rassismus wird in Deutschland weiterhin vor allem mit dem Nationalsozialismus in Verbindung gebracht oder weit weg, z. B. in den USA, verortet. Dies ließ sich während der Entstehung dieses Buches beobachten an der medialen Darstellung und Diskussion zweier Verbrechen:

Am 19.02.2020 erschoss ein rechtsradikaler Mann neun Menschen, die ihrem Aufenthaltsort und dem Aussehen »nicht deutsch« für ihn waren. Zunächst war dem Täter ein »fremdenfeindliches Motiv« unterstellt worden, das seit den 1980er und 1990er Jahren im allgemeinen Sprachgebrauch die Bezeichnung »ausländerfeindlich« abgelöst hat. Die Angehörigen und der Bürgermeister von Hanau stellten jedoch klar, dass nicht Fremde erschossen wurden, sondern Hanauer, die überwiegend dort geboren und aufgewachsen waren. Der Anschlag in Hanau wurde durch die beachtliche Aufklärungsarbeit der Überlebenden und Hinterbliebenen rasch als eindeutig rassistisch identifiziert. Durch ihren Zusammenschluss gelang es ihnen, dass zum ersten Jahrestag fast alle Medien von dem Anschlag als rassistische Tat berichteten. Aber es wurde auch ersichtlich, dass die Angehörigen bis heute auf die Aufklärung des Vor- und Nachtatgeschehens warten und viele Missstände über sich ergehen lassen, selbst ermitteln beziehungsweise zur Anzeige bringen mussten, sodass sie Zweifel daran äußern, ob sie als *weiße* Deutsche ebenso behandelt worden wären. Dass diese Zweifel nicht unbegründet sind, ist unter anderem an den Ermittlungen nach den NSU-Morden offensichtlich geworden (Şimşek, 2013). Die zweite Tat erfolgte etwa drei Monate später, als wir durch das Video mehrerer Augenzeugen mitverfolgen konnten, wie der wehrlose Afroamerikaner George Floyd, ebenfalls in seiner Heimatstadt (Minneapolis, Minnesota), festgenommen und mit dem Knie eines Polizisten im Nacken zu Boden gedrückt wurde, bis er erstickte. Dass diese Tat aus rassistischen Gründen geschah, schien in der deutschen Öffentlichkeit offensichtlich, sodass die Proteste der Black-Lives-Matter-Bewegung bundesweit beachtliche Unterstützung fanden. Und das obwohl – oder gerade weil – sich dieses Verbrechen Tausende von Kilometern entfernt ereignete und damit das Selbstbild, nämlich dass der Rassismus in Deutschland weniger alltäglich und schrecklich sei, nicht gefährdete.

Wenn wir über Rassismus diskutieren, gehen wir in Deutschland immer noch davon aus, dass Rassismus in Deutschland in der Vergangenheit weit hinter uns oder vereinzelt am rechtsextremistischen Rand der Gesellschaft liegt. Dabei gibt es zahllose Belege dafür, dass Rassismus in Deutschland ein (all-)gegenwärtiges Problem ist. Rassismus in Deutschland ist also kein altes, aber auch kein neues Phänomen, sondern spitzte sich im deutschen Kolonialismus und in der Nazi-Diktatur zu – mit den bekannten vernichtenden Folgen. Bislang wurde er größtenteils mehr oder minder erfolgreich verschleiert, ohne breite Auseinandersetzung in der Bevölkerung. Wenn wir die Kontinuität von Rassismen nicht anerkennen, können wir jedoch gegenwärtige Probleme kaum verstehen, geschweige denn rassistisch diskriminierte Menschen hilfreich begleiten.

Immer wieder berichten uns Klient*innen, dass ihre Rassismuserfahrungen von den behandelnden Therapeut*innen nicht ernst genommen werden, dass sie verharmlost, relativiert oder einfach überhört werden. Teilweise berichten sie auch, dass sie nach einem kurzen Kennenlernen beschließen, ihre Rassismuserfahrungen erst gar nicht zu berichten, aus Sorge, nicht ernst genommen zu werden beziehungsweise aus Sorge, Therapeut*innen aus der Mehrheits- beziehungsweise Dominanzkultur könnten sich gekränkt fühlen, und damit sei die Beziehung gefährdet, wie es im Bekannten- und Freundeskreis häufiger geschehe. Das bedeutet, dass Klient*innen of Color einen wesentlichen Teil ihrer Lebensrealität und ihrer Gefühle ausblenden müssen, um uns Therapeut*innen zu schonen, was die Tragfähigkeit der therapeutischen Arbeitsbeziehung und damit den Behandlungserfolg mindert. Zwar handelt es sich bei den Schilderungen oben um tödliche Folgen von Rassismus, und sie mögen erst einmal extrem erscheinen. Doch Alltagsrassismen und rassistische Übergriffe und Morde sind ein Kontinuum und bedingen sich gegenseitig wie Sprechen und Handeln.

Wenn wir nicht anerkennen, dass die geistigen Bedingungen auch in extremen rassistischen Gewalttaten in der Mitte unserer Gesellschaft, also in unserem alltäglichen (Nicht-)Verhalten wurzeln, tun wir uns schwer, die dauerhafte psychische Belastung rassifizierter, also rassistisch markierter und diskriminierter Menschen zu erkennen, die jederzeit damit rechnen müssen, beleidigt, ausgegrenzt oder physisch angegriffen zu werden. Stattdessen werden die Ursachen für Rassismuserfahrungen nicht selten den Betroffenen zugeschrieben: Würden sie sich besser anpassen, besser Deutsch lernen, kein Kopftuch oder teure Handys zur Schau tragen, überhaupt weniger auffallen oder weniger auf ihrer Opferrolle beharren beziehungsweise »Identitätspolitik machen«, gäbe es keine gesellschaftliche Spaltung und kein Problem. Das ist ungefähr so richtig, wie zu behaupten, es gäbe keine Gewalt gegenüber Mädchen und Frauen, wenn sie sich noch konsequenter patriarchalen Strukturen unterwerfen, anständiger kleiden, Parks und berufliche Führungspositionen meiden, zumindest auf gleiche Gehälter verzichten und weniger über Sexismus klagen würden. Tatsache ist aber, dass größtmögliche Anpassung weder vor Sexismus oder Rassismus noch anderen Diskriminierungsformen schützt, sondern diese unwillkürlich untermauert.

Als Psychotherapeut*innen arbeiten wir nicht in einem »gesellschaftlichen Vakuum«, wie Birgit Rommelspacher (2009) es auf den Punkt brachte, sondern gesellschaftliche Verhältnisse wirken direkt und stetig in unsere Therapieräume und -beziehungen hinein. Mit wem wir wie oft, wie lange und wie (gern) arbeiten, wer einen Zugang zu den begehrten Psychotherapieplätzen bekommt, wem wir eine Veränderung zutrauen, aber auch, welche Anliegen wir als therapierelevant einschätzen, sind nur einige der Faktoren, die wir meist unbewusst auf der Grundlage kollektiver rassistisch, sexistisch und klassistisch geprägter Wissensbestände entscheiden.

Dennoch werden im Studium und in der Aus- und Weiterbildung beziehungsweise dem psychotherapeutischen im Gegensatz zum sozialpädagogischen Selbstverständnis gesellschaftliche und politische Zusammenhänge oftmals weitgehend ausgeblendet, da sie nicht individuell veränderbar sind, und es wird noch viel zu oft auf der »Privatheit« von psychischen Belastungen beharrt. Damit wird unseres Erachtens die Möglichkeit vertan, allen Menschen eine faire Chance auf angemessene Behandlung zu geben. Dann können wir in erster Linie nur Menschen behandeln, deren Belastungen nicht in strukturellen Missständen wurzeln, damit wir uns nicht ohnmächtig fühlen. Darum halten wir Autorinnen die Auseinandersetzung gerade mit gesellschaftlichen »Reizthemen« und unseren eigenen neuralgischen Punkten für unerlässlich, können wir doch nur an unseren persönlichen und sozialen Grenzen wachsen. Für die Arbeit mit rassistisch markierten und diskriminierten Menschen – seien sie erst kürzlich zugezogen oder in Deutschland seit Generationen ansässig – bedeutet das, dass wir uns mit unseren unbewussten rassistischen Wissensbeständen auseinandersetzen müssen, um in der Beratung und Therapie automatisierte rassistische Praktiken nicht zu reproduzieren und Klient*innen nicht zu retraumatisieren.

Denn da wir alle, unabhängig von unserer eigenen Hautfarbe, Herkunft, Selbst- und Weltanschauung rassistisch sozialisiert sind, ist es nicht möglich, »nicht rassistisch« zu sein, wie viele Kolleg*innen aufgrund ihrer langjährigen professionellen Bildung und Selbsterfahrung meinen. Denn sogar Menschen, die selbst von rassistischen oder anderen Diskriminierungsformen negativ betroffen sind, haben rassistisches Wissen internalisiert, werten sich und/oder andere entsprechend ab und machen sogar in der AfD politische Karrieren. Eigene Ausgrenzungserfahrungen, die ein Großteil der Menschen hat, können uns dafür sensibilisieren, Normdenken und Selbstverständlichkeiten zu hinterfragen, sie sind jedoch kein Garant für einen bewussteren Umgang per se. Wir Autor*innen setzen uns seit vielen Jahren mit unserem rassistischen Vorwissen und Vorurteilen kontinuierlich und kollegial auseinander und sind nur deshalb in der Lage, macht- und kultursensibel zu arbeiten.

9.4.1 Was ist Rassismus und wo beginnt er?

Rassismus ist banal (Terkessidis, 2004) und komplex (Rommelspacher, 2009) zugleich, und es lohnt sich sehr, das Wissen darüber an anderer Stelle zu vertiefen. Gerade in den letzten Jahren ist ein beachtlicher deutschsprachiger Fundus entstanden, der zeigt, wie groß die Missstände, aber auch das Interesse an Aufarbeitung und Gleichstellung sind (Amjahid, 2017; 2021; Arndt, 2021; Ogette, 2017; 2022; Hasters, 2019; El-Mafaalani, 2021; Terkessidis, 2019). Wir möchten uns hier auf einige relevante Aspekte von Rassismus beschränken.

Der koloniale Rassismus wird häufig als Blaupause des modernen Rassismus bezeichnet. Allen Rassismusformen ist gemein, dass biologische Merkmale, allen voran die Hautfarbe, benutzt werden, um sie mit Merkmalen wie Intelligenz und Charakter etc. zu verknüpfen und Menschen in eine scheinbar natürlich gegebene hierarchische Ordnung zu pressen. Dieses krude Konzept ist allerdings nur durchzusetzen, wenn die definierende Kultur über mehr Ressourcen und Macht verfügt (Dominanzkultur). Rassismus dient in seinen Ursprüngen immer dazu, ungerechte Machtverhältnisse zu legitimieren. Diese Legitimierung war während des Kolonialismus notwendig geworden, da im Zeitalter der Aufklärung moralisch begründet werden musste, weshalb die einen Menschen zunehmend Bürger- und Freiheitsrechte genossen, während die anderen brutal versklavt und bei Widerstand systematisch ermordet wurden. Aus psychologischer Sicht dient(e) Rassismus also dazu, die kollektive kognitive Dissonanz zu reduzieren, und es wurde nicht gescheut, dazu alle vorhandenen Machtmittel zu missbrauchen.

Zwar gilt es heutzutage als unbestritten, dass es keine genetisch unterscheidbaren menschlichen Rassen gibt, dennoch halten sich rassistische Theorien allem besseren Wissen zum Trotz. Hinzu kommt, dass moderner Rassismus längst losgelöst von genetisch konstruierten Menschenrassen existiert (*Rassismus ohne Rassen;* Hall, 1989; Balibar u. Wallerstein, 1990). Rassismus ist auch wirksam auf der Grundlage religiöser (Antisemitismus, antimuslimischer Rassismus) beziehungsweise kultureller Differenz (kultureller Rassismus, Kulturalismus, Kulturrassismus). Rassismus hat die Funktion, beliebige, am besten offensichtliche menschliche Merkmale einer als anders oder fremd konstruierten Gruppe herauszugreifen und als überholt, unzureichend, kriminell, vor allem aber stets als minderwertig herabzusetzen. Dabei ist wichtig, sich zu vergegenwärtigen, dass es sich nicht schlicht um individuelle Vorurteile handelt, sondern dass uns rassistische Stereotype in unserer Sozialisation in die Wiege, in den Mund und in unsere Wissensbestände gelegt werden, sodass wir sie zunächst unbekümmert als gegeben akzeptieren und reproduzieren.

Deshalb stellt die Beschäftigung mit Rassismus für viele Menschen zunächst große Verunsicherung und ein moralisches Dilemma dar, denn mit zunehmender Bewusstheit werden bisher als normal und selbstverständlich erachtete Dinge angezweifelt. Tupoka Ogette (2017) nennt den Zustand, bevor sich jemand mit Rassismus beschäftigt, »Happyland«. In diesem Zustand ist Rassismus etwas moralisch Schlechtes, das nur Rassisten, also Menschen mit böser Absicht tun. Da in Deutschland die brutalen Folgen des antisemitischen Rassismus im kollektiven Gedächtnis präsent sind, möchte niemand damit in Verbindung gebracht werden (Rommelspacher, 2009). Statt Rassismus als gesellschaftliches Problem anzugehen, wird er also hartnäckig kollektiv vermieden und nur bei erschütternden Ereignissen zeitweise reflektiert, stets unter der Prämisse, dass es sich um eine »Ausnahme« handle. Dabei handelt es sich sowohl bei interpersonellem wie strukturellem Rassismus um ein allgegenwärtiges Phänomen, denn es gibt keine rassismusfreien Orte, Beziehungen oder Strukturen, wie Dileta Sequeira (2015) in ihrer umfangreichen Analyse belegt.

Tatsächlich beobachten von Rassismus betroffene Menschen häufig, dass sich Menschen aus der Mehrheits- beziehungsweise Dominanzkultur kategorisch gegen Rassismusvorwürfe wehren, statt sich mit Auslöser oder Ursache selbst zu beschäftigen. Diskussionen über größtenteils unbewusst stattfindende rassistische Praktiken werden meist instinktiv abgewehrt und verharmlost (»derailing« = entgleisen) oder anderen zugeschrieben, die – geografisch und/oder ideologisch – möglichst weit weg von der eigenen Person und Identität verortet sind. Diese Tendenz beobachten wir unter anderem auch in unseren Supervisionen und Seminaren zur kultursensiblen Psychotherapie: Wir werden eingeladen als Expert*innen, die über die vermeintlich kulturellen Besonderheiten von Klient*innen informieren und rezeptartiges Wissen für möglichst viele Kulturen anbieten sollen, um Therapeut*innen ein Gefühl von Sicherheit und Eindeutigkeit zu vermitteln. Problematisch daran ist, dass auf diese Weise Stereotype und Vorurteile nachweislich gefestigt und damit erfolgreiches Arbeiten letztlich verhindert wird. Vielmehr stellen wir nach jahrzehntelanger Erfahrung in der transkulturellen Arbeit wiederholt fest, dass es unsere eigenen rassistischen Prägungen sind, die den unvoreingenommenen Blick auf unsere Klient*innen verstellen. Sobald wir den Fokus auf uns Therapeut*innen richten, entsteht bisweilen aber so starke Verunsicherung, dass rasch Sicherheit in einfachen Antworten gesucht wird. Falls diese nicht erfolgen, wird uns die Expertise abgesprochen, sodass das Selbstbild wieder stabilisiert werden kann. Die Anti-Bias-Trainerin DiAngelo prägte aufgrund ihrer langjährigen Erfahrung in der Arbeit mit *weißen* Teilnehmer*innen für dieses Phänomen den Begriff »white fragility«, weiße Zerbrechlichkeit (DiAngelo, 2018).

Durch automatisierte Abwehrmechanismen wird verhindert, Rassismuspraktiken zu identifizieren, von denen Dominanzkulturen profitieren, und so Veränderung herbeizuführen. Stattdessen wird die Person, die Rassismus benennt oder erlebt, angegriffen, ausgegrenzt, eingeschüchtert oder ignoriert, sodass die akut erlebte Kränkung neutralisiert, aber auch eigene Privilegien geschützt und Rassismus als Strategie verdeckt beziehungsweise reproduziert wird. Dieser Prozess lässt sich sogar in Gruppen wiederfinden, die sich explizit der antirassistischen Arbeit verschrieben haben, wie Anja Weiß (2001/2013) in ihrer Analyse belegen konnte. Kalpaka und Räthzel (1986; Kalpaka, Räthzel u. Weber, 2017) formulierten in ihrer deutschsprachigen Pionierarbeit schon Mitte der 1980er Jahre »Die Schwierigkeit, nicht rassistisch zu sein«. Rassismus durchzieht unsere Gesellschaft wie eine unsichtbare Infrastruktur, die durch Sprache, Metaphern, Narrative in Kinder- und Lehrbüchern, politische

Diskurse, Gesetzestexte, Medien und nicht zuletzt durch medizinische und psychosoziale Versorgungsstrukturen manche Menschen als »Norm« und andere als »Abnorm« markiert. Menschen, die der »Norm« angehören, können diese Struktur nicht auf Anhieb sehen, wie den Gorilla im Raum, den man nicht wahrnimmt, solange man sich auf die Ballwechsel konzentriert.

9.4.2 Studienergebnisse zu Diskriminierung und Rassismus

Zwar verfügen von Diskriminierung und Rassismus Betroffene über individuelle Risiko- und Schutzfaktoren (Louw u. Schwabe, 2021). Nichtsdestotrotz ist hinreichend belegt, dass Rassismus zu weitreichenden akuten Stressreaktionen führt, wie erhöhte Cortisolspiegel (Richman u. Jonassaint, 2008). Auch ist der Zusammenhang von Traumafolgestörungen wie PTBS mit rassistischen Erfahrungen belegt (Kirkinis, Pieterse, Martin, Agiliga u. Brownell, 2021). Rassismuserfahrungen im Sinne eines »race-based traumatic stress« (Carter, 2007; Polanco-Roman, Danies u. Anglin, 2016) verursachen bei Heranwachsenden eine Zunahme an dissoziativer Symptomatik. Verstärkend für diese Symptomatik ist ein passives Coping – Akzeptieren/Hinnehmen, Für-sich-Behalten – im Vergleich zu Betroffenen mit aktivem Coping. Dissoziatives Verhalten nach Rassismuserfahrungen führt häufig zu weiteren psychischen Problemen und hat Auswirkungen auf Selbstwirksamkeit und Identitätsbildung, da Gefühle von Scham eine besonders ausgeprägte Emotion bei vielen Betroffenen sind.

Gale und Kolleg*innen (2020) fanden in einer Metaanalyse mit 29 Einzelstudien heraus, dass von Rassismus betroffene Menschen, die negative Stereotype und Vorurteile sich selbst beziehungsweise ihrer Eigengruppe gegenüber internalisiert haben, ein besonderes Risiko haben, psychische Störungen zu entwickeln. Menschen mit internalisierten Rassismuserfahrungen schreiben sich negative Erfahrungen selbst zu, statt sie im Kontext einer rassistischen Umwelt zu sehen, was vielfältige Gründe haben kann und ein sorgsames Vorgehen erfordert. Wir gehen davon aus, dass alle von Rassismus oder anderen Diskriminierungsformen betroffenen Menschen durch ihre Sozialisation in einer Umwelt, in der sie rassistisch gespiegelt werden, in einem gewissen Ausmaß internalisierte Rassismuserfahrungen haben.

Für den deutschsprachigen Raum wurden bislang vor allem empirische Studien veröffentlicht, die Migration und Gesundheit fokussieren. Dennoch gibt es auch hier zunehmend Hinweise, dass von Ausgrenzung und Rassismus betroffene Menschen unter psychosomatischen und psychischen Folgen leiden (Kilomba, 2008; Kahraman, 2008; Velho, 2011; Sequeira, 2015; Yeboah, 2017; Louw u. Schwabe, 2021). In einer Reanalyse des Gesundheitssurveys weisen Migrant*innen über alle psychischen Störungen hinweg häufiger krankheitswertige Diagnosen auf, besonders auffällig ist dies für affektive und somatophorme Störungen (Bermejo et al., 2010), was ein Hinweis auf eine höhere Belastung ist. Allerdings scheint diese Belastung nicht erhöht, wenn überwiegend europäischstämmige Migrant*innen befragt wurden, was für die Hypothese sprechen könnte, dass bislang zu wenig untersuchte Faktoren wie Rassismuserfahrungen eine entscheidende Auswirkung auf die Gesundheit haben. Yeboah (2017) beschreibt in ihrer Analyse treffend, welche gravierenden Auswirkungen von vielen verharmloste Fragen wie »Wo kommst du eigentlich her?« haben:

»Mit offenen und verdeckten rassistischen Praktiken werden Schwarze und People of Color (PoC) von Weißen explizit oder implizit aufgefordert, sich aus der sozialen Gemeinschaft zu entfernen. Rassistisches Verhalten von Weißen gegenüber Schwarzen und PoC reicht von subtilen Formen der Ausgrenzung, beispielsweise mit Fragen wie: ›Nein, aber wo kommst du wirklich her?‹ über aggressive Formen der Diskriminierung wie beispielsweise: ›Wir vermieten nicht an Schwarze!‹ bis hin zu Mord und Totschlag. Die Botschaft lautet in jedem Fall: Du gehörst nicht in diesen sozialen Resonanzraum. Du bist (sozial) tot. Diese Botschaft ist ein Akt der Gewalt. Jede Erfahrung, aus der menschlichen Gemeinschaft ausgestoßen zu werden, ist eine Gewalterfahrung und kann traumatisch wirken. Die Erfahrung der Ausgrenzung bewirkt auf der körperlichen Ebene, dass bestimmte Gene aktiviert und/oder abgeschaltet werden, so dass Zellen zugrunde gehen. Systematischer sozialer Ausschluss von Schwarzen und PoC bedeutet, dass chronische biologische Selbstzerstörungsprogramme in den Körperorganen von Schwarzen und PoC systematisch aktiviert werden« (Yeboah, 2017, S. 6).

Teil 2

Konzepte und Methoden für die Praxis

10 Entwicklung eines praxisorientierten psychosozialen Konzepts

Der Überblick über die migrationsspezifischen psychischen Phänomene im ersten Teil dieses Buches sollte Berater*innen und Therapeut*innen für diese bisher in der psychosozialen Arbeit wenig beachteten Themen sensibilisieren. Besonders hervorzuheben ist, dass die gesellschaftliche Bedeutung der Begriffe »Heimat«, »Heimweh« und »Heimatlosigkeit« von historisch bedingten Lebensbedingungen abhängt. Gesellschaftspolitische Veränderungen, wie die Industrialisierung im 19. Jahrhundert oder der Mauerfall in den 1990er Jahren, führen immer wieder zur Verunsicherung existenzieller Bedürfnisse und steigern die Bedeutsamkeit dieser Phänomene in ihrer kompensierenden Funktion, wie auch beispielsweise die in Kapitel 6.1 erwähnte »Fieberkurve« des Heimatbegriffs nahelegt.

Die Tatsache, dass historische Entwicklungen in Deutschland Begriffe wie »Heimat«, »Heimweh« und »Heimatlosigkeit« wie beschrieben beeinflusst haben, führt auch vor Augen, dass Menschen, die nach Deutschland kommen, einen historisch und gesellschaftspolitisch völlig anderen Bezug zu diesen Begriffen mitbringen und hier vorfinden. Im Gespräch muss den Beratenden und Behandelnden klar sein, dass ein verwendeter Begriff nicht mit entsprechend ähnlichen Erfahrungen und Bildern beim Gegenüber verknüpft ist. Diese müssen gegenseitig erfragt und erläutert werden, sonst kann es zu massiven Missverständnissen kommen.

Als wesentliche Risikofaktoren haben wir im ersten Teil die Herausforderung des Anpassungsprozesses in der Migration und die Auswirkungen von Rassismus- und Diskriminierungserfahrungen beschrieben. Sowohl das Ergebnis dieses Anpassungsprozesses als auch die Ausgrenzungserfahrungen im Einwanderungsland können zudem Auswirkungen auf die nächsten Generationen haben. Es ist uns Autorinnen wichtig, deutlich zu machen, dass viele Eingewanderte und Schutzsuchende über eine große Anzahl von Ressourcen verfügen, mit denen sie den Migrationsprozess gut meistern. Das Ziel dieses Buches ist es nicht, Migrierte – sei es im Rahmen einer freiwilligen oder unfreiwilligen Migration – als defizitär darzustellen, sondern die Leser*innen für die migrationsspezifischen Faktoren zu sensibilisieren, die zeitweise im Leben von Migrierten zu einer erhöhten, nicht oder schwer bewältigbaren Belastung führen können und eine professionelle Hilfe erforderlich machen. Dabei gilt es, die speziellen politischen Aufnahmeregelungen und gesellschaftlichen Lebensbedingungen zu betrachten, die diese Belastungen und Krisen maßgeblich verursachen können. Für den Behandlungsansatz bedeuten diese Ergebnisse und Analysen, dass beide Dimensionen – die individuelle wie auch die gesellschaftspolitische – in den Konzepten und Methoden berücksichtigt werden müssen, um der Thematik von massivem Heimweh und dem Erleben von Heimatlosigkeit gerecht zu werden. Als Orientierung für den Beratungs- und Therapieprozess können Erkenntnisse dienen, wie Menschen in der Diaspora über Jahrhunderte kreative Bewältigungsformen gefunden und eine besondere Lebensform entwickelt haben.

Übertragen auf den einzelnen Menschen, der sich in Beratung und Therapie begibt, ist die Analyse von verunsichernden Lebensbedingungen in der Biografie zu Behandlungsbeginn notwendig. Die Abklärung, wie Bedürfnisse nach Sicherheit und Zugehörigkeit individuell erfüllt wurden und werden, und das Ermitteln von Migrationsprozessen sowie Rassismus- und Diskriminierungserfahrungen als mögliche Risikofaktoren liefern wichtige Erkenntnisse zum Verständnis des vorgetragenen Heimwehs und erlebter Heimatlosigkeit. Oft verbergen sich allerdings Erfahrungen von Heimweh und Heimatlosigkeit sowie von Rassismus und Diskriminierung hinter der Symptomatik einer Depression und/oder Angststörung, in einigen Fällen auch einer paranoiden Störung, die klassische Überweisungsgründe für Beratungsstellen und Therapiepraxen sind. Meist offenbaren sich die beschriebenen migrationsspezifischen Phänomene erst im Laufe einer professionellen Begleitung. Eine Berücksichtigung dieser Aspekte im Rahmen einer Anamneseerhebung zu Beginn der Behandlung ermöglicht eine frühe Aufdeckung dieser Problematik.

Im zweiten Teil dieses Buches liegt der Fokus auf der Frage, welches psychosoziale Hilfsangebot sinnvoll für die Bearbeitung dieser migrationsspezifischen Themen ist. Welche theoretischen Konzepte können als Grundlage für den Beratungs- und Therapieansatz dienen? Was muss in der Gesprächsführung beachtet werden? Wie soll man die Themen explorieren und welches methodische Vorgehen bietet sich an?

Zunächst einmal sind theoretische Grundlagen und verschiedene sozialpädagogische und therapeutische Elemente für die Entwicklung eines praxisorientierten psychosozialen Konzepts von zentraler Bedeutung. Neben theoretischen Grundlagen gehören zu den klassischen Therapieelementen eine professionelle Haltung, Beziehungsgestaltung, Behandlungsziele, Psychoedukation, Anamnese, Diagnostik und Behandlungsmodule mit entsprechenden Methoden und Techniken.

Dabei geht es uns Autorinnen nicht darum, ein Manual für die Behandlung von Heimweh oder Heimatlosigkeit zu entwickeln, sondern vielmehr einen Rahmen abzustecken, der uns ermöglicht, (unerfüllte) Sehnsucht nach dem Beheimatetsein, ob im Sinne einer Rückkehr, »doing home« im Einwanderungsland oder das Akzeptieren einer andauernden Suche nach Erfüllung, zu berücksichtigen und in den beraterischen und psychotherapeutischen Prozess einzubeziehen.

Manuale eignen sich durch die hohe Standardisierung nur bedingt für den Einsatz in der Psychotherapie im interkulturellen Kontext. Darüber hinaus werden sie oft »kulturunsensitiv« angewandt und führen zur Vernachlässigung wichtiger Prozesse (Hofmann u. Hayes, 2019). Bei rigider Anwendung sind sie auch innerhalb einer ähnlich kulturell geprägten Gruppe unbrauchbar. Dennoch können sie, wie Otto und Hinton (2006) gezeigt haben, als brauchbare Hilfsinstrumente eingesetzt werden, wenn sie für die jeweilige Gruppe angepasst werden: Die Autoren haben die Cognitive Behavioral Therapy (CBT) für kambodschanische und vietnamesische Flüchtlinge angepasst. Für eine Kulturanpassung der Traumatherapie ist es nach Hinton, Pich, Chhean, Safren und Pollack (2006) wichtig zu erkennen, welche Belastungsmuster und Stressquellen bei einer bestimmten Gruppe pathogenetisch sind, aber auch, was unterschiedliche Ängste für die Person und ihre Familie bedeuten und bewirken können. Auf dieser Grundlage können spezifische Behandlungen für die höchsten Belastungen einer Gruppe entwickelt werden. Eine oft vernachlässigte und dennoch sehr bedeutsame Belastung und Stressquelle stellen Heimweh und Heimatlosigkeitsgefühle begleitet von depressionsähnlichen Symptomen bei Migrierten und Schutzsuchenden dar. Eine Berücksichtigung und Einbeziehung dieser Themen kann zu einer Reduktion der Abbruchraten und zur Erhöhung der Therapiemotivation führen.

Die Grundidee unseres psychosozialen Konzepts ist, dass Beratende und Behandelnde auf bestehende Methoden und sozialpädagogische wie therapeutische Elemente zurückgreifen können. Neu ist, Heimweh, Heimatlosigkeit, Beheimatetsein und Ausgrenzungserfahrungen in den Fokus der beraterischen und therapeutischen Arbeit zu stellen, gezielt zu explorieren und bei der Beziehungsgestaltung, Ressourcenarbeit und motivationalen Klärung im Sinne der Wirkfaktoren nach Grawe (vgl. Grawe, Donati u. Bernauer, 1994) zu berücksichtigen. Dabei ist aus unserer Sicht eine rassismus- und kontextsensible Haltung für die Beratenden und Behandelnden notwendig, um Zugang zu diesen Themen zu erhalten und eine vertrauensvolle professionelle Beziehung zu ermöglichen.

11 Theoretische Konzepte für Heimweh und Heimatlosigkeit

Wie bei allen therapeutischen Konzepten dienen theoretische Grundlagen dazu, Ursachen für eine Störung und beobachtete Symptomatik besser einzuordnen und Behandlungsziele abzuleiten. Für das theoretische Konzept werden im Folgenden die Ergebnisse eines Reviewartikels von Beschoner, Sosic-Vasic und Jerg-Bretzke (2020) sowie die Ergebnisse der Studien von Stroebe, Schut und Nauta (2016) und Uslucan (2016) zugrunde gelegt.

Stroebe et al. (2016) definieren Heimweh folgendermaßen: Heimweh ist ein belastender emotionaler Zustand, ausgelöst durch die Trennung von zu Hause und von wichtigen Personen. Betroffene leiden unter starker Sehnsucht und unter gedanklichem Kreisen um den Verlust. Oft wird diese Form von Trauer begleitet durch Anpassungsschwierigkeiten an die neue Umgebung.

In der wissenschaftlichen Literatur wird Heimweh als komplexes Phänomen beschrieben, das emotionale, kognitive, soziale und somatische Symptome beinhaltet (Beschoner et al., 2020). Charakterisiert wird Heimweh laut Beschoner et al. (2020) durch folgende Reaktionen:

- Reaktion auf die Trennung von geliebten Menschen/der gewohnten Umgebung;
- intensives Vermissen der gewohnten Umgebung/der geliebten Menschen;
- Gefühle von Einsamkeit, Traurigkeit, Dysphorie, Ängstlichkeit;
- permanente Gedanken an den Ort/die Menschen, den/die man verlassen hat;
- quälende Sehnsucht, starkes Verlangen, zurückzukehren;
- soziale Zurückgezogenheit;
- begleitende psychosomatische Beschwerden.

Beschoner et al. (2020) weisen in ihrer Übersichtsarbeit darauf hin, dass eindeutige Aussagen zur Häufigkeit von Heimweh nicht möglich sind. Ihre Begründung dafür ist, dass in den Studien unterschiedliche Messinstrumente und verschiedene Definitionen von Heimweh eingesetzt sowie unterschiedlich zusammengesetzte Stichproben zu unterschiedlichen Zeitpunkten nach dem Verlassen der Heimat befragt wurden. Unklar bleibt nach ihrer Überblicksarbeit auch, wann von Heimweh ausgegangen werden kann. Daher gibt es noch keine validen Aussagen zur Prävalenz. Weiterhin sei noch im Rahmen der Forschung unklar, welche »Symptome« vorhanden sein müssten, wie häufig diese auftreten müssten und in welcher Ausprägung. Wie groß müsse der Leidensdruck sein, um überhaupt von »Heimweh« sprechen zu können, da Heimweh auch als eine normale Reaktion auf das Verlassen der Heimat und oder Familie zu sehen sei? Auch der zeitliche Verlauf mit Anstieg und Abnahme von Heimweh sei nicht genau zu definieren. In den von Beschoner et al. (2020) analysierten Studien wurden teilweise auch sich gegenseitig widersprechende Ergebnisse berichtet, so z. B. im Hinblick auf die Dauer der Heimwehsymptome. Beschoner und Kolleg*innen berichten in ihrem Literaturüberblick, dass die Heimwehsymptome über die Zeit nicht nachlassen (Watt u. Badger, 2009). Van Tilburg und Kolleg*innen (1996) stellen sogar eine chronifizierte Form des Heimwehs fest mit Symptomen, die auch nach drei Jahren noch in voller Ausprägung bestehen. Van Vliet (2001) hingegen berichtet von einem leichten Nachlassen des Heimwehs innerhalb der ersten sechs bis 18 Monate, und Tartakovsky (2007) beschreibt ein tendenzielles Abnehmen von Heimweh über einen Zeitraum von zweieinhalb Jahren. Eurelings-Bontekoe und Kolleg*innen (2000) gehen der Frage nach Prävalenzraten des erlebten Heimwehs in Abhängigkeit von der Aufenthaltsdauer im Einwanderungsland nach. Sie beobachten höhere Heimwehraten bei Menschen, die bereits längere Zeit in neuer Umgebung leben, im Vergleich zu Menschen, die erst kürzlich ihre Heimat verlassen haben.

Als Risikofaktoren für die Entstehung und Erleben von Heimweh bei Migrierten führen Beschoner et al. (2020) Herausforderungen der Akkulturation, Diskriminierungserfahrungen und Schwierigkeiten im Zugang zum Arbeitsmarkt auf. Bei Menschen, die aus Konfliktregionen geflüchtet sind, könnten postmigratorische Faktoren, wie Sorgen um zurückgelassene Angehörige und Verlust des sozialen Status, Einfluss auf Heimweherleben haben.

Das Dual-Process-Modell von Stroebe et al. (2016) beschreibt zwei zentrale Dimensionen: Verlusterleben durch Verlassen des Heimatlandes und der Familie sowie Anpassungsschwierigkeiten in der neuen Umgebung. Der Umgang mit beiden Herausforderungen und die Möglichkeiten einer Bewältigung haben nach diesem Modell Einfluss auf das Erleben von Heimweh. Unklar sei nach Beschoner et al. (2020), ob der Zusammenhang psychischer und sozialer Beeinträchtigungen vor allem mit den Verlustaspekten bestehe oder eher mit den Anpassungsaspekten. Das Dual-Process-Modell bietet sich als Grundlage für das psychosoziale Konzept an. Stroebe et al. sprechen von zwei Prozessen, die bei Heimweh wirksam werden: dem Home-Faktor mit dem Fokus auf Trennung von Familie, Freund*innen, Heimatort etc. und dem New-Place-Faktor mit dem Fokus auf die Anpassung an das neue Umfeld. Auf der Grundlage dieser beiden Dimensionen lassen sich je nach identifizierten Ursachen für die Verluste und die Anpassungsprobleme und den daraus folgenden emotionalen Konflikten Behandlungsziele ableiten.

Uslucan (2016) beschreibt in seiner Studie mit Migrierten türkischer Herkunft, dass insbesondere Heimweh und Depression stark positiv korrelieren: Je größer das erlebte Heimweh, desto anfälliger ist die Person für depressive Gefühle. Ferner gibt es eine deutliche negative Korrelation zwischen Heimweh und der erlebten sozialen Unterstützung: Je weniger Menschen eine Person hat, die ihr in Krisenzeiten beistehen können, desto mehr sehnen sie sich zurück in ihre Heimat. Uslucan sieht daher in der sozialen Unterstützung eine wichtige protektive Ressource gegenüber migrationsbedingten Stressoren. Ähnlich wie Pascoe und Richman (2009) sieht auch er in der Gruppenidentität einen wichtigen Schutzfaktor für geringere Ausprägung von psychischen Folgen nach Diskriminierung. Die Identifizierung mit der eigenen Gruppe hat möglicherweise eine puffernde Wirkung auf den Akkulturationsstress. Aufgrund eines weiteren erhobenen Befundes, dass gläubige Menschen (Muslime) geringere Heimwehgefühle aufweisen als nicht gläubige, interpretiert er Religiosität als eine mögliche persönliche Ressource. Gläubige

Menschen mit einer stärkeren religiösen Bindung zu ihrer Glaubensgemeinschaft könnten, wie er schlussfolgert, eine »symbolische« Heimat konstruieren, die ihnen nach der Migration Zugehörigkeit, Schutz und Sicherheit bietet.

Als wichtiges Fazit seiner Studie beschreibt Uslucan die besondere Bedeutung von Heimweh für das Einleben in Deutschland: »Denn Heimweh birgt nicht nur individuell-gesundheitliche Implikationen, und zwar derart, dass es das psychische Wohlbefinden entscheidend negativ beeinflusst, sondern auch sozial- politische: Es betrifft die Integrationsfähigkeit und -bereitschaft von Zuwanderern. Heimweh kann auf psychologischer Ebene ein entscheidendes Hindernis gelingender Akkulturation, einer gelingenden Aneignung kultureller Orientierungen sein« (Uslucan, 2016, S. 58). Ein weiterer wichtiger Befund sei, dass der Bezug zur eigenen ethnischen und religiösen Gruppe weniger anfällig macht für Diskriminierungs- und Rassismuserfahrungen, im Sinne eines puffernden Schutzfaktors. Die Bereitstellung von Strukturen und Räumlichkeiten durch die Politik solle daher gefördert werden.

11.1 Heimweh – zwischen Trauer und Anpassung

Die im Dual-Process-Modell von Stroebe et al. (2016) postulierten zentralen Dimensionen von Heimweh werden auch in der psychosozialen Arbeit mit Migrierten deutlich. Sichtbar werden jedoch auch Interdependenzen zwischen Verlusterfahrung und Anpassungsprozess: Das Gefühl, die (gute) Heimat verloren zu haben, und damit zusammenhängende starke Heimatsehnsucht und Nostalgie haben Auswirkungen auf die Art und Weise, wie die Migrierten ihre Vergangenheit betrachten, ihre Heimat und die dort gemachten Erfahrungen und Beziehungen bewerten und beschönigen. Darüber hinaus wirkt sich jedoch Heimweh auch auf die Bewertung und daraus resultierende Ausgestaltung ihrer Gegenwart und die Bewältigung des in dem Einwanderungsland erforderlichen Anpassungsprozesses auf. Je stärker das Verlusterleben, desto größer der Widerstand der Anpassung, je schwerer die Anpassung, desto stärker das Verlusterleben und das Heimweh. Ein Teufelskreis, der schwer zu durchbrechen ist, setzt ein und stellt eine große Herausforderung in der Therapie dar.

Es sind Polarisierungen und Spaltungen beobachtbar in der Art, der Heimat Erfüllung, Glück und Wohlbefinden zuzuschreiben, nach dem Motto: »Dort und damals war das Leben gut, heute und hier ist das Leben schlecht und deshalb findet mein eigentliches Leben dort statt; ich darf mich hier und jetzt nicht häuslich/heimatlich einrichten« (vgl. Grinberg u. Grinberg, 2016). Heimweh verzerrt auch die Erwartungen auf die (Rückkehr-)Zukunft. Die Zukunftserwartungen und -pläne bezüglich des Lebens nach der Rückkehr in der Heimat sind unrealistisch, werden schöngeredet, deren Prüfung wird verschoben oder gar nicht in Erwägung gezogen. Veränderungen, die beim jährlichen Sommerurlaub wahrgenommen werden, werden dysfunktional gedeutet, wie etwa: »Es ist sicherlich nicht immer so; wenn ich hier wieder lebe, wird es wie früher sein, das hat sicherlich damit zu tun, dass wir uns nicht oft sehen.« Die Annahme, dass sich in der Heimat nichts verändert haben wird und das Leben wie früher verlaufen wird, wenn der verheißungsvolle Zeitpunkt der Rückkehr gekommen ist, erlaubt keine Veränderungen. Alte Werte, Normen, Verhaltensweisen und Grundhaltungen werden konserviert, Segregationslösung nach Berry (1990) wird präferiert, damit die Rückkehr erfolgreich ist, die Migrierten nicht die Daheimgebliebenen enttäuschen und deshalb möglicherweise aus der Gruppe ausgeschlossen werden, und damit die Reintegration in das alte Leben gelingen kann.

Heimatsehnsucht und Nostalgie oder Heimweh können so zu psychischen Motiven werden, die zwei Effekte auf die psychische Gesundheit haben: Einerseits sind pathologische Sehnsucht nach der Heimat und Fixierung auf die Rückkehr festzustellen, die zu psychischen und psychosomatischen Störungen führen beziehungsweise diese mitbedingen und den Therapieprozess unterminieren können, wenn sie nicht in die Behandlung involviert werden. Dadurch werden nicht nur Genesung, sondern auch Lebenszufriedenheit und Integration verhindert. Heimweh kann aber andererseits auch als Ressource betrachtet werden, die in der Form von Optimismus, Resilienz und Durchhaltevermögen salutogenetische Auswirkungen haben kann. Heimatsehnsucht, als Ressource betrachtet, kann dann in den Therapieprozess eingebaut werden. Der Selbstwertaufbau und die Gesundheitsmotivation können erhöht werden, wenn Heimweh als Stärke, persönliche Ziele setzen und erreichen zu können, betrachtet wird, als Fähigkeit, die der Person ermöglicht, widrige Lebensumstände auszuhalten, Ziele konzentriert und mit Ausdauer zu verfolgen. So wirkt der Rückkehrwunsch als Sinn und Gesundheit stiftende Ressource, die vor Depression und Somatisierungen schützt und den Behandlungserfolg mit bedingen kann.

Auf der Suche nach psychologischen Erklärungsmodellen, die erklären, wieso Verlust – auch schlechter – Heimat in Kombination mit meistens herausfordernder Anpassung an einen neuen Lebensort zu Heimweh führt, das kaum auszuhalten ist und im schlimmsten Fall pathologische Ängste, Niedergeschlagenheit und weitere Symptome auslösen kann (Beschoner et al., 2020), erwiesen sich motivationale Modelle als am besten geeignet. Bei der motivationalen Arbeit während der Therapie erkannten wir immer wieder: Heimweh entfaltet seine psychische Kraft, da die Befriedigung der Grundbedürfnisse in der Heimat erlernt und erstmals erfahren worden ist. Deshalb erscheint und ist Bedürfnisbefriedigung möglicherweise in der Heimat, dem Herkunftsland zunächst einfacher als im Einwanderungsland. Bei der psychotherapeutischen Arbeit mit Migrierten ist eine Betrachtung der bereits befriedigten und noch zu befriedigenden Grundbedürfnisse im Lebensrahmen Migration unerlässlich. Geschieht dies nicht, wird die Beziehung gestört (Kahraman, 2008), der Therapieprozess unterbrochen, Widerstände oder gar Therapieabbrüche können die Folge sein.

11.2 Heimatlosigkeit – Prozess einer Entfremdung

Sich von Tradition und Familie zu lösen, um zu neuen und unbekannten Ufern aufzubrechen, kann in bestimmten Lebensphasen als befreiend erlebt werden, ist jedoch nicht mit dem Begriff »Heimatlosigkeit« vergleichbar. Das Empfinden von Heimatlosigkeit im Sinne von Einsamkeit und Isolation hingegen macht das Leben schwer erträglich und kann zu einer dauerhaften Suche nach etwas werden, das nicht fassbar ist und unerreichbar erscheint. Diese schmerzlich empfundene Heimatlosigkeit kann verschiedene Ursachen haben. Zum einen kann das »Vor-Bild« (Mitzscherlich, 2016) für eine Vorstellung von Beheimatetsein aufgrund mangelnder Erfahrungen aus der Kindheit zur Orientierung fehlen. Zum anderen können gegenwärtige widrige Lebensbedingungen verbunden mit einem unsicheren Aufenthalt überhaupt ein Ankommen an einem guten Ort mit guten Bindungen zu Menschen verhindern, wie dies beispielsweise bei vielen Schutzsuchenden über Jahre der Fall ist. Becker (2006) nennt diese Phase im Leben Schutzsuchender die Phase der »chronifizierten Vorläufigkeit«, in der eine Planung des eigenen Lebens ohne eine sichere Zukunftsperspektive nur schwer oder gar nicht möglich ist. Innere Heimatlosigkeit kann auch im Sinne einer Selbstentfremdung empfunden werden, wenn man sich im Laufe des Migrationsprozesses von seinen Werten und Lebenszielen zunehmend entfremdet hat und keinen Halt in einem anderen akzeptablen Wertesystem des Einwanderungslandes findet (Marginalisation nach Berry u. Sam, 2016). Viele Ostdeutsche in den neu entstandenen Bundesländern empfanden Heimweh und mit der Zeit Heimatlosigkeit auch ohne Migration, als sich ihr Umfeld und ihre Gesellschaft nach der Wiedervereinigung im Sinne eines Wertewandels ohne ihre Mitbestimmung drastisch und rasant veränderten. Diese unterschiedlichen Formen und Ursachen von Heimatlosigkeit verhindern ebenso wie bereits bei Heimweh dargelegt, dass menschliche Grundbedürfnisse nach Zugehörigkeit und Sicherheit erfüllt werden.

Sowohl für das Erleben von Heimweh als auch von Heimatlosigkeit gilt in der Regel, dass Betroffene in der Praxis eher Ängste, Depressionen und Somatisierungsstörungen präsentieren. Allgemeine und individuelle Erklärungsmodelle zu diesen Störungsbildern beziehen selten Heimweh und Heimatlosigkeit als Belastungsfaktoren ein. Sie werden erst im Laufe der Beratung und Behandlung sichtbar, manchmal erst in der Inter- oder Supervision. Sinnvoll ist daher eine Anamnese, die auf migrationsspezifische Aspekte schon zu Beratungs- und Behandlungsbeginn Bezug nimmt (siehe Leitfäden im Kapitel 13).

11.3 Heimweh und Heimatlosigkeit im Lichte der Konsistenztheorie

Ein motivationaler Zugang in den Erlebens- und Gefühlszustand des Heimwehs und Heimatlosseins erleichtert das Verständnis für die dysfunktional oder gar destruktiv wirkende Kraft, die beide Phänomene entfalten können. In der Psychotherapie mit Migrierten ist es deshalb dringend erforderlich, Heimweh und Heimatlosigkeit auch aus der Perspektive der Befriedigung der Grundbedürfnisse zu betrachten und therapeutisch zu bearbeiten. Einen möglichen Zugang bietet die Konsistenztheorie nach Grawe (1998, 2004). Nach Grawe gehört »das Streben nach Konsistenz zu den Grundprinzipien des psychischen Funktionierens« (Grawe, 2004, S. 186). Konsistenz als die Erfahrung, dass gleichzeitig ablaufende neuronale und psychische Prozesse gut miteinander vereinbart werden können beziehungsweise sich nicht widersprechen und deren Regulation eng verknüpft ist mit den jeweiligen Zielen und damit zusammenhängender Befriedigung der Grundbedürfnisse. Damit Konsistenz erfahren und von einer guten *Konsistenzregulation* gesprochen werden kann, ist *Kongruenz* zwischen Zielen und deren reale Zielerreichung wichtig (Grawe, 2004, S. 186 ff.). Grundbedürfnisse sind bei jedem Menschen zu finden. Die Methoden und Wege, diese zu befriedigen, sind jedoch von Mensch zu Mensch unterschiedlich. Sie sind auch in besonderem Maße abhängig von seinen Sozialisationserfahrungen und den ihn umgebenden Lebensbedingungen.

Grawe hat postuliert, dass zur Erfahrung von psychischem Gleichgewicht und zur Erreichung psychischer Gesundheit die Befriedigung folgender vier Grundbedürfnisse ermöglicht sein muss: Orientierung und Kontrolle, Lustgewinn und Unlustvermeidung, Bindung und Sicherheit, Selbstwerterhöhung und -schutz.

Erkenntnisse aus der Praxis mit Schutzsuchenden und Eingewanderten zeigen, dass ihnen die Befriedigung dieser vier Grundbedürfnisse in der Regel erschwert ist. Warum dies so ist, erörtern wir im Folgenden.

11.3.1 Bedürfnis nach Orientierung und Kontrolle

Menschen brauchen für das Überleben in ihrer jeweiligen Umgebung so viel Wissen und Kompetenzen, dass sie die vitalen Überlebensbedürfnisse wie Essen, Trinken, Kälte und Hitze befriedigen und Gefahren abwenden können. Für moderne Gesellschaften bedeutet das: Wir sollten über Wissen, Kompetenzen und Talente verfügen, die uns den Zugang zu Arbeit, Wohnraum, Bildung etc. ermöglichen. In der Kindererziehung und der Sozialisation versuchen wir unseren Kindern genau das zu vermitteln: Wissen und Kompetenzen, die ihnen ermöglichen, in unserer sozioökologischen Umgebung zu überleben, Nachkommen zu zeugen und deren Überleben zu sichern. Was aber passiert mit Menschen, die aus anderen Lebensräumen und sozioökologischen Kontexten mit anderer Sozialisation zu uns kommen?

Abhängig von der sozioökologischen Ähnlichkeit der Ursprungsgesellschaft zur Aufnahmegesellschaft werden die Personen unterschiedlich gut ausgestattet sein, um das Grundbedürfnis nach Kontrolle und Orientierung ausreichend befriedigen zu können. Das bedeutet, dass Emigrant*innen nach Deutschland, die aus Österreich oder der Schweiz kommen (große Ähnlichkeit des sozioökologischen Lebensraums), besser ausgestattet für die Befriedigung des Kontrollbedürfnisses sind als solche, die aus einem Land mit großen Unterschieden in ökologischer und ökonomischer Sicht kommen. Letzteren wird aufgrund der fehlenden Ähnlichkeit zwischen dem Herkunfts- und dem Einwanderungsland die Erreichung von Kontrolle und Orientierung erschwert. Sie haben möglicherweise wenig bis keine Kenntnisse über die realen Lebensumstände hier in Deutschland, z. B. über Bildung und Bildungszugang, Arbeit und Arbeitszugang, Gesundheits- und Rentensystem usw. Viele der 2015 nach Deutschland eingewanderten Schutzsuchenden gaben an, sie seien mit dem Wunsch in dieses Land gekommen, zu studieren und sich beruflich zu qualifizieren, hatten aber keine oder nicht ausreichend Kenntnisse über Zugangsvoraussetzungen zum Studium. Viele waren davon ausgegangen, dass die in der Heimat erworbenen Qualifikationen, wie Hochschulreife, ihnen den Zugang zu Universitäten und Hochschulen ermöglichten. Bald stellte sich jedoch heraus, dass diese hier nicht anerkannt werden und sogar weniger Wert als eine Mittlere Reife seien. Nicht anders erging es Handwerkern, die auf der Suche nach einer Anstellung erfuhren, ihre Erfahrung und »das Stück Papier« – sofern sie eines mitnehmen konnten – hätte hier keinen Wert. Duale Berufsausbildung ist ein weltweit hochgeschätztes Ausbildungsmodell mit einem entsprechenden Abschluss (Gesellenprüfung). Ohne einen solchen Abschluss werden Mitarbeiter*innen nur als »Hilfshandwerker*innen« angestellt und entsprechend entlohnt. Die meisten Migrierten und Schutzsuchenden wussten dies jedoch nicht und reagierten enttäuscht und desillusioniert nach der Aufnahme in Deutschland.

Wissen fehlt in der Regel auch über »Alltagsdinge«. Migrierte der Gastarbeitergeneration erzählen immer wieder vermeintlich »lustige Geschichten« darüber, dass sie nicht gewusst hätten, was man in diesem Land alles essen und trinken, wo man es kaufen kann, worauf man achten sollte. Typische Geschichten sind der Einkauf von Hundefutter statt von Dosenfleisch und das Wundern darüber, dass »die Deutschen so was Schreckliches essen«, oder Buttermilch einzukaufen und sich zu ärgern, weil man ihnen »kaputte Milch« verkauft hat.

Neben Alltagswissen unterscheiden sich die mitgebrachten sozialen Kompetenzen und Verhaltensmodelle. Aus kulturvergleichenden Studien ist bekannt, dass sozial angemessenes Verhalten je nach soziokultureller Herkunft sehr stark variieren kann. Sozial kompetentes Verhalten ist aber, genauso wie Wissen und Fachkompetenzen, wichtig für beruflichen Aufstieg und Erfolg. Aus den Arbeiten von Hofstede und seinen Kolleg*innen ist mittlerweile bekannt, dass Führungsstil und Verhalten im selben Unternehmen von Land zu Land stark variieren: Hierarchieakzeptanz und Machtdistanz sind z. B. in Deutschland weniger wichtig als in manchen anderen Ländern. Umgekehrt identifizieren sich Menschen aus kollektivistischen Kulturen stärker mit ihrem Arbeitgeber als Menschen aus individualistischen Kulturen (Hofstede u. Hofstede, 2006).

Menschen mit Migrationshintergrund können daher Schwierigkeiten haben, ihr Grundbedürfnis nach Orientierung und Kontrolle zu befriedigen. Das bedeutet, sie erleben, dass ihre Aktivitäten zur Befriedigung des Bedürfnisses nach Kontrolle und Orientierung nicht ausreichend, falsch oder gar schädlich sind. Sie können keine Kongruenz bei der Zielerreichung erfahren; statt ausreichend Kontrolle und Orientierung erfahren sie Ohnmacht, erleben sich als unfähig, wenig selbstwirksam und ernten Misserfolge. Konsistenzregulation gelingt unter diesen Umständen gar nicht oder nicht ausreichend, das psychische Funktionieren wird beeinträchtigt, es kommt zu Dekompensationen im Sinne von Sluzki (2010), die Wahrscheinlichkeit der Manifestation psychischer Erkrankungen erhöht sich.

11.3.2 Bedürfnis nach Lustgewinn und Unlustvermeidung

Eine weitere Voraussetzung für funktionale Entwicklung und psychische Gesundheit ist die Befriedigung des Lustbedürfnisses beziehungsweise das Abwenden von Anstrengungen und Unlust bereitenden Ereignissen. Hierbei handelt es sich nicht um »objektiv« lustvolle Ereignisse. Vielmehr lernen die Menschen, Ereignisse, Tätigkeiten, Handlungen als positiv oder negativ, gut oder böse zu bewerten. Positives beziehungsweise Gutes wird angestrebt, Negatives vermieden (Grawe, 2004). Das bedeutet, Menschen brauchen genussvolle Erlebnisse, Erholung, Ausgelassenheit, Vergnügen, positive Sexualität, gutes Essen und geselliges Beisammensein. Sowohl körperliche als auch geistige Genüsse werden in der jeweiligen Umgebung gelernt, wie z. B. Essgewohnheiten zeigen: Sehr scharfes Essen, an das Kinder in Asien und Mittel- beziehungsweise Südamerika schon sehr früh herangeführt werden, ist für viele Europäer*innen eher eine »Folter« als ein »Genusserleben«. Hammelfleisch schmeckt Europäer*innen eher nicht; in Zentralasien ist es Bestandteil jedes Festmahls und wird bei großen Feiern gern gegessen. Lust- und Genussereignisse variieren demnach kulturell und müssen in einer neuen Umgebung angepasst werden. In Bezug auf Essgewohnheiten behelfen sich Migrierte, indem sie Lebensmittel in die neue Heimat importieren, Lebensmittelgeschäfte mit den Nahrungsmitteln ihrer Heimat eröffnen, wie z. B. eine Bäckerei in New York, um deutsches Brot verkaufen zu können. Aber in vielen anderen Bereichen ist eine solche Anpassung nicht möglich. Stattdessen erfordert der Akkulturationsprozess von Migrierten die Neubewertung von Gut und Böse, genussvoll und genussarm, positiv und negativ in dem neuen sozioökologischen Kontext, um Kontakt und Partizipation möglich zu machen, z. B. bei Feiern, Freizeitaktivitäten, Musik und Theater etc.

Migrierte müssen wissen, wo Freizeitmöglichkeiten bestehen, diese aufgrund ihrer (Heimat-)Sozialisation als lustvoll erfahren können und sich leisten können. Schließlich sollten diese Aktivitäten auch in der jeweiligen Umgebung möglich und/oder erlaubt sein. Das ist gerade bei Menschen mit Migrationshintergrund aus nichteuropäischen und -nordamerikanischen Ländern nicht immer einfach. Aber auch für Migrierte aus dem Mittelmeerraum, für die die

Fahrt ans Meer eine übliche Freizeitaktivität in der Heimat darstellte, ist das Leben in Alpennähe im Hinblick auf die Ermöglichung von Erholung und Entspannung (positive Bewertung) schwierig. Wobei ans Meer fahren in vielen Ländern nicht gleichbedeutend ist mit Schwimmen: Nicht überall wird Kindern das Schwimmen unterrichtet und in einigen Ländern ist solch eine Sportart für Mädchen nicht vorgesehen (Burrmann, Mutz u. Zender, 2015). Nicht anders verhält es sich mit dem Fahrradfahren. Zudem muss man sich ein Fahrrad oder den Schwimmbadbesuch leisten können. Hier wäre eine Neubewertung von Freizeitaktivitäten wie Bergwandern als gut, erholsam, genussvoll vorteilhaft. Freizeitgestaltungsmöglichkeiten, die manche Migrierte aus ihren Heimatländern kennen, wie auf die Weiden im Umland zu fahren und zu grillen, sind in Großstädten nicht leicht realisierbar, und manchmal fehlen Wissen und Erfahrung dazu, welche Freizeitangebote vorhanden sind.

Aktivierung und Wiederaufnahme von sportlichen Aktivitäten gehört zu den Basisinterventionen der Behandlung von Depression, ADHS etc. Körperliche Aktivität gilt als notwendig für die Verbesserung von Antrieb und Stimmung beziehungsweise die Regulierung von Impulsivität und Hyperaktivität. Was aber, wenn die hier angebotenen sportlichen Aktivitäten in der Heimat nicht als »lustvoll« erfahren wurden? Womöglich mit negativen Emotionen assoziiert werden (z. B. Fahrradfahren oder Schwimmen mit Scham) und kulturellen Werten der Heimatgesellschaft widersprechen (vgl. Mesquita, Boiger u. De Leersnyder, 2017)? Die folgende Antwort eines Patienten auf den Vorschlag, spazieren oder laufen zu gehen, verdeutlicht, welche Rolle Bewertung auch beim Befriedigen von Lustbedürfnissen spielt: »Haben Sie jemals Löwen rennen gesehen, wenn sie nicht gerade eine Antilope jagen? Sie erholen sich im Liegen. Wir Menschen auch! Wenn wir uns erholsam bewegen wollen in meiner Heimat, dann tanzen wir! Wo soll ich hier tanzen?«

In der Arbeit mit Migrierten werden manchmal folgende Bewertungen von (körperlichen und geistigen) Tätigkeiten geäußert: »Deutsches Essen ist schlecht und das Essen in meiner Heimat besonders gut«, »Deutsche können nicht feiern, sie hören still Musik und nennen das Feiern; bei uns tanzen wir, wenn Musik gespielt wird« … Solche Spaltungen und Polarisierungen nähren und stärken das Heimweh, entsprechen andererseits jedoch dem »kulturellen Mandat« der Herkunftsgesellschaft (vgl. Mesquita et al., 2017). Im Verlauf des Therapieprozesses könnte jedoch die Neubewertung des neuen Lebensraums auch als ein Ort der positiven, lustvollen und genussvollen Erfahrungen angestrebt werden, z. B. mittels Verhaltensexperimenten, kognitiver Umstrukturierung und Achtsamkeitsübungen.

11.3.3 Bedürfnis nach Bindung und Sicherheit

Das Bindungsbedürfnis ist uns Menschen inhärent. Nach Aristoteles ist der Mensch ein soziales Tier (ζώον κοινωνικόν). Im Gegensatz zu anderen Tieren kommen wir recht unreif auf die Welt und sind deshalb lange – eine Kindheit und Jugend lang – von anderen Menschen abhängig, um zu überleben. Die Natur hat sich hierfür viel einfallen lassen, etwa die Tendenz bei den meisten Erwachsenen, sich fürsorglich einem Baby gegenüber zu verhalten (vgl. Keller, 2011). Menschen lernen sehr früh, sich an andere Menschen zu binden, sich auf sie zu verlassen. Aus der Entwicklungspsychologie wissen wir, dass dies weltweit der Fall ist (Universalitätsannahme).[9] Allerdings wissen wir auch, dass eine sichere Bindung, also eine Bindung, die das Überleben garantiert, nicht überall gleich aussieht, wie die Forschung der Entwicklungspsychologinnen Otto und Keller zeigt. Die Autorinnen verweisen auf einen Kulturbias in den Kernannahmen der Bindungstheorie und schreiben, »dass die Bindungstheorie in ihren Annahmen auf die Werte und Normen euroamerikanischer Mittelschichtfamilien zugeschnitten ist. Mittelschichtfamilien repräsentieren aber nur einen geringen Teil der Weltbevölkerung, die Mehrheit der Weltbevölkerung lebt traditionell als Bauern, Viehzüchter, Nomaden oder Jäger und unterscheidet sich in ihren Normen und Werten deutlich von den Idealen der Mittelschichtfamilien. In unserer Forschung zeigen wir, dass Aufbau, Regulation und Funktion von Bindung in kulturell unterschiedlichen Bevölkerungsgruppen auch unterschiedlich ausfällt« (Otto u. Keller, 2012, S. 3). In westlichen

---

9 Eine kritische Diskussion der Universalitätsannahmen psychologischer Theorien und Forschungsergebnissen findet sich bei Henrich, Heine und Norenzayan (2010).

Kulturen lernen Kinder, sich an einzelne Personen zu binden. Die Mutter-Kind-Dyade ist hier die häufigste Form des Aufwachsens in den ersten Lebensjahren. Anders ist es in eher ländlichen Kulturen. Hier werden Kinder von vielen Menschen erzogen (Mutter, ältere Geschwister, Tanten, Großeltern). Das hat natürlich Auswirkungen auf die psychischen Bedürfnisse nach Bindung auch im Erwachsenenalter: Während z. B. ein*e Europäer*in sich in der Zweierbeziehung wohlfühlt und kein Problem hat, am Wochenende nur zu zweit mit dem*der Partner*in auszugehen, bevorzugt ein Mensch aus kollektivistischen Kulturen möglicherweise mehrere Menschen um sich (die Großfamilie).

Menschen migrieren jedoch selten als ganze Großfamilie, meistens sind sie allein unterwegs. Das hat zur Folge, dass sie ihre Bindungspersonen verlieren, es entstehen Trennungsangst und -schmerz, Trauerprozesse werden in Gang gesetzt (Grinberg u. Grinberg, 2016). Ähnlich wie bei anderen Trauerprozessen setzen unterschiedliche innerpsychische Mechanismen ein, um den Verlust der geliebten Bindungs- und Bezugspersonen zu verarbeiten (vgl. Rosner, Pfoh u. Rojas, 2014). Migrierte generalisieren diesen Verlust häufig: Aus Bindungs- und Bezugspersonenverlust wird Heimatverlust. Bei dem Versuch, diesen Verlust zu verarbeiten, werden Vermeidungsstrategien und Annäherungspläne eingesetzt, die der psychischen Gesundheit anfänglich zuträglich sind, in der Folge jedoch Schaden zufügen können. Die Migration wird als »vorübergehend« betrachtet. Es wird ein Termin gesetzt, wann man sich wieder auf die Rückkehr machen wird: »Nächsten Sommer kehren wir wieder zurück«, »Ich bleibe doch nur ein paar, höchstens fünf Jahre hier« sind häufig geäußerte Sätze. Damit wird verleugnet, dass die Trennung von den Bindungspersonen und auch der Heimat möglicherweise endgültig ist. Die Verleugnung und Vermeidung, sich mit diesen Verlusten auseinanderzusetzen, ermöglicht nicht den Aufbau neuer Bindungen und der Idee einer neuen Heimat. Es darf keine andere als die verlorene Heimat geben. Ähnlich wie bei der komplizierten Trauer wird auch hier das Verlorene idealisiert. Negative Erlebnisse, der harte Kampf ums Überleben, die Abwertungen und Diskriminierungen, die in der Heimat erlebt wurden, werden schöngeredet, vergessen. Die Bindungsangebote der Einwanderungsgesellschaft werden kritisch betrachtet und häufig abgelehnt. Das ist insbesondere dann der Fall, wenn die neue Heimat einem Sicherheit und Vertrauen durch Gesetze, Alltags- und strukturelle Diskriminierungen einschränkt und erschwert. Die deutschen Bindungsforschenden Grossmann und Grossmann schreiben: »Die Entwicklung psychischer Sicherheit, Strategien zur Überwindung psychischer Unsicherheit und Bewahrung vor dem Zerfall innerer Ordnung sind vielfältig, aber immer an Bindungen – real oder angestrebt –, an hilfsbereite Personen gebunden« (Grossmann u. Grossmann, 2007, S. 36).

Wenn Migrant*innen im Familienverbund migrieren, haben sie trotzdem oft Schwierigkeiten in den stark urbanisierten westeuropäischen Umgebungen, ihre sozialen Kontakte aufrechtzuerhalten und zu pflegen (z. B. aufgrund des Aufenthaltsrechts oder Problemen bei der Beschaffung nahe gelegener Wohnungen usw.). Gegenseitige neue Bindungsangebote mit Menschen aus dem Einwanderungsland werden seltener gemacht, teilweise missverstanden und führen zu weiteren Frustrationserlebnissen. Soziale Bindungen werden somit für Menschen mit Migrationshintergrund erschwert und können nicht aufrechterhalten werden. Dieser Mangel kann einerseits als Stressor Einfluss auf die seelische Gesundheit haben. Andererseits fehlen wichtige Personen, die soziale Unterstützung anbieten können und gerade bei stressvollen Zeiten als Puffer zur Erhaltung der seelischen und körperlichen Gesundheit wirksam sind.

11.3.4 Bedürfnis nach Selbstwerterhöhung und -schutz

Das vierte Grundbedürfnis nach Grawe betrifft den Selbstwert. Selbstwerterhöhung ist bei Menschen mit Migrationshintergrund nicht immer leicht zu erreichen. Selbstwerterhöhung beziehungsweise -schutz ist nur dann möglich, wenn ich mich innerhalb meiner Gesellschaftsgruppe als wertvoll und bedeutsam erlebe, die Sinnhaftigkeit meiner Existenz erfahre. Die häufigen Diskriminierungen, die Menschen aus anderen Ländern erfahren, wirken sich gegenteilig aus, sie untergraben und unterminieren den Selbstwert. Mitgebrachte Kenntnisse und Qualifikationen werden im Einwanderungsland nicht gebraucht, die Diplome und Zeugnisse, die im Heimatland erworben wurden, gelten im Einwanderungsland nichts oder müssen durch aufwendige Schulungen und Prüfungen »gleichwertig«

gemacht werden. Die Sprachkenntnisse und das Wissen, um Kontrolle und Orientierung in der neuen Umgebung erhalten zu können, sind ungenügend, es passieren viele Missgeschicke, man wird häufig auf Fehler hingewiesen, ermahnt und manchmal sogar fälschlicherweise kritisiert. Eine russische Studentin kommentierte die Fehler eines bekannten Professors bei seinem Vortrag auf einem Kongress folgendermaßen: »Als Deutscher kann er so viele Grammatikfehler machen, wie er will, keiner wird ihn korrigieren, aber wir werden immer korrigiert und unterbrochen. Niemand macht sich Gedanken, was das für unsere Leistung und unseren Stolz bedeutet.«

Als Partner*in ist man nicht so attraktiv, weil man anderen ästhetischen Standards entspricht als den in der hiesigen Gesellschaft geltenden (Hautfarbe, Größe, Körperbau etc.). Die mitgebrachten sozialen Kompetenzen sind nicht ausreichend, werden belächelt und abgelehnt. So kann ein indirekter besonders höflicher Umgang, der im Heimatland als angemessen und sozial kompetent gewertet wird, im Einwanderungsland als »schleimig« gedeutet werden. Markenkleidung und ein gepflegtes Äußeres bei Feiern und Besuchen mögen in der Heimat als Zeichen von Status, Wohlstand und Höflichkeit gelten, in Deutschland als übertrieben, aufgetakelt und verschwenderisch.

Dieser Überblick über die Grundsätze der Konsistenztheorie von Grawe dient dazu, Heimweh und Heimatlosigkeit auch aus der Perspektive der Befriedigung der Grundbedürfnisse zu betrachten. Wie bereits mehrfach beschrieben, bedeutet das Empfinden von Beheimatetsein, dass wichtige Grundbedürfnisse wie Zugehörigkeit, Sicherheit, Vertrautheit und Bindung erfüllt sind. Die Konsistenztheorie beschreibt die Erfüllung der menschlichen Grundbedürfnisse als entscheidend für die psychische Gesundheit und dient daher als sinnvolle theoretische Grundlage für unser beraterisches und therapeutisches Konzept zur Unterstützung von Heimweh und Heimatlosigkeit.

12 Grundlagen für die Beziehungsgestaltung bei Eingewanderten und Schutzsuchenden

12.1 Die kontext-[10] und machtsensible Therapiebeziehung

Das Arbeitsbündnis zwischen Klient*in und Berater*in/Therapeut*in gehört unumstritten zu den wichtigsten Wirkfaktoren für einen erfolgreichen Arbeitsprozess (Norcross u. Lambert, 2019). Dabei ist es entscheidend, wie Klient*innen die Therapiebeziehung bereits früh im Arbeitsprozess einschätzen. Dieser transdiagnostische und verfahrensübergreifende Faktor ist gut untersucht und seine Bedeutung umfangreich belegt. Dennoch finden sich bis dato wenige Forschungsarbeiten, die sich mit der Beratungs- und Therapiebeziehung bei divergierenden kulturellen Herkünften und damit häufig gesellschaftlich verankerten Machtasymmetrien auseinandersetzen (Kahraman, 2008). Hinweise auf Schwierigkeiten bei der Etablierung eines Arbeitsbündnisses bieten Studien, die belegen, dass aufgrund ihrer (angenommenen) Herkunft marginalisierte Klient*innen nach der ersten Sitzung mit einer Fachperson aus der Dominanzgesellschaft die gemeinsame Arbeit etwa doppelt so häufig beenden wie nicht marginalisierte Klient*innen (Sue u. Zane, 1994; Zane et al., 2004). Sie brechen aber nicht häufiger ab, wenn die Berater*innen/Therapeut*innen selbst auch aus einer marginalisierten Gruppe stammen. Lange wurde angenommen, dass »ethnic match«, also »ethnische Übereinstimmung«, eine Erklärung für die Beziehungsstabilität sei. Dabei wurden andere Befunde außer Acht gelassen, wonach *weiß* positionierte Klient*innen bei Schwarz posi-

10 Der Begriff »kontextsensitiv« stammt von Borke, Schiller, Schöllhorn, Kärtner (2015) und meint das Gleiche wie »kontextsensibel«.

tionierten Berater*innen/Therapeut*innen nicht häufiger abbrachen. Es wurden »kulturelle« Faktoren unterstellt, wonach Schwarz positionierte Klient*innen mehr auf zwischenmenschliche Qualitäten Wert legten und *weiß* positionierte Berater*innen/Therapeut*innen eher »sachlich und zielorientiert« arbeiteten – was augenscheinlich rassistische Stereotype reproduziert. Vielmehr scheint es notwendig, das gemeinsame Arbeitsbündnis anhand hilfreicher Faktoren zu reflektieren und zu strukturieren. Kahraman (2008) schlägt in ihrem Modell der kultur- und machtsensiblen Therapiebeziehung vor, neben den bewährten Faktoren wie Reflexion der wechselseitigen Erwartungen und der emotionalen und kommunikativen Feinabstimmung (Orlinsky, Grawe u. Parks, 1994) kulturelle Zuschreibungen der Therapeut*innen zu reflektieren. Dies ermöglicht, in der Sozialisation früh erlernte und bei der Arbeit mit migrantisierten und rassifizierten Personen automatisch aktivierte Vorannahmen zu hinterfragen und den individuellen Gegebenheiten anzupassen.

Das Nachfragen und Explorieren, aber auch Umlernen auf Therapeut*innenseite nimmt wegen migrationsbedingter, teilweise sprachlicher, kultureller oder diskriminierungsbedingter Aspekte oft mehr Zeit in Anspruch als bei Menschen ohne diese Erfahrungen. Darum sollte der Faktor Zeit bei der Planung von Explorations-, Beratungs- und Therapieprozessen, auch bei der Durchführung von Therapiemanualen, stärker berücksichtigt werden.

Die besonderen Herausforderungen, einen Migrationsprozess über mehrere Generationen hinweg zu explorieren, ermöglicht zu verstehen und zu würdigen, wie viele Veränderungen Menschen aufgrund ihrer Migrationserfahrungen auf sich nehmen mussten und immer wieder müssen, die einerseits zur Verbesserung ihrer Lebensqualität führen, andererseits auch mit schmerzhaften Verlusterfahrungen verknüpft sind. Therapeut*innen und Berater*innen sollten sich »stets vor Augen halten, dass durch diese Veränderungen auch grundlegende Werte angegriffen werden, die bisher leitend waren« (Kahraman u. Abdallah-Steinkopff, 2010, S. 311).

Verlusterfahrungen und erzwungene, unabgeschlossene Veränderungsprozesse sind oft Ursachen für Heimweh und Gefühle von Heimatlosigkeit, manchmal im Rahmen einer kürzeren Lebensphase, manchmal dauerhaft. Betroffene sind dankbar, wenn Beratende und Behandelnde diese Erfahrungen ernst nehmen, da sie ihre eigenen Gefühle und Probleme häufig als Zeichen von Unfähigkeit wahrnehmen. Viele berichten, mehr Rückmeldungen über ihre Defizite wie ihre Deutschkenntnisse oder ihre fehlenden Kenntnisse über institutionelle Abläufe zu erhalten, als dass ihre Kompetenzen gewürdigt werden. Es wird selten erkannt, wie gut sie ihr Leben trotz erheblicher Hürden, insbesondere der existenzgefährdenden aufenthaltsrechtlichen Beschränkungen, meistern.

Besonders schwerwiegend sind alle Formen der Abwertung, die Eingewanderte und Schutzsuchende im Rahmen von Diskriminierung und Rassismus erfahren. Viele Opfer von Rassismus und Diskriminierung erleben sich diesen verbalen und physischen Angriffen schutzlos ausgeliefert und hilflos, vor allem dann, wenn sie sich als Teil einer negativ bewerteten Minderheit wahrnehmen, die im breiten gesellschaftlichen Konsens zur Zielscheibe gemacht wird. Sie erleben diese wiederholten Hilflosigkeitserfahrungen als traumatisierend und leiden mit der Zeit unter massiven, teilweise schwer zugänglichen Schamgefühlen. Im Behandlungssetting werden Berater*innen und Therapeut*innen oft als zur Mehrheitsgesellschaft zugehörig wahrgenommen, die die Deutungshoheit hat. Ratsuchende können oft nicht einschätzen, ob sie über diskriminierende Erfahrungen sprechen können oder ob sie die Professionellen möglicherweise damit brüskieren. Bestehendes Misstrauen und Schamgefühle seitens der Ratsuchenden können zu einer starken Einschränkung ihrer Mitteilungsbereitschaft führen. Eine notwendige Maßnahme für die Gestaltung einer vertrauensvollen Beziehung besteht darin, dass Therapeut*innen und Berater*innen die Existenz von Rassismus und Diskriminierung in der deutschen Gesellschaft anerkennen, von sich aus darüber sprechen und die Ratsuchenden nach möglichen Erfahrungen fragen. Dabei ist es wichtig, sich als kritische Verbündete aus der Mehrheitskultur zu verstehen und gegebenenfalls berechtigte Vorwürfe auszuhalten, ohne in eine intuitive Abwehr im Sinne der *weißen Zerbrechlichkeit* zu verfallen (DiAngelo, 2018). Dazu ist es erforderlich, eigene Schuld- und Ohnmachtsgefühle, aber auch ängstliche oder aggressive Impulse im Rahmen der Aus- und Weiterbildung sowie der berufsbegleitenden Inter- und Supervision zur eigenen Entlastung und Qualitätssicherung zu bearbeiten.

Für viele Einwanderer*innen, Schutzsuchende und ihre Kinder gehören Rassismus- und Diskriminierungserfahrungen zum Alltag. Diese schmerzvollen, aber oft schon als selbstverständlich hingenommenen Erfahrungen gegenüber Berater*innen und Therapeut*innen in Worte fassen zu können, kann eine äußerst entlastende Wirkung haben und geschieht für viele Betroffene oft das erste Mal gegenüber Angehörigen der *weißen* Dominanzgesellschaft. »Disclosure« im Sinne einer Selbstöffnung gilt in der Traumatherapie als ein wichtiger Faktor für den Heilungsprozess. Persistierende rassistische Ausgrenzungserfahrungen zu machen, wird inzwischen als sequenzielles Trauma anerkannt, auch die gesundheitlichen Folgen weisen darauf hin. Die Selbstöffnung mittels Verbalisierung oder anderen körperbezogenen oder gestalterischen Symbolisierungsformen verhilft dazu, dass der innere, höchst belastende und dadurch oft unstrukturierte Zustand eine Gestalt im Außen erhält, mit der man sich effektiver auseinandersetzen kann. Die Anerkennung sowie das gemeinsame Aushalten des erfahrenen Leids und der Trauer um unwiederbringliche Verluste mit den Betroffenen, im Sinne des Haltens und Containens, ist dabei eine wichtige Haltung. Idealerweise werden unbewusste, unverstandene, unverdaute Erfahrungen der Klient*innen im Austausch mit der beratenden oder behandelnden Person zu verstehbaren mentalen Inhalten. Übliche Gesprächstechniken wie aktives Zuhören, Spiegeln und Zusammenfassen mit klärenden Formulierungen kommen im Rahmen des Containments zur Anwendung. Betroffene sollten im Verlauf des gemeinsamen Dialogs unterstützt werden, oftmals über längere Zeit verdrängte Kränkungen und Trauer zu erkennen. Ausreichend Raum zu haben für diesen Trauerprozess und mitfühlende Begleitung zu erhalten, wird von Betroffenen als trostspendend und sehr entlastend erlebt. Da Rassismus- und Diskriminierungserfahrungen häufig in der Gesellschaft bagatellisiert oder ignoriert werden, erleben Betroffene, dass ihre Erfahrungen als real validiert und gewürdigt werden. Im weiteren Schritt können Gefühle neubewertet werden und auf sich bezogene Schamgefühle in Wut auf die diskriminierenden Personen oder Strukturen transformiert werden.

Zusammenfassend sollte eine professionelle Beratungs- oder Therapiebeziehung gesellschaftspolitische Realitäten ernstnehmen und thematisieren, ausreichend Raum und Zeit bieten für die Exploration, die Begleitung von Trauerprozessen und die Reflexion der bisherigen Überzeugungen über sich und die anderen. Der Schwerpunkt einer professionellen Unterstützung liegt zunächst nicht so sehr auf dem Finden einer Lösung, wie Rückkehr oder eine neue Heimat aufzubauen im Einwanderungsland, sondern darauf, den Suchprozess des jeweiligen betroffenen Menschen mit Offenheit zu begleiten. Wohin diese Suche letzten Endes nach den Überlegungen und Abwägungen führt, stellt sich häufig erst mit der Zeit heraus. Viele Menschen, die sich in Beratung und Therapie begeben, befinden sich oft in einem unentschlossenen Zustand, der ihre Handlungsfähigkeit lähmt. Eine wichtige Erkenntnis aus der Praxis ist, dass Entscheidungsprozesse, die existenzielle Bedürfnisse tangieren, die längste Zeit in Anspruch nehmen. Sind Entscheidungen gereift gefallen, lässt die Umsetzung meist nicht lange auf sich warten. Wie Liedl und Abdallah-Steinkopff (2017) ausführen, spielt der flucht- und migrationsspezifische Lebenskontext, verbunden mit entsprechenden Belastungen, Restriktionen, aber auch Ressourcen, während des therapeutischen Prozesses sowohl im Rahmen der Anamnese und der diagnostischen Abklärung als auch bezogen auf das therapeutische Vorgehen eine wichtige Rolle.

Als Ursachen einer Depression können unterschiedliche Faktoren bedeutsam sein: als komorbide Störung im Rahmen einer Posttraumatischen Belastungsstörung nach Trauma, als Folge von Heimweh im Rahmen von Postmigrationsstressoren oder aufgrund der Belastungen durch schwierige Lebensbedingungen in der Flüchtlingsunterkunft und Diskriminierungs- und Rassismuserfahrungen. Die Vielzahl von möglichen Ursachen einer psychischen Störung erfordert neben einer differenzierten ätiologischen und diagnostischen Abklärung auch die entsprechende psychotherapeutische Behandlung dieser Lebensthemen. Die migrations- und kulturspezifischen Besonderheiten finden in der Regel weder im Studium der klinischen Psychologie noch im gängigen Curriculum der verschiedenen Ausbildungsinstitute besondere Beachtung. Bislang existieren keine ausgearbeiteten Konzepte zur Behandlung von Heimweh,

Ausgrenzungs- oder Rassismuserfahrungen, welche häufige Ursachen für Depressionen und Ängsten bei Einwanderern und Schutzsuchenden sind, wie die Praxis zeigt.

Die Mehrfachbelastung bei Eingewanderten und insbesondere Schutzsuchenden macht ein multimodales Behandlungskonzept, das neben psychotherapeutischen Interventionen ebenso sozialarbeiterische Tätigkeiten, medizinische Versorgung sowie aufenthaltsrechtliche Beratung umfasst, erforderlich. Interdisziplinäres und vernetztes Arbeiten mit entsprechenden Berufsgruppen, z.B. Dolmetschenden, Anwält*innen, und Ausländerbehörden, gehört zu den Grundvoraussetzungen einer guten psychosozialen Arbeit in diesem Feld.

Eine wesentliche Voraussetzung für eine gute Verständigung ist die Akzeptanz des eigenen »Nichtwissens« (Anderson u. Goolishian, 1992). Nicht so sehr das Wissen, sondern die Notwendigkeit des Fragens steht im Vordergrund. Das professionelle Selbstverständnis fußt folglich nicht auf der Überzeugung, selbst Wissende und Expert*innen zu sein, sondern die anderen Beteiligten als Expert*innen zu akzeptieren und ihr Wissen zu nutzen. Das beinhaltet nicht nur die Klient*innen selbst, sondern auch Dolmetschende. Nicht die rasche Diagnose ist Zeichen von Professionalität, sondern das Abnehmen der eigenen kulturellen Brille und die Bereitschaft, erst Motive und potenzielle Ursachen für ein beobachtetes Verhalten zu explorieren. Besonders Gefühlsbeschreibungen, die in Beratung und Therapie eine wichtige Rolle spielen, werden kontextuell und kulturell sehr unterschiedlich geprägt und ausgedrückt (vgl. Mesquita et al., 2017). Mit der Haltung des »Nichtwissens« kann auf der Verhaltensebene nachgefragt werden, in welcher Situation dieser Zustand aufkam, was dafür auslösend war und was er subjektiv bedeutet.

Eine häufige Erfahrung in der Behandlung von Einwanderer*innen und Schutzsuchenden ist, dass sie manche Hilfeangebote nicht aus ihren Herkunftsländern kennen oder aufgrund negativer Erfahrungen kein Vertrauen darin haben. Um jedoch bei dieser Aussage keinen Klischees Vorschub zu leisten, soll darauf hingewiesen werden, dass es in der Mehrheit der Herkunftsländer wie Nigeria, Iran oder Irak ein Psychologiestudium gibt und vor allem die jeweilige Stadtbevölkerung therapeutische Behandlung kennt. Wenn es im

Herkunftsland jedoch wenig Entsprechungen und Begriffe gibt, ist das anschauliche Beschreiben und Erklären des Hilfeangebots elementar für die psychosoziale Arbeit. Hierfür liegen uns für die Psychotherapie mit Kindern und Jugendlichen ausreichend Konzepte und Materialien (therapeutische Geschichten, Spiele, Bildergeschichten, vereinfachte psychoedukative Modelle etc.) vor.[11]

Aufseiten der Sozialpädagog*innen und Therapeut*innen ist die Reflexion rassistischer gesellschaftlicher Strukturen, eigener Stereotype und Vorurteile notwendig, damit diese das professionelle Vorgehen und Handeln nicht auf subtile Weise beeinflussen. Innere Bilder zurechtzurücken ist für uns alle nötig, denn Ziel ist es, die Individualität und Würde des einzelnen Menschen nicht aus den Augen zu verlieren. Den Wunsch, in ihrer Individualität gesehen zu werden, beschreibt eine geflüchtete Syrerin sehr anschaulich in einem Leserbrief.

»Versuchen Sie zu erraten, wer ich bin! Ich bin mehr in den Medien als Donald Trump und seine Tweets, Erdogan und seine Demokratie, Putin und seine Politik. Ich war der Hauptgrund für das Scheitern der Regierungsbildung in Deutschland und für die Erstarkung der Rechten in Europa. Ich bin die große Sorge vieler Bürger in diesem Land, denn ich bin gefährlicher als Altersarmut, Misshandlungen in den Familien, Umweltverschmutzung, Drogenkonsum, Klimawandel, Mangel an Pflegekräften und Erzieher. Ich bin derjenige, der sich immer schuldig fühlt für die Fehler anderer Menschen. Menschen, die er gar nicht kennt. Ich bin derjenige, der sich immer schämt, Nachbarn zu begrüßen, wenn wieder irgendwo etwas passiert. Ich hafte für die Fehler jedes einzelnen und fühle mich bedroht von jedem Bericht in den Medien. Habt ihr mich erkannt? Ich bin die Flüchtlinge! Und es ist kein grammatikalischer Fehler aufgrund mangelnder Deutschkenntnisse. Ich bin die Flüchtlinge! Und zwar alle Flüchtlinge. Ich bin kein Arzt, kein Jurist, weder Bauer noch Journalist, kein Künstler, kein Verkäufer, weder Taxifahrer noch Lehrer, sondern die Flüchtlinge. Obwohl

---

11 Diverse Bücher zu Tools für Psychotherapie können hier hilfreich sein, beispielhaft seien zwei genannt: Stavemann, 2015; Gräßer, Iskenius u. Hovermann, 2017.

ich aus einer kleinen Stadt in Syrien komme und für mich die Leute in Damaskus schon fremd waren, bin ich, seitdem ich in Europa bin, einer von Hunderttausenden Flüchtlingen aus Syrien, Pakistan, Afghanistan, Irak, Iran und Afrika. Obwohl wir unterschiedliche Sprachen sprechen, verschiedene Religionen und Vergangenheiten haben, geschweige denn Weltansichten und Meinungen. Aber wen interessieren solche Unterschiede, wir sind am Ende alle die Flüchtlinge. Ich habe durch den Krieg Freunde und Verwandte verloren, Wohnung, Job, Auto, meine Vergangenheit und meine Heimat. Aber ein Verlust, den ich erst später gespürt habe, ist meine Individualität, die ich am Schlauchboot an den Grenzen Europas zurückgelassen habe«[12] (Leserbrief aus dem »Tagesspiegel«, 27.01.2019, von Vinda Gouma, Juristin aus Syrien).

Die Zugehörigkeit zur Mehrheitsgesellschaft oder zu einer Minderheitengesellschaft kann die Vertrauensbildung zwischen Ratsuchenden und Behandelnden maßgeblich beeinträchtigen. Gehören die Ratsuchenden zu einer diskriminierten Minderheit – was auf Eingewanderte und Schutzsuchende zweifellos zutrifft – und die Behandelnden zur Mehrheitsgesellschaft, entsteht ein Machtverhältnis, in dem die Behandelnden stets die westlich geprägte Deutungshoheit innehaben. Insbesondere bei der Erstellung von Gutachten oder Befundberichten, die für das Asylverfahren von maßgeblicher Bedeutung sein können, sind Schutzsuchende von Ärzt*innen und Therapeut*innen abhängig. Zusätzlich zu einer kultur- und kontextsensiblen Haltung fördert die Reflexion dieses speziellen Machtverhältnisses einen machtsensiblen Umgang mit den Ratsuchenden.

Das Erkennen von Ressourcen ist in der psychosozialen Arbeit die Voraussetzung, um notwendige Verhaltensänderungen auf eine konstruktive Grundlage zu stellen. Allerdings gelingt es den Pro-

12 Hinweis: Der Begriff »Afrika« wird im deutschen Diskurs häufig sehr undifferenziert und global verwendet, was diese Aufzählung wiedergibt. Afrika ist sowohl nach Ausdehnung als auch nach Bevölkerung der zweitgrößte Erdteil nach Asien mit 55 Staaten. Es erscheint uns wichtig, darauf hinzuweisen, dass es Zeichen des Respekts ist, die einzelnen Länder als Herkunft von Menschen aus diesem Erdteil zu benennen, wie dies bei Menschen aus Herkunftsländern anderer Kontinente praktiziert wird.

fessionellen oft nur schwer, mitgebrachte Ressourcen aus anderen Lebenskontexten zu erkennen. Studien zeigen, dass die Zuschreibung negativer Eigenschaften bei der Eigen- und Fremdgruppe zahlenmäßig gleich ist, jedoch die Zuschreibung von positiven Eigenschaften bei der Eigengruppe überwiegt (Kahraman u. Knoblich, 2000). Daraus lässt sich schlussfolgern, dass Ressourcen bei der Fremdgruppe weniger wahrgenommen werden oder nicht bekannt sind. In der Arbeit mit traumatisierten Schutzsuchenden ist insbesondere die ressourcenorientierte Wahrnehmung dieser Personen nicht nur als Opfer, sondern auch als Überlebende von zentraler Bedeutung für den Aufbau von Selbstwirksamkeit. So kann etwa bei der Exposition der Fokus darauf gerichtet werden, was Patient*innen in der traumatischen Situation hat überleben lassen. Die Kreativität des Überlebens als wichtige Ressource ist den Betroffenen häufig selbst nicht bewusst und muss daher im therapeutischen Prozess exploriert und bewusst gemacht werden. Die Erkenntnis, dass man während des traumatischen Geschehens fähig war, sich entsprechend der Situation zu schützen, dient dazu, das Trauma nicht nur als Moment der völligen Hilflosigkeit zu erleben.

Wie Egger und Walter (2015) betonen, setzt die Entscheidung zur Flucht voraus, dass Menschen ihre bestehenden Lebensbedingungen nicht mehr hinnehmen möchten. Sie zeigen die Bereitschaft, Verantwortung für ihr Leben zu übernehmen. Für einen Aufbruch in eine ungewisse Zukunft ist Mut, hohe Flexibilität, kreatives Überleben, Improvisationsgeschick und Entschlusskraft erforderlich. Die Menschen bringen Kompetenzen mit wie Mehrsprachigkeit und Ausbildungs- und Studienabschlüsse. Sie verfügen über Lebenserfahrungen in verschiedenen Lebenskontexten und kennen unterschiedlich kulturell geprägte Vorstellungen, z. B. gemeinschaftsorientierte Werte und Spiritualität. Die Migration verlangt ein Pendeln, im Sinne eines »code switching« zwischen unterschiedlichen Ansichten und Lebensformen, was zu einer Erweiterung des Verhaltens- und Denkrepertoires beitragen kann nach dem Motto: »Mit mehr Tasten auf der Klaviatur lässt sich schönere Musik machen«. Daher berücksichtigt eine kultur- und kontextsensible Haltung in Beratung und Therapie immer beides – sowohl die Sozialisation oder Erfahrungen im Herkunftsland als auch den Lebenskontext des Einwanderungslandes und der Einwanderungsgesellschaft. Damit bietet man Ratsuchenden einen Raum, um Gemeinsamkeiten und Unterschiede zu reflektieren, eigene Wertvorstellungen zu überprüfen, welche behalten werden, welche überdacht, welche neuen übernommen oder ganz neu aufgebaut werden sollen (Berry u. Sam, 2016). Es handelt sich um einen individuellen und gesellschaftlichen Such- und Aushandlungsprozess, ein Kernelement in der professionellen Unterstützung von Menschen mit Migrationserfahrungen. Eine kritische Auseinandersetzung mit gesellschaftspolitischen Regelungen und Praktiken hinsichtlich der Ungleichbehandlung und Abwertung von Schutzsuchenden und Migrant*innen ist schmerzhaft und unumgänglich. Dies kann im Rahmen von Weiterbildungen, (berufs-)politischen Aktivitäten in wichtigen Gremien der psychosozialen Arbeit, in Veröffentlichungen oder in der privaten Kommunikation im Bekanntenkreis geschehen.

12.2 Die Gesprächstechnik des Dialogischen Pendelns

Das *Dialogische Pendeln* (Abdallah-Steinkopff, 2018) als Gesprächstechnik soll Verständnis für unterschiedliche Verhaltensweisen schaffen, die sich aus den verschiedenen Lebenskontexten des Herkunftslandes und Deutschlands ergeben haben – in der Erziehung, bei der Arbeit, in der Schule, eigentlich in allen Lebensbereichen. Als Ziel hat Stephano Scala (persönliche Mitteilung), Mitarbeiter von Refugio, das Pendeln auf den Punkt gebracht: »Dein Blick, mein Blick, Ein-Blick!« Das bedeutet: Durch das Verständnis und den Einblick in verschiedene Sichtweisen aus anderen Lebenskontexten und kultureller Prägung entsteht ein gemeinsamer Blick auf gezeigte Verhaltensweisen. Das Pendeln vollzieht sich zwischen Ansichten und Vorstellungen, die entweder im Herkunftsland bei Migrant*innen der ersten Generation erworben wurden oder bei Migrant*innen der zweiten oder weiteren Generation in den Herkunftsfamilien geprägt wurden. Das Pendeln sollte sich auf eine spezifische Situation beziehen. Die Methode dient zunächst dazu, die familiären Wertvorstellungen und Umgangsformen vor dem Hintergrund des entsprechenden Lebenskontextes im Heimatland oder in Deutschland besser zu verstehen.

Das Ziel des nächsten Schrittes besteht darin, den Ratsuchenden, die noch nicht lange in Deutschland leben, eine hilfreiche Orientierung in der hiesigen Gesellschaft zu vermitteln. Dazu werden eher allgemeine Vorgehensweisen beschrieben, wie sie in bestimmten Lebensbereichen, z. B. bei Erziehungsaspekten im Kindergarten oder Aufbau und didaktischen Methoden des Schulsystems, Abläufe und Ziele in psychosozialer und medizinischer Beratung und Behandlung etc. üblich sind. Dabei ist es wichtig, Neuankommenden die Struktur sowie Aufgaben von für sie unbekannten entsprechenden staatlichen Institutionen zu erklären, mit denen sie Kontakt haben und die für die Bewältigung ihres Alltagslebens relevant sind.

Kritisch anzumerken ist, dass dabei eine Differenzierung verloren geht. Wir weisen darauf hin, kritisch und achtsam mit dieser Methode zu arbeiten, um den Eindruck eines möglichen »Ihr-und-Wir«-Empfindens oder mögliche Pauschalisierung unbedingt zu vermeiden. In der Praxis ist diese Methode trotz all dieser Risiken und Einschränkungen bisher sehr hilfreich gewesen, um ins Gespräch über mögliche Unterschiede und Gemeinsamkeiten zu kommen und den Bedarf an Information auf beiden Seiten, Ratsuchende und Beratende wie Behandelnde, zu ermitteln. Dabei gilt das Motto: Menschliche Bedürfnisse sind universell, Verhaltensweisen zur Bedürfnisbefriedigung kulturell und kontextabhängig unterschiedlich geprägt.

Das Gespräch verläuft in sechs Phasen:

1. Erfragen und Verstehen der ursprünglichen Vorstellung und der entsprechenden Lebensbedingungen (Wie wurde/wird damit in Ihrer Familie sowohl im Heimatland als auch in Deutschland umgegangen? Wer ist an Entscheidungen beteiligt? Welche Wertvorstellungen spielen dabei eine wichtige Rolle?).
2. Bei Menschen, die neu in Deutschland sind: anschauliches Erklären der hiesigen Vorstellungen und Umgangsformen (die neuen Lebensbedingungen in Deutschland beschreiben. Erklären, wie in dieser speziellen Situation der Umgang in Deutschland ist und wer z. B. an Entscheidungen beteiligt ist. Wer trägt rechtlich die Verantwortung z. B. für die Kinder?).
3. Gemeinsames Abwägen beider Vorstellungen für Entscheidungsfindung (Was sind gemeinsame Bedürfnisse und worin liegen

die Unterschiede? Wie unterscheidet sich das ursprüngliche Vorgehen von der hiesigen Vorgehensweise und eventuell auch warum?).
4. Erfragen der Rahmenbedingungen zur Umsetzung der Entscheidung (Gibt es bei der Umsetzung Probleme?).
5. Gemeinsame Analyse von Hindernissen bei der Umsetzung der Entscheidung (Wer muss im Entscheidungsprozess mitberücksichtigt werden?).
6. Gemeinsame Suche nach Lösungen für die Klärung und Überwindung der Hindernisse (Welche Argumente sind für diese Personen wichtig? Sollen diese zu einem gemeinsamen Gespräch hinzugezogen werden?).

Das Dialogische Pendeln als Gesprächsführungstechnik und Haltung ermöglicht es beiden Seiten, Berater*in und Therapeut*in wie Klient*in, einen tieferen Einblick in Sozialisation, aktuelle Situation, Werte und Normen sowie Ziele und Zielerreichungsmöglichkeiten des jeweils anderen zu gewinnen. Es ist von gegenseitigem Respekt für die andere Seite geprägt bei gleichzeitiger Einsicht, dass es nicht eine richtige Lösung/Haltung gibt, sondern dass diese zeit- und ortsabhängig – kontextabhängig – betrachtet werden müssen.

13 Leitfäden zur Anamnese und Exploration zu Heimweh, Heimatlosigkeit und Migration

Betroffene von Heimweh und Heimatlosigkeit sprechen in der Praxis selten von sich aus ihr Leiden an. Sie präsentieren wie bereits beschrieben in der Regel eher Symptome einer Depression oder Angststörung, in manchen Fällen auch die Symptome einer paranoiden Störung, nicht selten somatische Beschwerden ohne medizinischen Grund. Oft wird ihnen erst während des Beratungs- und Therapieprozesses bewusst, was sich hinter ihrer Symptomatik verbirgt. Dies gelingt allerdings erst dann, wenn die Berater*innen und Therapeut*innen sensibel und offen für diese Thematik sind. Besteht z. B. eine Migrationsgeschichte, ob in der ersten Generation oder den folgenden, ist es sinnvoll, diese im Rahmen einer Anamnese ausführlich zu explorieren. Falls es Hinweise auf Heimweh gibt, bietet sich eine gezieltere Exploration nach dem Erleben von Heimweh, den erlebten Belastungen sowie dem zeitlichen Verlauf. Das Empfinden von Heimatlosigkeit ist, wie die Praxis zeigt, schwieriger zu erfassen, da mehrere Lebensbereiche, wie Identität, soziale Beziehungen, Werteorientierung, Bedürfnisbefriedigung, davon betroffen sind und es sich bei der Entstehung dieses Phänomens um einen lang andauernden, oft in der Kindheit beginnenden gesellschaftlich bedingten Prozess handelt. Rassistisch motivierte Taten, wie zuletzt in Hanau oder die Ermordung von George Floyd durch die Polizei, haben viele Menschen für eigene Rassismuserfahrungen sensibilisiert, sodass sie vermehrt gezielt rassismuskritische Therapeut*innen aufsuchen.

Das Ziel dieses Kapitels besteht darin, eine Orientierungshilfe für die Exploration relevanter Themen zu geben. Die themenspezifischen Fragestellungen, die aufgeführt werden, sollen den Leser*innen als Empfehlungen und Anregungen dienen. Auch wenn wir zwei geprüfte Messinstrumente vorstellen, geht es in diesem Kapitel nicht um die Testung zu diagnostischen Zwecken, sondern ausschließlich um Anregungen zur Exploration und Gesprächsführung durch hilfreiche Items.

Fragebögen setzen bei der Operationalisierung und Erfassung der Konzepte Heimat, Heimatlosigkeit oder Migration unterschiedliche inhaltliche Aspekte in den Vordergrund. Dennoch werden die Begriffe anschaulicher und verstehbarer, da sie in den meisten Fällen anhand von konkreten Verhaltensweisen und Gefühlszuständen beschrieben werden. Das kann das Verständnis für eigenes Handeln und Fühlen sowie das Erkennen von Zusammenhängen zwischen z. B. Heimweh und Verlust und Trauer fördern und die Bereitschaft zur Auseinandersetzung mit schmerzhaften Themen erhöhen. Ein umsichtiger Umgang mit den im Folgenden vorgestellten Fragen wird vorausgesetzt. Wir nutzen diese Fragen nicht pauschal, um Gewissheit zu bekommen, sondern um im günstigsten Fall Transformationsprozesse zu fördern. Daher sollten Fragen immer zum Beratungs- und Therapiegeschehen in Beziehung gesetzt genutzt werden. In zeitlich begrenzten Settings, wie bei einem stationären Aufenthalt beispielsweise in einer psychosomatischen Klinik, können sie zur Ermittlung von möglichen Ursachen einer psychischen Belastung eingesetzt werden, wenn biografische Daten aus der Anamnese einen Hinweis für die Themen Heimat, Heimatlosigkeit, Migration liefern.

Gezieltes Fragen kann im Bereich der Psychoedukation und der individuellen Erklärungsmodelle das Verständnis für eigenes Verhalten und Erleben erhöhen, die Symptomatik in einem anderen Licht für Patient*innen erscheinen lassen. Unabhängig davon können die Fragen eingesetzt werden, wenn man im Verlauf der Beratung und Therapie Hinweise und Anzeichen für die oben genannten Themen erkennt, um auf diese detaillierter einzugehen. Dies wird in einigen folgenden Falldarstellungen exemplarisch gezeigt.

Das Fragen stellt auch ein Angebot und die Bereitschaft der Therapeut*innen und Berater*innen dar, die Existenz von Themen anzuerkennen und sich mit ihnen auseinanderzusetzen, was zur Vertiefung der professionellen Beziehung beitragen kann. Wenn Ratsuchende sich bei ihren Antworten zurückhaltend äußern, gilt es, ihr Tempo und ihre Grenzen zu akzeptieren. Klient*innen gehen generell auf Fragen zu bestimmten Themen nicht gleich ein, wenn diese schambesetzt und tabuisiert sind oder sich das Vertrauen zu Berater*in und Therapeut*in erst bilden muss.

Die Fragen dienen zur Orientierung, sie können aber notwendige Kompetenzen nicht ersetzen. Für eine professionelle Beratung und Therapie sind Kenntnisse zu diesen Themen erforderlich, die im Buch vermittelt werden und in Fortbildungen vertieft werden sollten. Das erhöht die Sensibilität für Hinweise, die Betroffene liefern, und fördert die Bereitschaft, diese aufzugreifen und zu thematisieren. Die Haltung einer anteilnehmenden Offenheit und achtsamen Reflexion kultureller Zuschreibungen (Kahraman, 2008) ist dafür eine wichtige Voraussetzung. An Fallvignetten veranschaulichen wir, welche Problemstellungen durch gezieltes Befragen bei den Ratsuchenden aufgedeckt werden können, sodass die präsentierte Symptomatik erklärbar wird.

13.1 Wie verlief die Migration? Fragen zur Anamnese des Migrationsprozesses

Die Exploration des Migrationsprozesses sollte nicht erst zum Zeitpunkt der Ankunft in Deutschland beginnen, wie es oft in der Praxis der Fall ist, sondern auch, wie im Modell von Sluzki (2010) beschrieben, die Motive und situativen Faktoren vor der Migration erfassen. Wichtige diagnostische Hinweise können dabei erhoben werden, wie folgende Anamnese einer kosovarischen Patientin zeigt:

Die Patientin wurde wegen einer schweren depressiven Episode nach stationärem Klinikaufenthalt an die Therapeutin überwiesen. Die Ursprungsdiagnose der Klinik einer schweren Depression aufgrund von traumatischen Erfahrungen durch einen Bombenangriff mit vielen Toten während des NATO-Einsatzes in ihrem Land wurde im Rahmen einer Anamnese überprüft. Dabei wurde deutlich, dass für sie die Entscheidung zur Flucht, die der Ehemann getroffen hatte, höchst konflikthaft war. Sie erlebte durch die Flucht einen Rollenkonflikt: als Tochter, die sich für die Pflege ihrer eigenen Mutter im Kosovo zuständig fühlte, und als Mutter, die für das Wohl der Kinder zuständig war. Sie erkrankte psychisch an diesem für sie unlösbaren Konflikt und überließ ihrem Ehemann und der älteren Tochter die Bewältigung des Haushalts und die Betreuung der zwei jüngeren Kinder. Ohne die Exploration des Migrationsprozesses anhand des in Tabelle 1 dargestellten Leitfadens zur Analyse migrationsbedingter Aspekte wäre der traumatisierende Bombenangriff als alleinige Ursache für die Depression gewertet worden und ein angemessenes therapeutisches Vorgehen gemeinsam mit dem Ehemann nicht möglich gewesen.

Tabelle 1: Fragen zur Analyse migrationsbedingter Aspekte (orientiert am Migrationsmodell von Sluzki, erstellt von Abdallah-Steinkopff, 2018)

Prozessphase	Frage
Umstände vor der Migration	– Welche Gründe führten zu der Entscheidung, die Heimat zu verlassen? – Wer in der Familie hat die Entscheidung zur Migration getroffen? (Hinweis auf Familienstruktur) – Welche Vorkenntnisse über das Zielland bestanden zu dem Zeitpunkt? – Wie erfolgte die Migration? Ist die gesamte Familie oder sind einzelne Familienmitglieder migriert? – Was wurde für die Migration geopfert? – Welche Verbesserungen der eigenen Lebenslage erhoffte man sich? – Welche Erwartungen haben die Zurückgebliebenen an die auswandernden Familienmitglieder? – Wurden seitens der Migrant*innen Versprechungen gegenüber den Zurückgebliebenen gemacht? – Was sollte durch die Migration erreicht werden und was sollte nicht dadurch geschehen? – Was wurde für die Zeit der Trennung vereinbart? – Was war die Lebensplanung vor der Entscheidung zur Migration? – Wie war die Lebensplanung nach der Entscheidung? – Wie erfolgte der Abschied?
Umstände während der Migration	– Gibt es traumatische Erfahrungen? – Gibt es zeitweilige und ungeplante Trennungen der Familienmitglieder?

Prozessphase	Frage
Umstände in der ersten Zeit nach Ankunft im neuen Land	- Deckten sich die Erwartungen mit der Realität? - Welche Informationen gab es zur Lebenssituation im neuen Land und von wem? - Wie entwickelte sich die Familienstruktur? - Was waren besondere Belastungen, was waren besondere Ressourcen? - Welche Hilfestellungen hätte man gebraucht? - Wie waren die Kontakte in die Heimat?
Umstände zum gegenwärtigen Zeitpunkt	- Wo ist man nahe der Heimat, wo fern davon? - Was sind meine kulturellen Wurzeln, was ist deutsch an mir? - Wo ist der eigene Lebensmittelpunkt? - Was ist für einen die Heimat, was das Zuhause? - Was hat man von eigenen, was von fremden Erwartungen erfüllt? Was nicht?
Zukunftsfragen	- Gibt es Pläne für eine Rückkehr? - Wo möchte man alt werden? - Wo möchte man bestattet werden?

13.2 Was bedeutet Heimat? Fragen zur Erfassung der Bedeutung von Heimat

Fragen zur Heimat sollten sich auf fünf Dimensionen nach Dzajic-Weber (2016, S. 24) beziehen, da sich diese im Zusammenhang mit der Wahrnehmung von Heimat als bedeutsam erwiesen haben:

1. die *räumliche Dimension:* der Ort oder die Gegend, in der sich ein Individuum aufhält, in dem es lebt, sein Lebensraum;
2. eine *zeitliche Dimension:* etwa die eigene Kindheit und Jugend, die im Kontext von Heimatgefühlen oft idealisiert wird;
3. die *soziale Dimension:* die Beziehung zu anderen Individuen und Gruppen in einem bestimmten Raum;
4. eine *kulturelle Dimension:* Sie bezieht sich auf Bräuche und Gewohnheiten, auf kulturelle Prägungen, die der*die Einzelne durch sein*ihr Leben in einem gewissen Lebensraum mitbekommt, dazu gehört aber auch ganz zentral die Sprache als Medium kultureller Heimat;
5. die *emotionale Dimension:* Heimat ist nicht zuletzt das Produkt subjektiven Empfindens, der subjektiven Einstellung zu Ort, Gesellschaft und persönlicher Entwicklung des*der Einzelnen in einem gewissen Lebensraum.

Jeder Mensch verbindet eigene biografisch geprägte Vorstellungen, Bilder und Emotionen mit dem Begriff »Heimat«. Mithilfe folgender Aussagen lassen sich Assoziationen und Bedeutungen zum Heimatbegriff explorieren. Einführend ist es sinnvoll zu fragen, ob der Begriff »Heimat« in der entsprechenden Muttersprache überhaupt übersetzbar ist und welches Land oder welche Länder bei diesem Thema eine Rolle spielen.

Aussagen zur Erfassung der Bedeutung von Heimat

1. Heimat ist für mich untrennbar mit Kindheitserinnerungen an nahestehende Menschen verbunden.
2. In der Fremde vermisse ich mit der Zeit vertraute Alltagsbeschäftigungen und Gewohnheiten.
3. Wenn ich meine Heimat für längere Zeit verlasse, vermisse ich Freunde und Bekannte.
4. Heimat ist für mich geprägt durch eine typische Landschaft, Vegetation oder klimatische Verhältnisse.
5. Heimat schaffe ich mir selbst durch eigenes Handeln und die Gestaltung meiner Umgebung.
6. Mit Heimat verbinde ich Kindheitserinnerungen an meine Geschwister oder ähnliche Beziehungen (z. B. enge Freund*innen).
7. Ich fühle mich da beheimatet (zu Hause), wo ich zufrieden mit mir, meinen Kontakten und Lebensumständen bin.
8. Heimat verbinde ich mit Sprache und speziellem Humor.
9. Heimatliche Erinnerungen entstehen auch durch das Hören altbekannter, vertrauter Melodien.
10. Heimat verbinde ich mit heimischen Gerichten und typischen Gewürzen.
11. Heimat verbinde ich mit Traditionen, Feiern kultureller und/oder religiöser Art.
12. Heimat verbinde ich mit einer bestimmten Art des Feierns (gemeinsames Singen und Tanzen).
13. Heimat verbinde ich mit speziellen Wertvorstellungen, einer bestimmten Form des Beisammenseins und gesellschaftlichen Umgangsformen (Flirten, Komplimente usw.).
14. Meine Religion und mein Glaube sind meine spirituelle Heimat.
15. Weitere Ideen zu Heimat …

Im Folgenden wird das Gespräch mit der Patientin wiedergegeben, das ihr die Motive ihrer Heimatsehnsucht und die durch die Patientin herausgearbeitete Lösung aufzudecken verhalf:

Frau K., eine griechische Frau in ihren Mitvierzigern, ist seit einiger Zeit in Therapie aufgrund von Depressionen. Sie ist alleinerziehende Mutter von einer14-jährigen Tochter und einem16-jährigen Sohn. Sie arbeitet als Filialleiterin einer Bank. Versteht sich als eine moderne, selbstständige und erfolgreiche Frau. Sie interpretiert ihre Depression als Folge des Trennungs- und Scheidungsprozesses von ihrem Ex-Ehemann und der Probleme, die sich im Anschluss daran in Finanzen und Erziehung der adoleszenten Kinder ergeben haben. Sie habe das Gefühl, sie habe gar keine Kraft mehr, das Leben sei immer nur anstrengend und sie werde eines Tages »stehend sterben, da sie ja nicht zum Sitzen komme«. In den letzten Sitzungen äußert sie immer mehr als mögliche Lösung »hier alles liegen und stehen zu lassen« und in das Dorf ihrer Eltern zurückzukehren. Sie sehne sich nach dem Dorf, da das Leben dort ohne Sorgen und Probleme sei, mit Entspannung, Freude und Ausgelassenheit assoziiert sei.

THERAPEUTIN: »Was vermissen Sie genau, wenn Sie das Leben im Dorf als ohne Sorgen und Probleme erinnern?«

PATIENTIN: »Ja, keine Arbeit, keine Geldsorgen. Keine Verantwortung. In den Tag hineinleben. Nur Schule und Freundinnen.«

THERAPEUTIN: »Das klingt nach dem Leben einer Jugendlichen. Kann es sein, dass Sie das vermissen?«

PATIENTIN: »Klar, wie eine Jugendliche, aber mit meinen erwachsenen Freiheiten.« (lacht)

THERAPEUTIN: »Die Verantwortungen und Pflichten, die sie jetzt stark belasten, diese würden Sie nicht mehr haben wollen?«

PATIENTIN: »Genau! Morgens aufstehen, zum Kaffeetrinken zu Verwandten oder Nachbarn gehen, ein bisschen Hausarbeit, Mittagessen, Mittagsschlaf, zum Kaffeetrinken in die Kreishauptstadt gehen, Abendessen, Serien schauen! Das wäre das Leben im Dorf.«

THERAPEUTIN: »Das klingt wie der Urlaub im Sommer. Ist es auch so, wenn die Verwandten und Nachbarn ihre Felder bestellen und ihr Vieh versorgen müssen? Wie sieht wohl der Alltag, wenn Sie nicht im Juli, August, sondern im März im Dorf leben oder im November?«

PATIENTIN: (schmunzelt) »Daran will ich gar nicht denken! Ziemlich langweilig! Und düster! Die Häuser sind kalt, nicht wintertauglich. Ich hätte gern meine kuschelige Wohnung dort! Ich könnte das Haus meiner Eltern so einrichten. Aber das Leben, das wäre sehr langweilig! Ich weiß, was Sie meinen. Ich würde nicht an Überarbeitung, sondern an Unterforderung und Langeweile sterben. Eigentlich müsste ich mir gelegentlich dieses Heimatgefühl hier einrichten, nur: wie?«

THERAPEUTIN: »Ja, wie? Das ist die Frage aller Fragen bei Ihrer aktuellen Belastung!«

PATIENTIN: »Ich könnte an den Belastungen arbeiten. Schauen wo ich was aufgeben kann, mit Ihrer Priorisierungsliste! Was sagen Sie immer? ›Prüfen Sie, was liegen bleiben kann, ohne dass die Welt darunter leiden muss‹ (lächelt). Ich könnte endlich delegieren! Meine beiden haben es eh viel zu gut! Sie könnten mehr im Haushalt tun! Ich muss ihnen vielleicht auch nicht jeden Wunsch erfüllen, da ist ja noch ein Vater, wie Sie immer sagen!«

THERAPEUTIN: »Ein gutes Stressmanagement aus dem Gefühl für Entspannung und Gelassenheit, das Sie von Ihren Heimataufenthalten mitbringen, könnte Ihnen also helfen aus der aktuell sehr belastenden Situation rauszukommen?«

PATIENTIN: »Genau! Ich muss mich an das gute Gefühl erinnern! Ich darf mich erinnern und dann auch daran, dass ich hier lebe und dass hier Erholung und Entspannung auch möglich ist, anders, aber auch möglich …«

Durch die Frage nach dem »konkreten Leben im Dorf/in der Heimat« konnte die Patientin sich ein Gefühl von Erholung, Entspannung, Gelassenheit vergegenwärtigen. Die Rückmeldung, das sei doch ein Leben wie in der Pubertät, ermöglichte ihr zu verstehen, dass sie ihre »Freiheiten« und Kontrolle des Erwachsenenlebens ohne seine belastenden Aspekte bräuchte. Die nächste Frage ermöglichte ihr, »den romantisierten« und einschränkenden »Urlaubsblick« auf das Dorfleben zu prüfen. Die Patientin, die sehr lösungsorientiert denkt, hatte dann gleich eine konstruktive Lösung für sich, nämlich Belastungsmanagement durch Priorisierung, Delegation etc. Ressourcenorientiert wurde ihr das Wissen, wie ein Gefühlszustand von »dolce far niente« oder »dolce vita« sich körperlich, gedanklich und emotional anfühlt, aktualisiert. Diese Arbeit erhöhte die Therapiemotivation der Patientin und ihre Einsicht, dass Stressmanagement ein wichtiges Instrument bei privaten und Arbeitsproblemen sein kann.

13.3 Wie wird Heimweh erlebt? Fragen zur Erfassung von Heimweh

Im Folgenden werden verschiedene Möglichkeiten der Befragung zum Thema Heimweh vorgestellt. Eine Form der offenen Fragestellung in Anlehnung an Schott (1994) dient als Leitfaden, um mit Ratsuchenden zu diesem Thema ins Gespräch zu kommen.

Frage 1: Frage nach dem bisherigen Lebenslauf mit Bezug auf das Thema.
Frage 2: Was empfinden Sie, wenn Sie über Heimweh nachdenken? Welche Gefühle und mit welcher Intensität treten dabei auf?
Frage 3: Könnten Sie eine Situation beschreiben, in der Sie Heimweh hatten?
Frage 4: Wie wirkt sich das Empfinden von Heimweh auf Ihren Alltag aus?
Frage 5: Wie gehen Sie mit dem Empfinden von Heimweh um?
Frage 6: Hat sich das Gefühl des Heimwehs von der Kindheit bis heute verändert?

Folgende Fragen zu Heimweh (»Utrecht-Fragebogen«; Stroebe, van Vliet, Hewstone u. Willis, 2002) dienen dazu, das Verlusterleben zu konkretisieren. Unbegleitete minderjährige Schutzsuchende vermissen meist ihre Eltern, manche nennen das in Anlehnung an Heimweh dann »Elternweh«. Manche berichten davon, sich sehr einsam zu fühlen, weil sie keine Vertrauensperson haben, sich an niemanden wenden können, um sich auszutauschen. Andere wiederum leiden darunter, sich in der neuen Umgebung verloren zu fühlen, weil ihnen vieles fremd ist. Oft gehören Verlusterleben und Anpassungsschwierigkeiten zusammen und bedingen sich gegenseitig.

Im Folgenden eine Kurzdarstellung des »Utrecht-Fragebogens« (Stroebe et al., 2002):

1. Vermissen der Familie
   - Das Vermissen der Eltern
   - Das Vermissen der Familie
   - Das Vermissen des Zuhauses
   - Das Vermissen des Gefühls, von der Familie vermisst zu werden
2. Einsamkeit
   - Sich einsam fühlen
   - Sich ungeliebt fühlen
   - Sich vom Rest der Welt isoliert fühlen
   - Sich entwurzelt fühlen
3. Vermissen der Freunde
   - Das Verlangen nach Bekannten haben
   - Nach vertrauten Gesichtern suchen
   - Menschen vermissen, denen man vertraut und mit denen man seine Zeit verbringt
   - Seine Freunde vermissen
4. Anpassungsschwierigkeiten
   - Es schwierig finden, sich an neue Situation anzupassen
   - Sich unwohl in neuer Situation fühlen
   - Sich in neuer Situation verloren fühlen
   - Schwierigkeiten damit haben, sich an die neuen Gebräuche zu gewöhnen
5. Gedanken über Zuhause
   - Gedanken haben, dass alte Situation besser war als das Hier und Jetzt
   - Die Entscheidung, das Zuhause verlassen zu haben, bedauern
   - Ständiges Gedankenkreisen um das Zuhause
   - Wiederholt an die Vergangenheit denken

Ergänzende Fragen

Zum zeitlichen Verlauf von Heimweh
Seit wann leiden Sie unter Heimweh?
Wann war oder ist es am stärksten?
Zu den auslösenden und hilfreichen Lebensaspekten
Was löst bei Ihnen Heimweh aus?
Was hilft Ihnen gegen Heimweh?

Zur möglichen Funktion von Heimweh
Wie wäre es für Sie, wenn es ein Heilmittel gegen Heimweh gäbe und das Gefühl von Heimweh von heute auf morgen weg wäre?

Das Interview mit einem 70-jährigen ungarischen Mann orientierte sich am Leitfaden zu Heimat und Heimweh. Herr U. flüchtete Ende der 1970er Jahre mit seiner Familie nach Deutschland. Seine Antworten sind zusammengefasst wiedergegeben.

> »Es gibt drei Bilder in mir zu meiner Heimat:
> 1. Mein Bild geprägt durch meine Kindheitserinnerungen (unser Haus, unser Garten, die Stadt) bis zum 18. Lebensjahr. Ungarn war vor siebzig Jahren von äußerlichen Einflüssen wenig beeinflusst. In der Schule wurde Heimatliebe sehr gefördert. Nur heimische Literatur und Dichter waren uns bekannt.
> 2. Sobald ich über die Grenze fahre, habe ich mein altes unverändertes Bild von Ungarn vor Augen. Ich würde beim Grenzübertritt mit verbundenen Augen an den holprigen Straßen sofort spüren, dass ich in Ungarn bin. Als weiteres untrügliches Indiz ist eine Baustelle mit fünf Bauarbeitern, von denen nur einer arbeitet. In Ungarn existiert ein anderes Zeitgefühl, Pünktlichkeit spielt dabei keine so wichtige Rolle wie in Deutschland. Häufige Gedanken wie »Was habe ich aufgegeben?« (z. B. jeder hat hier seinen eigenen Weinberg), ›Ich liebe dieses Land, so wie es heute ist‹.
> 3. Der Geist meiner Heimat ist wie ein Gesprächspartner, mit dem ich mich täglich auseinandersetzte, z. B. die politische Entwicklung und die bestehende Ungewissheit, familiäre Aspekte. Ich lese täglich die Nachrichten über Ungarn.
>
> Mich beschäftigt auch, dass dieses Land, das ich liebe, mir in der Vergangenheit so viele und lang andauernde Schmerzen und so viel Leid (das Erleben einer Diktatur und der grausame Umgang mit unserer Tochter) angetan hat. Und trotz dieser Erfahrungen liebe ich Ungarn.
>
> Ungarn ist meine Heimat und Deutschland ist wichtig, weil hier meine Familie ist.

Ich bin froh, dass ich, vor allem seit meiner Rente, häufiger nach Ungarn fahren und zwischen den beiden Ländern hin- und herpendeln kann.

Wenn ich längere Zeit nicht in Ungarn war, vermisse ich Folgendes: Das entspannte und vertraute Reden miteinander, auch wenn man sich als Fremde begegnet, die Spontanität, die Sprache und den Humor, das ungarische Klima, das Feiern miteinander, z. B. das Schlachtfest, all das vermisse ich in Deutschland.

Meine Antwort zur Frage: *Heimat schaffe ich mir selbst durch eigenes Handeln und die Gestaltung meiner Umgebung.*

Das kann und will ich gar nicht. Meine Wurzeln sind in Ungarn, wie ein stabiler Lebensbaum. Zumindest habe ich versucht, eine Region in Deutschland zu finden, die meiner ungarischen Herkunft ähnlich ist, und das ist Bayern.

Durch meinen Beruf und meine Tätigkeit konnte ich andere Länder kennenlernen, was mir wichtig war und ist. Auf Ungarisch heißt ›hodvadj‹ nicht Heimweh, sondern Sehnsucht nach der Heimat, was meinem Gefühl mehr entspricht. Es ist kein Schmerz, sondern diese Sehnsucht beflügelt mich.

Man sollte das Heimatgefühl von Menschen akzeptieren. Jeder hat das Recht, seine Heimatgefühle auszuleben, bei gegenseitigem Respekt.«

Die Antworten von Herrn U. geben Informationen und Hinweise auf sein Bild bezüglich Heimat »als Zeit und Ort der Kindheit und Jugend, der Sprache und seiner Ansicht von zwischenmenschlichem Umgang«. Ihm ist deutlich, dass Heimatgefühl auch »kultiviert« werden kann, dass Heimat nicht immer nur gut ist, und er entscheidet sich bewusst für ein Pendeln zwischen alter Heimat und neuem Wohnort. Das war allerdings erst Jahre später in den 1990er Jahren möglich gewesen, als er wieder nach Ungarn einreisen durfte. Davor hatte er unter einem extremen Heimweh gelitten, was starke psychische und körperliche Symptome zur Folge hatte. Das Pendeln zwischen beiden Ländern ist mittlerweile eine Lösung, die für ihn mit Sehnsucht, »die beflügelt«, und mit der Zeit weniger mit Schmerzen verbunden ist.

13.4 Entlokalisierung der Heimat – Fragen zur Erfassung der Verbundenheit mit einem Raum

Mecheril (1994) spricht im Rahmen einer Migration von einer »Entlokalisierung der Heimat« und schlägt folgende themenbezogene Fragestellungen vor bei der Frage nach dem Beheimatetsein:

- Wo halte ich mich auf? (Egozentrierung)
- Wo sind meine Bezugspersonen? (Personalisierung)
- Wo fühle ich mich wohl? (Hedonisierung)
- Wo bin ich mit den Regeln und Werten einverstanden? (Rationalisierung)

Die Überlegungen von Mecheril aufgreifend schlagen wir eine gemeinsame Exploration und Visualisierung des Beheimatetseins anhand einer Vier-Säulen-Übung (in Anlehnung an die Säulenmodelle des Selbstwerts; siehe Kapitel 17.3 und Abbildung 3) sowie erste Überlegungen zu möglichen Veränderungen mit den Klient*innen vor.

Weitere wichtige Fragen zur Exploration, aber auch Intervention z. B. beim Einsatz sokratischer Dialoge zur Veränderung der Verbundenheit mit einem Raum können sein:

- Wenn Sie im Ausland gefragt werden, woher Sie kommen, was antworten Sie?
- Wenn Sie die deutsche Staatsangehörigkeit haben, würde es Ihre Antwort ändern?
- Welche Bedeutung gibt man Ihrer Biografie in Deutschland? (armer Kriegsflüchtling, Wirtschaftsflüchtling, gewünschte*r Facharbeiter*in …)
- Erleben Sie Vorurteile aufgrund Ihrer Herkunft, Religionszugehörigkeit usw.?
- Werden Sie oft gefragt, woher Sie eigentlich kommen? Werden Sie auch gefragt, weshalb Sie so gut Deutsch sprechen?
- Fühlen Sie sich in bestimmten Bereichen ausgeschlossen?
- Was oder wer aus dem Heimatland konnte gut in Deutschland ersetzt werden?

- Wenn Sie bilingual sind, in welcher Sprache sprechen Sie in welchem Lebensbereich? In welcher Rolle/zu welchen Themen sehen Sie Filme/hören Sie Musik usw.?
- Welche Freunde haben/hatten Sie? Worüber sprechen Sie in welcher Sprache?
- Wo werden Ihre Bedürfnisse nach Zugehörigkeit und Sicherheit erfüllt, wo fühlen Sie sich angenommen mit Ihrer Biografie?

13.5 Glaubenssätze, früher und heute? Fragen zur Erfassung von Heimatlosigkeit bei transgenerationaler Weitergabe

»Wo ist jetzt meine Fremde, wo meine Heimat? Die Fremde meines Vaters ist meine Heimat geworden. Meine Heimat ist die Fremde meines Vaters.«
(Emine[13])

Zur Erfassung von Heimatlosigkeit sind die bereits vorgestellten Leitfäden zu Migration, Heimweh und Heimat sinnvoll, um die persönlichen Bezüge zu explorieren und bewusst zu machen. Von großer Bedeutung ist allerdings auch die Phase der transgenerationalen Weitergabe, die Sluzki (2010) in seinem Phasenmodell als letzte Phase aufführt (siehe Kapitel 9.2). Es geht ihm dabei um die Weitergabe von Migrationserfahrungen der ersten Generation an die nächsten Generationen. Heimatlosigkeit als biografisches Thema wird in der Praxis häufiger von Menschen der zweiten Generation und der folgenden Generationen vorgebracht. Es ergibt daher Sinn, diese Phase ausführlich bei der Thematik der Heimatlosigkeit zu bearbeiten.

Der folgende Leitfaden soll den familiären Bezug zum Thema Migration beleuchten im Sinne von kollektiven Überzeugungen und Glaubenssätzen, sozusagen als familiäres Narrativ, aber auch als generationsabhängige unterschiedliche Narrative, die in der Familie herrschten oder weiterhin bestehen. Viele Beispiele aus der Praxis zeigen, dass diese unterschiedlichen Vorstellungen oft Gründe für Konflikte zwischen den Generationen sind, zu gegenseitigen Vor-

13 Kopie eines von Emine geschriebenen Briefes an den türkischen Generalkonsul in Berlin und an den Berliner Innensenator (in Ören, 1980).

würfen und Enttäuschungen führen und für die Einzelnen Auswirkungen auf ihre Identitätsentwicklung haben, wenn sie z. B. Erwartungen nicht erfüllen können.

Das gezielte Nachfragen soll dazu dienen, eine Auseinandersetzung darüber in Gang zu setzen, welche »Aufträge« und Glaubenssätze bewusst oder unbewusst bei Ratsuchenden weiterhin wirksam sind. Beratung und Therapie sollten Raum und Zeit zur Verfügung stellen, um diese Reflexion zu ermöglichen. Dabei können bisherige Annahmen, die lange in der Familie existiert haben, aus einer Erwachsenensicht reflektiert und hinterfragt werden. Infolgedessen können Änderungen und Umformulierungen dieser Glaubenssätze oder Narrative vorgenommen werden, indem sie an die gegenwärtige Lebenssituation angepasst werden. Auf diese Weise bieten sie eine auf die Gegenwart bezogene und daher angemessenere Orientierungshilfe im weiteren Leben.

Fragen zur Erfassung der familiären Haltung zu den Themen Migration, Heimweh und Heimatlosigkeit:

- Was wurde/wird in Ihrer Familie als wichtigstes Ziel der Migration oder Flucht angesehen?
- Gab/gibt es bestimmte Erwartungen, vor allem aus Sicht der Eltern an die Kinder? Gelten die Erwartungen an sich selbst und an die Kinder als erfüllt? Oder überwiegt Enttäuschung?
- Gab/gibt es Gründe dafür, dass Erwartungen nicht erfüllt werden konnten, z. B. aufenthaltsrechtliche Regelungen?
- Welche Formen von Bewältigung der Migration wurden/werden gewählt? Bestehen Unterschiede zwischen den Generationen?
- Welche Rolle möchte die Familie in der Einwanderungsgesellschaft einnehmen?
- Gibt es noch »Aufträge« der ersten Generation an die Kinder und Enkelkinder?
- Gab/gibt es Träume und Sehnsüchte der Eltern, die man teilt oder ablehnt?
- Bestehen Konflikte zwischen den Generationen mit dem Leben in Deutschland?
- Wie wird auf historische und politische Ereignisse im eigenen Herkunftsland oder dem der Eltern reagiert? Wie positioniert man sich, wie z. B. bei Kriegsausbruch?

- Welche Verbindungen und eventuell Verpflichtungen gibt es noch zu Angehörigen im Herkunftsland?
- Wer in der Familie leidet unter Heimweh, wer denkt an Rückkehr, wer möchte definitiv in Deutschland bleiben?

13.6 Heimatlosigkeit als Ergebnis unerfüllter menschlicher Grundbedürfnisse

Eine wichtige theoretische Grundlage für das Empfinden von Heimweh und Gefühl von Heimatlosigkeit ist die Konsistenztheorie von Grawe, wie wir sie ausführlich in Kapitel 11.3 beschrieben haben. In unserem Alltag werden wir von Bedürfnissen geleitet. Wir streben danach, Bedürfnisse zu befriedigen, positive Erfahrungen herbeizuführen und unangenehme Aspekte zu vermeiden. Unser Bedürfnis nach dem Schutz unseres Selbstwerts soll gewährleistet sein und unser Streben nach einer Erhöhung unseres Selbstwerts ermöglichen.

Eingewanderte und Schutzsuchende erleben oft über längere Zeit Restriktionen und Einschränkungen, ihr Leben selbstbestimmt zu gestalten. Ihr dadurch eingeschränkter Handlungsspielraum reduziert je nach rechtlichem Aufenthalt und daraus resultierenden Lebensbedingungen die Chancen, eigene Grundbedürfnisse zu erfüllen.

Metaanalysen von Fries und Grawe (2006) bestätigen einen Zusammenhang zwischen dem Nichterreichen zentraler Bedürfnisse und der Entwicklung von psychischen Störungen. Annäherungsziele dienen dazu, die Grundbedürfnisse der Person zu befriedigen. Vermeidungsziele hingegen dienen dem Schutz vor Bedrohung, Verletzung oder Frustration der Grundbedürfnisse. Vor allem der Überhang von Vermeidungszielen in Relation zu Annäherungszielen wirkt sich nach Grawe ungünstig auf die seelische Gesundheit aus. Dagegen kann der aktive Einsatz für selbstbestimmte günstige Ziele, die in naher Zukunft liegen und deren Erreichung weitgehend klar ist, Glücksgefühle, Zufriedenheit und Freude in der Umsetzung von Handlungen fördern. Günstige Ziele stellen somit eine Voraussetzung für gelungene Selbstregulation dar. Folglich ist eine Analyse in Beratung und Therapie darüber notwendig, inwieweit eigene Grundbedürfnisse erfüllt werden können und ob eine optimale Bilanz zwischen allen aktivierten motivationalen Zielen gelebt wird.

14 Psychosoziale Ziele bei Heimweh und Heimatlosigkeit

Das Dual-Process Model of Homesickness (Stroebe et al., 2016) ist sowohl für die Psychoedukation als auch Bewältigung von Heimweh und Heimatlosigkeit anwendbar. In diesem konzeptuellen Rahmen finden Exploration, Beratung und Behandlung auf zwei Dimensionen statt:

- *Home-Faktor* mit Fokus auf Trennung von der Familie, Verwandten, Freunde etc.
- *New-Place-Faktor* mit Fokus auf Belastungen in der neuen Umgebung, wie neue Sprache, andere Wertvorstellungen und Normen, sozialer Abstieg usw.

14.1 Was ist Heimweh? Psychoedukation zu Heimweh

Zu den grundlegenden Behandlungselementen gehört die Psychoedukation, das heißt die Information über die Problematik und Symptomatik, die den Betroffenen verständlich macht, worunter sie leiden. Gerade bei den nicht gut erforschten migrationsspezifischen Phänomenen, wie Heimweh, Heimatlosigkeit und Beheimatetsein, sind Information und Einblick in Zusammenhänge für Betroffene besonders wichtig. Häufig fühlen sie sich durch eine Psychoedukation entlastet, da ihr Leiden in einen größeren Zusammenhang gestellt wird und sie erkennen können, dass bestimmte Lebensbedingungen auch bei anderen Menschen zu einer ähnlichen Symptomatik führen. Dadurch bleibt ihre Problematik nicht auf ein individuelles Leiden reduziert. Vermittelte Ätiologiemodelle helfen den Betroffenen, Ursachen, Symptome und Verläufe besser einzuordnen, und erleichtern ihnen, Veränderungsmöglichkeiten der Ursachen und des eigenen Verhaltens zu erkennen.

Heimweh ist kein Syndrom und auch kein Symptom. Für die Patient*innen fühlt es sich jedoch oft so an. Im Fokus der Psychoedukation steht also die Absicht, Heimweh zu entpathologisieren und zu normalisieren. Wichtige Botschaften für die betroffenen Klient*innen sind:

Heimweh ist ein normales Empfinden und zeigt eine tiefe Verbundenheit zum Heimatland: Wenn wir in der Heimat Sicherheit und Bindung, Kontrolle und Orientierung, Selbstwerterhöhung und -schutz sowie Lustgewinn erfahren haben, dann sehnen wir uns selbstverständlich an diesen Ort zurück, vor allem, wenn das Leben anderswo unsere aktuellen vitalen Bedürfnisse nicht erfüllen kann.

Heimweh kann im Rahmen einer anderen psychischen Erkrankung die physischen und psychischen Beschwerden verstärken, deren Heilung verhindern und auch Auswirkungen auf das tägliche Leben haben. Wenn wir z. B. diskriminiert werden und uns dadurch als weniger wertvoll erleben, keinen Zugang zu wichtigen Ressourcen haben, dann sehnen wir uns nach der Zeit, wo wir geliebt und geschätzt wurden. Bei Migrierten und Schutzsuchenden ist das meistens die Heimat.

Heimweh gilt nicht als eigenständiges psychologisches Problem, sondern nur als Begleitproblem bei Anpassungsstörungen. Wenn wir nicht die richtigen Lösungen und Instrumente haben, um mit neuen Problemen fertig zu werden, dann kann eine Lösung sein, sich nach der Zeit zu sehnen, wo wir fähig und kompetent waren, wo wir die Sprache perfekt beherrschten etc.

Heimweh ist ein Phänomen, das wiederkehrend im Leben erscheinen kann, nämlich immer dann, wenn wir vor Herausforderungen stehen und unsere Grundbedürfnisse nicht befriedigt sind.

Heimweh empfinden wir nach Trennungen von unserem gewohnten Lebensraum und den Menschen, mit welchen wir zusammengelebt haben. Deshalb empfinden wir Trauer, tiefe Sehnsucht nach den früheren Lebensorten und Menschen. Wir vermissen die Familie, die Verwandten, die Freunde, unser Zuhause, Lieblingsorte. Das ist eine Seite von Heimweh.

Heimweh empfinden wir aber auch, weil wir uns mit der Anpassung an den neuen Lebensort und den hiesigen Menschen schwertun. Das wiederum hat einerseits mit unseren mitgebrachten Kompetenzen sowie unserer psychischen und körperlichen Gesundheit zu tun, andererseits aber auch damit, wie wir bei dem Prozess der Anpassung unterstützt werden. Wir fühlen uns fremd und unwohl, denken oft, dass wir nicht richtig sind. Im Alltag machen wir »Fehler«, weil wir die Sitten und Bräuche des Landes nicht kennen. Wir fühlen uns einsam und verloren, unsere Gedanken kreisen um das Heimatland und unser Zuhause. Wir bedauern, gegangen zu sein, denken viel an die Vergangenheit im Heimatland, oftmals mit einem verklärten Blick (rosarote Brille), und weniger an unser Leben hier und jetzt im neuen Land.

14.2 Welche Verluste werden betrauert?

> »Denke ich zurück an die ersten Tage des Exils in Antwerpen, dann bleibt mir die Erinnerung eines Torkelns über schwankenden Boden. Schrecken war es allein schon, dass man die Gesichter der Menschen nicht entziffern konnte. [...] Ich wankte durch eine Welt, deren Zeichen mir so uneinsichtig blieben wie die etruskische Schrift. Anders jedoch als der Tourist, für den dergleichen eine pikante Verfremdung sein mag, war ich darauf angewiesen auf diese Welt voller Rätsel« (Jean Améry, zit. nach Riedl, 1995, S. 13).

Verluste gehören zu den Kardinalstressoren bei Eingewanderten und Schutzsuchenden. Sie verlieren ihre Bezugspersonen und Freund*innen, ihre Lebensorte, ihre Sicherheit im Umgang mit der Umwelt und ihre Kompetenzen, zumindest vorübergehend. Eine Exploration und Definition von Verlusten gemeinsam mit den Patient*innen stellt daher oft einen wichtigen diagnostischen Schritt dar. Die Bewältigung und Akzeptanz dieser Verluste ist dabei ein zentrales Ziel der therapeutischen Arbeit. Die folgende Fallvignette verdeutlicht das.

Frau Ö. ist Ende vierzig, verheiratet, hat zwei Töchter, ist türkeistämmig und arbeitet als Küchenhilfe in einer Pflegeeinrichtung. Sie wird von ihrem Psychiater überwiesen, da sie seit Jahren immer wieder depressiv einbricht, Panikattacken hat und neuerdings auch eine Reihe an somatischen Beschwerden, die zu längeren Krankschreibungen führen. Die Patientin ist sehr vorsichtig, distanziert und bemüht, sich nicht als zu »krank« darzustellen. Es gehe ihr nicht gut, weil die Arbeit zu schwer sei, ansonsten sei alles perfekt, sie habe keine Probleme mit dem Ehemann, die Töchter seien ganz gut geraten, ihre Herkunftsfamilie, die Eltern und zwei jüngere Brüder würden sie sehr lieben. Auch sei die

Beziehung zum seit zwei Jahren schwer erkrankten Ehemann sehr gut. Sie fühle sich gut behandelt und geliebt. Die Töchter machten ihr keine Probleme. Sie hätten beide eine Berufsausbildung gemacht und seien berufstätig. Finanzielle Probleme würden keine bestehen. Die Eltern seien mittlerweile verrentet und in die Türkei zurückgekehrt, da gehe es ihnen sehr gut, sie würden aber die Wintermonate, in der Regel November bis März, in Deutschland verbringen, da der Winter hier schöner sei und sie dann hier die nötigen medizinischen Untersuchungen und Behandlungen in Anspruch nehmen könnten. Die Eltern wohnen während dieser Zeit bei Frau Ö.

Im Rahmen der Migrationsanamnese berichtet die Patientin, sie lebe seit ihrem achten Lebensjahr in Deutschland, davor sei sie bei der Großmutter mütterlicherseits in der Türkei gewesen. Nach der Geburt des jüngsten Bruders hätten die Eltern die zwei älteren Kinder nach Deutschland geholt. Sie sei hier auf die deutsche Schule gegangen, habe aber auch türkischsprachige Klassen zum Erlernen der Muttersprache besucht. Sie habe die Schule ohne Abschluss beenden müssen, da die Eltern Probleme mit dem jüngeren Sohn gehabt und Frau Ö. zu seiner Betreuung gebraucht hätten. Sie habe in Deutschland für Reinigungs- oder Gastronomiebetriebe als Küchenhilfe gearbeitet. Im Alter von zwanzig Jahren habe sie auf der Arbeit ihren türkeistämmigen Mann kennengelernt und ihn sechs Monate später geheiratet. Die ersten zwei Ehejahre ohne Kinder seien sehr schön gewesen, sie habe mit ihrem »abenteuerlustigen« Ehemann viel erlebt, z. B. seien sie nicht jeden Sommer in die Türkei gefahren, sondern auch nach Italien, Spanien und Zypern. Das habe ihr sehr gut gefallen. Auch die erste Zeit mit den Töchtern sei eine gute Zeit gewesen.

Bei der Anamnese des Störungsgeschehens wird ein Zusammenhang zwischen der Erkrankung des Ehemannes vor zwei Jahren, der Rückkehr der Eltern in die Türkei vor drei Jahren und den Panikattacken ersichtlich. Zur gleichen Zeit wächst die Sehnsucht der Patientin nach der Heimat, und sie äußert immer häufiger Rückkehrwünsche gegenüber ihrer Familie. Der Ehemann und die Töchter sind sich darüber einig, dass eine Remigration eine Verschlechterung ihrer Lebensbedingungen mit sich bringen würde, insbesondere die ärztliche Versorgung des schwer erkrankten Ehemannes würde dadurch stark beeinträchtigt. Der Ehemann und die Töchter würden ihr vorwerfen, sie trage eine rosa Brille, und so toll sei es doch in der Türkei nicht. Die Patientin fühlt sich durch die Aussage der Töchter, ihre Heimat sei doch hier, sehr stark gekränkt.

Zusammen mit Frau Ö. wurde nach der Psychoedukation und der Beschreibung eines allgemeinen Modells ihr eigenes individuelles Modell für ihre depressive und Paniksymptomatik erarbeitet. Frau Ö., die nach der anfänglich distanzierten Beziehung zu mir sich immer mehr vertrauensvoll öffnete, konnte sehr reflektiert und »mutig« auf mögliche »innere Konflikte« blicken und diese als »Ursachen« für ihre psychischen Probleme identifizieren. Hierzu gehörte z. B., dass sie erkannte, dass durch die Rückkehr der Eltern ihr wichtige Bezugs- und Unterstützungspersonen »verloren« gegangen seien. Sie erinnerte sich, dass sie mit Angst und Trauer auf die Rückkehr der Eltern in die Türkei reagiert und sich jedes Mal sehr gefreut habe, wenn sie wieder da waren. Das habe sich verschlimmert, als der Ehemann erkrankte. Dann habe sie den Verlust (der Eltern) sehr stark gespürt: »Auf einmal dachte ich, hier in der Fremde allein mit einem kranken Mann und zwei Kindern zu sein, das werde ich niemals überleben. Ich habe mich nach meiner Oma und Mutter gesehnt.« Die starke Sehnsucht nach der Heimat sei »doch nur die Sehnsucht nach Sicherheit und Unterstützung«.

Die Patientin sei es immer gewohnt gewesen, sich in Krisensituationen an die Familien zu wenden, ihre eigene und die des Ehemannes. In der kollektivistischen ruralen Gesellschaft ihrer frühen Kindheit boten ihr nicht nur die Eltern, sondern auch die Großeltern, Onkel und Tanten Sicherheit und Schutz. Das Sicherheitsnetz der Patientin wurde infrage gestellt durch die Schwächung des Ehemannes aufgrund der chronischen Erkrankung und der Remigration der Eltern. Die Brüder lebten in anderen Bundesländern, die Schwiegereltern lebten nicht mehr, sodass die Patientin das Gefühl einer »Vollwaisen« entwickelte, mit Trauer und Angst reagierte und eine starke Sehnsucht nach der Sicherheit ihrer Kindertage empfand.

Aufgrund der verbundenheitsorientierten Bindungsrepräsentationen konnte sie kein Gefühl von Autonomie von der Familie aufbauen, vor allem von der Mutter. Die Unterstützung der autonomen und selbstbewussten Töchter, die in Deutschland sozialisiert worden sind, betrachtet sie ambivalent abwertend.

Heimweh manifestierte sich hier als Ausdruck des Bedürfnisses der Patientin nach unterstützenden Beziehungen, insbesondere angesichts ihrer somatischen Probleme, der Erkrankung des Ehemannes und des Verlassen-worden-Seins durch die Eltern und des androhenden Verlassenwerdens durch die Töchter (Heiratspläne, Heimatgefühl in Deutschland). Wichtige Ziele in der Therapie waren deshalb neben dem Aufbau von Selbstunterstützung die Konkretisierung der benötigten Hilfe sowie die Prüfung der helfenden Akteure hier und im Heimatland sowie eine Bearbeitung ihres Dilemmas »hier gute medizinische Behandlung versus dort unterstützende Großfamilie«.

Wie in dem Fallbeispiel deutlich wird, können Trauer und Verlustangstgefühle auftreten, die die Patient*innen auf den Verlust der Heimat projizieren, tatsächlich aber mit aktuellen Herausforderungen und frühen Bindungserfahrungen zu tun haben. Deshalb erweist es sich als wichtig und dringend erforderlich, sowohl die Gefühle von Trauer und Verlustängsten zu thematisieren als auch die Bedeutung von frühen und aktuellen Bindungs- und Bezugspersonen in den Fokus der Therapie zu setzen. Psychoedukation zu Gefühlen allgemein, aber auch in ihrer kulturellen Variation, stellt deshalb einen wichtigen Schritt in der Therapie dar: Wann bin ich traurig? Welche Ereignisse (in Heimat und im Einwanderungsland) machen mich traurig? Wie zeige ich Trauer? Wie darf ich diese nicht zeigen, in der Heimat und im Einwanderungsland? Was erreiche ich durch das Zeigen der Emotion? Ein »therapeutisches Spiel«, das das Verständnis für die Verluste und damit zusammenhängende Emotionen verbessert, nenne ich »Verlust und sein Gefühlspreis«. Hierfür werden die Personen, Sachen, Kompetenzen, Orte, die durch die Migration/Flucht verloren wurden, aufgezählt und auf das Flipchart geschrieben. Dann wird gemeinsam das dazugehörige Gefühl exploriert und identifiziert, z. B.: Ich habe meinen Lieblingsort, eine Platane am Fluss des Dorfes verloren. Macht mich das traurig? Sehnsüchtig? Froh, dass ich diesen Ort im Kopf und im Herzen habe? Gleichgültig? Sauer, weil ich ihn verlassen musste?

Weitere Fragen zum Verlusterleben:

- Gab es einen Abschied von der Familie?
- Gibt es Kontakt zur Familie?

- Gibt es vermisste Angehörige?
- Wie schätzt die Familie die Situation in Deutschland ein?
- Gibt es unrealistische Erwartungen an Eingewanderte und Schutzsuchende von im Herkunftsland lebenden Angehörigen, wie z. B. Familiennachzug, Finanzierung der Familie usw.? Wie ist der Umgang damit?
- Was oder wer ist verloren gegangen?
- Was oder wer ist nur vorübergehend und wer endgültig verloren gegangen?
- Was oder wer konnte auch gut verlassen werden?
- Was war besonders kränkend an der Situation, die die Flucht notwendig gemacht hat? (»Vaterlandsverrat«)

14.3 Psychoedukation zu Migration und Flucht

Nicht nur Therapeut*innen und Berater*innen misslingt es oft, den Anpassungsprozess im Einwanderungsland als Herausforderung und Belastung im Blick zu haben und seinen Einfluss auf das psychische Geschehen und die psychische Gesundheit zu berücksichtigen, sondern auch den Betroffenen. Probleme, die sich aufgrund der Anpassungsleistungen ergeben, werden deshalb internal attribuiert und wirken damit belastender, als sie ohnehin sind. Verständnis für die Vielfalt der Anpassungsleistungen einerseits sowie Förderung von Strategien im Umgang mit Ausgrenzungserfahrungen wie Rassismus und Diskriminierungen andererseits können ein weiterer wichtiger Ansatzpunkt der Beratung und Therapie sein und das Heimweh deutlich verringern.

Als gutes Modell zum besseren Verständnis des Anpassungsprozesses hat sich in der Praxis das Prozessmodell von Sluzki (2010) herausgestellt. Hierfür können die folgenden zwei Grafiken von Sluzki (2010) für Migration und Abdallah-Steinkopff und Budimlic für Flucht (Abdallah-Steinkopff, 2018), die diesen Prozess bildhaft darstellen, eingesetzt werden (siehe Abbildungen 1 und 2).

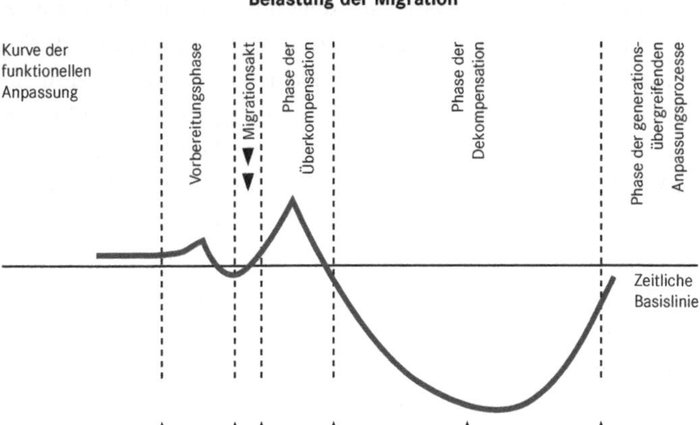

Abbildung 1: Belastungskurve der Migration im Modell von Sluzki (2010)

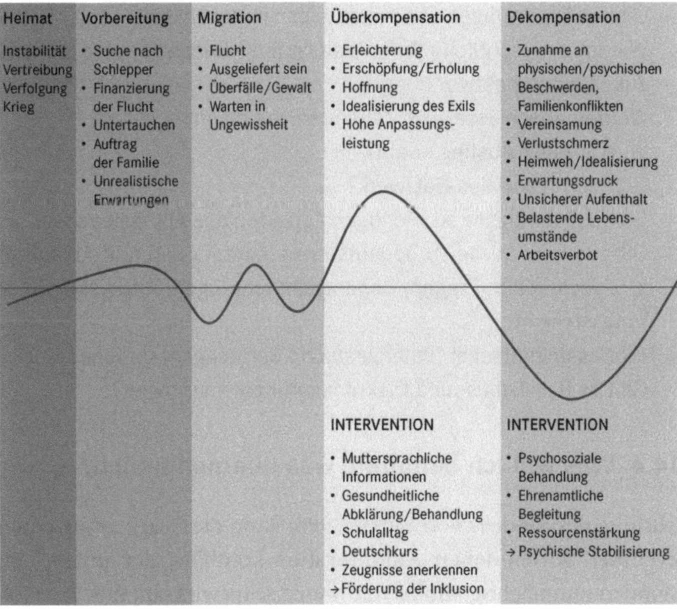

Abbildung 2: Psychologische Phasen der Migration nach Abdallah-Steinkopff und Budimlic

In der Praxis hat es sich bewährt, die Grafiken von Sluzki sowie Abdallah-Steinkopff und Budimlic zum Migrations- oder Fluchtprozess den Ratsuchenden je nach Geschichte zu zeigen, damit sie die Herausforderungen der verschiedenen Migrations- und Fluchtphasen am eigenen Beispiel analysieren können. Wenn man ihnen die Grafiken mit dem typischen Verlauf zeigt, sind manche Ratsuchende erstaunt und auch erleichtert darüber, dass es offensichtlich vielen Eingewanderten oder Schutzsuchenden ähnlich ergeht wie ihnen. Auf diese Art und Weise können sie mehr Verständnis für ihre eigene Migrationsgeschichte, ihre intensiven Gefühle und wiederkehrenden innerpsychischen Konflikte entwickeln. Bei der Erläuterung kann man sich auf die Beschreibung der verschiedenen Phasen im ersten Teil des Buches stützen und sich auf die Angaben zu Belastungen und Interventionen in dem Phasenmodell zur Flucht beziehen.

Beispiele für Fragen zum New-Place-Faktor:

- Lebt man getrennt von der Familie?
- Gibt es Erwartungen von Angehörigen in der Heimat?
- Wie ist der rechtliche Aufenthaltsstatus? Erlaubt er eine sichere Zukunftsperspektive?
- Werden Abschlüsse, z. B. Zeugnisse, anerkannt?
- Wird sozialer Abstieg erlebt?
- Gibt es ein soziales Netzwerk?
- Gibt es Kenntnisse zu wichtigen Aspekten des Alltagslebens?
- Gibt es Kenntnisse zu bedeutsamen Institutionen und Abläufen, z. B. rechtlichen Fragen, Bildungseinrichtungen, Antidiskriminierungsstelle etc.?
- Gibt es dolmetscher*innengestützte Beratungsgespräche?
- Gibt es Rassismus- und Diskriminierungserfahrungen?

14.4 Was will ich behalten, was übernehme ich?

Mithilfe des Modells von Berry (1990) kann die Bearbeitung eines eventuell vorhandenen Akkulturationskonflikts, der unter Umständen ohnmächtig, hilflos und wenig selbstwirksam macht, erfolgen, mit dem Ziel, den Patient*innen eine bessere Einsicht in ihren Konflikt einerseits und adäquate, selbstbestimmte Bewältigung andererseits zu ermöglichen. Akkulturationskonflikte können im Rahmen der Psychoedukation zum Migrationsprozess sichtbar werden, z. B. indem Ratsuchende in der Dekompensationsphase auf einmal negativistische, resignative und einseitige Sichtweisen von ihrer Migration schildern und eine starke Sehnsucht nach der Heimat sichtbar wird. Der Einsatz einer Vier-Felder-Tafel-Übung (siehe Tabelle 2) ermöglicht eine Analyse der Bewältigungsformen, die das Individuum zu Lösung des Konflikts nutzt und bis dato genutzt hat. Dabei lassen sich auch unterschiedliche Umgangsformen innerhalb der Familie und zwischen den Generationen aufzeigen. Interessant dabei ist, dass Menschen im Laufe ihres Migrationsprozesses ihre Bewältigungsformen je nach Lebenssituation ändern.

Übung: Vier Wege, kulturelle Konflikte zu bewältigen

Wenn Menschen ihre Heimat verlassen und einen neuen Lebensmittelpunkt aufsuchen, der anders als ihr Herkunftsland ist, kann es zu psychischen Konflikten und einer Akkulturationskrise kommen, die bewältigt werden muss. Dabei entscheidet man meistens unbewusst, welche kulturellen Bestandteile des Heimatlandes man aufgeben oder beibehalten und welche kulturellen Merkmale des Einwanderungslandes übernehmen und pflegen will. Das betrifft nicht nur Werte und Normen, wie z. B. Gleichstellung, Rechte von Kindern und Jugendlichen etc., sondern alle Bereiche des Lebens wie Kleidung, Musik, Essen, Freizeitverhalten, Erziehungspraktiken, Feiertage usw. Wissenschaftler*innen haben diese Konfliktbewältigung bei Migrierten untersucht und herausgefunden, dass vier Lösungswege gewählt werden. Diese sind in der Tafel aufgelistet. Welche Lösung haben Sie gewählt? Welche Vorteile und welche Nachteile hat dieser Weg Ihnen bis jetzt in ihrem Leben gebracht? Wo stehen Sie gerade in diesem Konflikt und ist das für Sie eine geeignete Lösung? Falls nein, welche Lösung dieses Konflikts wäre besser für Sie? Wie stark wäre ihr Heimweh je nach Feld?

Die folgende Fallvignette über die Paarberatung eines bikulturellen Paares – deutsche Ehefrau und marokkanischer Ehemann – verdeutlicht, wie Bewältigungsformen über den Migrationsprozess hinweg je nach Lebensumständen variieren können.

Tabelle 2: Vier-Felder-Tafel zur Lösung des Akkulturationskonflikts nach Berry

		Mitgebrachte Werte, Bräuche, Normen, Vorstellungen	
		JA	**NEIN**
Vorgefundene Werte, Bräuche, Normen, Vorstellungen	**JA**	*Integration oder Zusammenführung:* Es wird »vernünftig« abgewogen, was im jeweiligen Land die optimalen und lebensförderlichen Strategien sind, und diese werden übernommen.	*Assimilation oder Angleichung:* Es werden nur die Werte der Aufnahmegesellschaft favorisiert und übernommen.
	NEIN	*Segregation oder Absonderung:* Man versucht alles wie in der Heimat zu machen.	*Marginalisation oder am Rande der Gesellschaft leben:* Keine Identifikation mit den Werten des Herkunfts- und des Ankunftslandes möglich.

Das Paar lernte sich während der Studienzeit kennen und lieben. Die deutsche Ehefrau berichtet, dass es keine Probleme in der Zeit ihrer vorehelichen Beziehung gegeben habe. Ihr marokkanischer Ehemann habe im Gegensatz zu Befürchtungen aus ihrer Familie und dem Freundeskreis sehr liberale Vorstellungen einer Beziehung gelebt. Nach der Eheschließung habe sich seine Haltung jedoch allmählich verändert. Er bat seine Ehefrau, ihre Lebensführung zu verändern, da eine liberale Beziehungsform von seiner marokkanischen Community kritisch gesehen werde. Er müsse nun in der Rolle eines Ehemanns auf den Ruf des Paares achten. Diese Haltung verstärkte sich nach der Geburt des Sohnes. Er verbrachte sehr viel mehr Zeit mit seinen Landsleuten als früher, besuchte die Moschee mit seinem Sohn, was ihn früher nicht interessiert hatte. Diese vermehrte Zuwendung zu seinen Wurzeln verunsicherte die Ehefrau, da sie nun auch oft für ihren Lebensstil kritisiert wurde, sowohl vom Ehemann als auch von den befreundeten marokkanischen Bekannten. Es kam zu häufigen Streitigkeiten in der Beziehung. Das Paar suchte deswegen eine Beratung auf.

Anhand des Akkulturationsmodells von Berry ließ sich dem Paar in der Beratung sehr gut veranschaulichen, wann welche Veränderungen in ihrer Beziehung auftraten und was die Gründe dafür waren. Der Ehemann war als Student noch sehr am Coping im Sinne der Assimilation orientiert gewesen (Entwicklungsaufgabe »Identität und Autonomie«). Er wollte die Entfernung von der marokkanischen Familie für ein freieres Leben in Deutschland nutzen. In dieser Phase lernte sich das Paar kennen. Nach der Eheschließung kam es bei dem Mann zu einem Rollenkonflikt. Er sah sich als Ehemann nun aufgrund seiner marokkanischen Sozialisation spezifischen Aufgaben verpflichtet, die er von seiner Heimat kannte, und orientierte sich dabei an den herkömmlichen Rollenmustern von marokkanischen Modellen, wie seinem Vater, seinen Onkeln und seinem älteren Bruder. Er erlebte sich, besonders durch die immer wieder aufflammenden Streitigkeiten mit seiner Ehefrau, isoliert in seiner Haltung und suchte zur Verstärkung vermehrt den Kontakt zu Landsleuten auf.

Orientiert an dem Modell von Berry kann festgestellt werden, dass er im Laufe der Ehe- und Elternzeit immer mehr von seiner assimilierten Haltung hin zum Rückzug in die Community und Bewahrung eines traditionellen Rollenverhaltens wechselte und damit den Segregationsstil bevorzugte. Diese Wandlung verunsicherte seine deutsche Ehefrau zunehmend, und sie befürchtete eine gegenseitige Entfremdung, eine Befürchtung, die sich nach der Geburt des Sohnes noch verstärkte. Zu diesem Zeitpunkt suchten beide die Beratung auf.

Das Paar profitierte von der Analyse mithilfe des Modells, da die Veränderungen des Ehemannes nachvollziehbarer wurden. Tatsächlich verhelfen Analysen mithilfe solcher Modelle in Beratung und Therapie dazu, die beschriebenen Probleme weniger als individuell motiviert zu sehen, sondern als einen allgemeinen migrationsspezifischen Prozess zu verstehen. Im Beratungsverlauf konnten nach dieser Analyse Wege diskutiert werden, die eine Annäherung beider Ehepartner*innen möglich machten. Ein wesentlicher Grundsatz dabei war, dass beide dazu beitragen konnten. Als bikulturelle Ehepartner*innen waren sich sowohl die Ehefrau als auch der Ehemann bewusst, dass ihre weitere Beziehung auf gegenseitiger Akzeptanz begründet sein musste: Die Ehefrau musste den Wunsch des Ehemannes akzeptieren, seine marokkanischen Wertevorstellungen in Beziehung und Erziehung miteinzubringen. Und umgekehrt musste der Ehemann den Wunsch seiner Frau würdigen, ihre Wertesozialisation in Deutschland ebenso miteinzubringen. Es ging daher um einen Aushandlungsprozess darüber. Für den Ehemann war es hilfreich, alternative Modelle für die Rolle des Ehemanns und Vaters in Deutschland zu finden, um weitere Optionen zu seinen mitgebrachten Rollenmodellen zur Verfügung zu haben. Er wählte seinen Schwiegervater als ein ihn überzeugendes neues Modell mit Vorstellungen und Verhaltensweisen, die er in sein Repertoire aufnehmen wollte. Insgesamt ging es für beide um einen nach Berry integrativen Stil beider Orientierungen. Zielführend dafür war, herauszuarbeiten, was ihre Gemeinsamkeiten waren, welche Unterschiede sie aneinander schätzten und welche nicht akzeptabel waren. Ein wichtiger Schritt war dann auszuhandeln, auf welche Werteorientierung sie sich für ihre Partnerschaft in Zukunft einigen wollen.

Das Modell von Berry zeigt, dass Bewältigungsformen abhängig vom Lebenskontext gelebt werden und von der Rolle, die man je nach Lebensabschnitt einnimmt, beeinflusst werden. Im Laufe einer Migration kann ein Mensch seine Bewältigungsformen variieren, wie das Fallbeispiel zeigt.

Manche Menschen beschreiben Heimatlosigkeit dann, wenn sie in der Gesellschaft marginalisiert leben, das heißt ohne feste Bindungen weder zur Herkunftsgesellschaft noch zur Mehrheitsgesellschaft, und sie diese Option nicht freiwillig gewählt, sondern biografische und gesellschaftliche Erschwernisse dazu geführt haben. Andere, die in ihrem Herkunftsland politisch aktiv waren, distanzieren sich aus Misstrauen von ihrer Community im Einwanderungsland.

Man sollte daher vorsichtig sein, sogenannte ideale Bewältigungsstile im Umgang mit dem von Berry beschriebenen Konflikt zu propagieren. Unter bestimmten Lebensumständen kann es für den eigenen Schutz einer Gemeinschaft als Überlebensstrategie geeigneter sein, in Segregation zu leben und sich gegebenenfalls nach außen assimiliert zu präsentieren, um ständige Abwertungen zu vermeiden.

14.5 Akzeptanz von Heimweh

»Heimweh ist wie Zimt, bitter und süß« und als solches ein kostbares Gut für jeden Bäcker und Konditor. Die Akzeptanz, unbedingte Annahme und Integration von Heimweh in den Migrationsprozess ist ein wünschenswertes Ziel der beraterischen und therapeutischen Arbeit. Hierbei ist es wichtig, dass Patient*innen Heimweh als Zeichen ihrer guten Verwurzelung in der eigenen Tradition und Kultur verstehen. Die Trauer über den Verlust kann in dieser Arbeit in Sehnsucht verwandelt werden, die berechtigt ist, jedoch nicht stressvoll und krank machend. Heimweh zeigt, dass das Heimatland mit allen seinen liebgewonnenen Besonderheiten verlassen und das Bedürfnis nach Beheimatetsein, also die Suche nach einem vertrauten und sicheren Ort, mitgenommen wurde, während die überlebenswichtige Bindungskompetenz sich erhalten hat. Dafür hilft die Kernmetapher von Kulisch (2016). Dieser Kern bewahrt geistige und emotionale Einstellungen und prägende Erinnerungen, die sich aus den gelebten Beziehungen zu bedeutsamen Menschen, zu Orten, zu Traditionen, zu Werten und zu vielen Sinneseindrücken am Heimatort gebildet haben. »Der Kern, den ich in mir trage, besteht daraus, was mir sehr wichtig und kostbar ist. Den trage ich in mir, ganz gleich, wo ich mich jetzt befinde, wo ich hingehe und wo ich lebe« (Kulisch, 2016, S. 79).

Eine kontextsensible Gesprächsführung und gezielte, die Themen Heimweh, Heimat, Heimatlosigkeit, Migration berücksichtigende Exploration, kann helfen, verdrängte Kränkungen und Konflikte aufzudecken, die oft für eine depressive und angstbetonte, aber auch psychiatrische Symptomatik wie eine paranoide Störung verantwortlich sind. Viele Patient*innen berichten, dass diese Kränkungen und Konflikte schon über längere Zeit in ihrem Leben bestünden. Sie hätten aber keine Erklärung, keine Bezeichnung dafür gehabt, es sei einfach nur der Schmerz spürbar gewesen. Erst durch die Exploration und Anamnese, aber auch die Psychoedukation seien ihnen Zusammenhänge bewusst geworden. Seitdem könnten sie ihren Schmerz besser verstehen.

Erst ein besseres Verständnis der eigenen Problematik ermöglicht eine Auseinandersetzung damit. Im Kapitel 15 zum therapeutischen Vorgehen werden anhand von Fallvignetten Wege vorgestellt, wie Heimweh, Heimatlosigkeit, Migration und Rassismus in der psychosozialen Arbeit berücksichtigt werden können.

14.6 Sich vertraut machen mit dem neuen Land – Orientierung finden

Wie bereits beschrieben, erleben Eingewanderte und Schutzsuchende Kontrollverluste und Orientierungslosigkeit, da ihre mitgebrachten Kenntnisse oft im Einwanderungsland nicht angemessen sind, keine (ausreichenden) Kenntnisse über das Gastland vorliegen, wissende Bezugspersonen fehlen und Helfersysteme nicht bekannt sind. Sich wie ein »kleines und unwissendes Kind, das nicht selbstständig sein Leben organisieren kann und Kontrolle über das eigene Leben hat« zu fühlen, ist ein häufiger Gefühlszustand, zumindest zu Beginn des Migrationsprozesses. Das illustriert das folgende Fallbeispiel.

A., ein18-jähriger Patient aus Afghanistan, befindet sich aufgrund einer PTBS in psychotherapeutischer Behandlung. Er ist unbegleitet nach Deutschland geflohen und wohnt in einer Jugendamtseinrichtung. Während der Sommerferien hat er selbstständig einen Schülerjob gefunden und arbeitet auf 450-Euro-Basis in einem Getränkeladen. A. hat gute Fortschritte gemacht, er hat weniger Albträume, schläft besser, hat seine Wut im Griff und betrachtet das bestandene Schuljahr und die Tatsache, dass er einen Job gefunden hat, als großen »gemeinsamen« Erfolg. Die Therapie sollte ausgeschlichen werden, und es war geplant, dass mit Beginn der Berufsausbildung ab Herbst nur noch eine Sitzung im Monat stattfinden sollte.

Mitte August meldete sich A. und bat ganz dringend um einen Termin, da es ihm sehr schlecht gehe. Die Krisensitzung wurde unmittelbar abgehalten. A. erzählte, dass er wieder wütend sei, das Gefühl habe, man wolle ihn nur ärgern. Er zweifle daran, dass er hier gern gesehen werde, und eigentlich wäre er am liebsten wieder zurück in seiner Heimatstadt, auch wenn sein Leben dort gefährdet sei. Er sehne sich so sehr danach, auch wenn dort aufgrund der politischen Haltung seines Vaters und seines Onkels sein Leben in Gefahr wäre. Auf die Frage, wie er zur Schlussfolgerung komme, man wolle ihn hier schikanieren, erzählte A., dass das Jugendamt ihm sein Geld, das er doch für die Zeit seiner Ausbildung brauchen werde, wegnehme. Bei genauerem Nachfragen stellte sich heraus, dass er 75 Prozent seines Minijoblohnes dem Jugendamt abtreten muss, da er in einer betreuten Einrichtung wohnt. Seine Enttäuschung war groß, und er attribuierte die Interpretation dieser sachlichen Regelung persönlich. Er fühlte sich in ungerechtfertigter Weise angegriffen, ohnmächtig und wütend. Zur Emotionsregulation wertete er die hiesige Gesellschaft mit ihren Gesetzen ab und idealisierte die Heimat, in der er großes Unrecht und Folter miterleben musste. Nach anfänglicher Validierung der emotionalen Reaktionen Enttäuschung und Ärger (jeder würde sich zunächst ärgern über diese fragwürdige Praxis) wurde anhand des ABC-Modells nach Ellis die Interpretation »Das machen die Deutschen, weil sie mich nicht mögen und Flüchtlinge wieder wegschicken wollen« bearbeitet. Gemeinsam wurde die Erklärung differenziert: »Das Jugendamt handelt so bei allen Jugendlichen, es folgt Gesetzen und Richtlinien, man kann sich beschweren und gerichtlich vorgehen, wenn man diskriminiert wird.«

Als nächster Schritt erschien es sinnvoll, seine Überlebensstrategien zur Befriedigung seines Kontrollbedürfnisses zu prüfen: »Wenn ich die Orientierung verliere, nicht mehr weiter weiß, dann greife ich an und klage an, und wenn das Leben hier schwierig wird, denke ich an das Gute in der Heimat und vergesse und beschönige alles Schlechte und Gefährliche.« Dadurch wurde A. verdeutlicht, dass er die Gefühle der Ohnmacht und des Ärgers, die in einer solchen Situation bei jedem Jugendlichen entstehen, »neutralisierte« und »besänftige«, indem er sich »vormachte«, in der Heimat wäre es besser. »Das Gefühl von Heimweh gibt dann Trost und ich fühle mich dann nicht so verloren.« Als neue Strategie wurde gemeinsam das Prüfen der »beliefs«, der Erklärungen im ABC-Modell, beschlossen und für prototypische schwierige bürokratische Situationen wurden Alternativgedanken und -erklärungen erarbeitet.

Kontrolle und Orientierung wurden beim Patienten durch die Vermittlung von Informationen über rechtliche und politische Strukturen (Verwaltung, Gesundheits- und Bildungssystem) sowie Helferstrukturen, Riten, Bräuche und Sitten in Deutschland erhöht. Die Vermittlung an entsprechende Dienste (Migrationsberatungsdienste, SPDi, Sozialbürgerhäuser etc.) und Kooperation mit diesen ist wie auch in der Kinder- und Jugendlichenpsychotherapie unerlässlich.

Wichtig war darüber hinaus die Förderung der Perspektivübernahme für die hiesigen Regeln, Strukturen, Traditionen. Historische, ökologische und ökonomische Faktoren als Alternativerklärungen zu »Deutsche sind kalt« usw. können und dürfen den Patient*innen angeboten werden. Dadurch wird eine bessere Einsicht in die Regeln, Strukturen und Traditionen erreicht. Hier kann das *Dialogische Pendeln* (siehe Kapitel 12.2) als sinnvolle Gesprächsführungstechnik eingesetzt werden.

Eingewanderte wie Schutzsuchende haben im Einwanderungsland viele Belastungsfaktoren (New-Place-Faktoren) zu bewältigen, wichtige Kriterien für das Leben im Einwanderungsland wie Sicherheit, Orientierung im unbekannten Umfeld und Strukturierung des Alltags werden nicht immer oder nur unvollständig erreicht. Für die Mehrheit der Migrierten sind folgende Informationen über verschiedene Aspekte im Einwanderungsland für das Einleben hilfreich:

- relevante Institutionen und deren Strukturen, z. B. Bildungs-, Erziehungs- und Gesundheitsbereich;
- relevante kulturelle Aspekte, z. B. Höflichkeitsformen, Krankheitsvorstellungen, psychosoziale Hilfsangebote;
- unterstützende soziale Netzwerke, z. B. religiöse Gemeinschaften, Vereinigungen von Migrant*innen und Schutzsuchenden, Ehrenamtlichen;
- Möglichkeiten für Freizeitaktivitäten, z. B. Vereine für sportliche, musikalische und gestalterisch-künstlerische Aktivitäten;
- rechtliche Beratung, z. B. Zeugnisanerkennungsstelle, Aufenthaltsregelungen, Antidiskriminierungs- und Antirassismusberatungsstellen;
- Zeitzeugenschaft unterstützen, wenn der Wunsch besteht durch Vorträge und persönliche Beiträge in Medien.

14.7 Was tut gut? – Selbstfürsorge und positive Aktivitäten

Erholung, euthyme Aktivitäten, Spaß und erfüllende Hobbys befriedigen unser Bedürfnis nach lustvollen und entspannenden Erfahrungen, die mit positiven Gefühlen assoziiert sind. Eingewanderte und Schutzsuchende haben jedoch oft entweder keinen Zugang oder keine Mittel, um ihr Bedürfnis nach Freude, Lust und Entspannung zu befriedigen. Nicht selten greifen sie deshalb zu nichtadäquaten

Mitteln, wie etwa Zigaretten, kalorienreichem Fast Food, Alkohol usw. In der psychotherapeutischen Praxis stellen wir häufig fest, dass viele unserer nichtdeutschen Patient*innen, selbst wenn sie lange hier leben, keine Informationen über mögliche Freizeitaktivitäten und Erholungsmöglichkeiten haben. Die Erholung und Freude werden deshalb nicht selten auf den vierwöchigen Heimaturlaub verschoben. Daher sollten die Ressourcen und Interessen der Patient*innen im Einwanderungsland und in der Heimat, in der Kindheit und Jugend, gleichermaßen ausführlich exploriert werden. In den meisten Fällen werden viele sehr spannende Interessen und Hobbys aus dem Heimatland berichtet. Als Nächstes steht die gemeinsame Suche nach äquivalenten Möglichkeiten im Einwanderungsland.

Sexualität, religiöse Vorstellungen über Erholung und Entspannung, Freude und Spaß werden ebenso gründlich eruiert, da hier Konflikte zwischen den Werten des Einwanderungs- und Herkunftslandes existieren können. Vorurteile bezüglich »Gesundheitsschädlichkeit« bestimmter eventuell Freude bereitender Aktivitäten (»Radfahren kann die Jungfräulichkeit gefährden«) werden identifiziert und modifiziert, die psychotherapeutische oder medizinische Sichtweise berichtet, ohne diese den Patient*innen als die allein richtige aufzuoktroyieren. Die folgende Fallvignette zeigt ein Beispiel dafür.

Herr G., ein 48-jähriger griechischer Patient, sucht auf Anraten seines Psychiaters psychotherapeutische Hilfe auf. Er sei nach der Krise in Griechenland nach Deutschland gekommen und arbeite viel, um seine Schulden in Griechenland bezahlen zu können. Er leide seit einigen Jahren an Depressionen und habe immer wieder Phasen, in denen er sich sehr schlecht fühle, die depressiven Symptome stärker würden und er sich zunehmend zurückziehe. Er befinde sich in psychiatrischer Behandlung und werde medikamentös behandelt, habe aber bis dato noch keine psychotherapeutische Behandlung in Anspruch genommen, da seine Deutschkenntnisse auch nach acht Jahren Deutschland für eine Psychotherapie nicht ausreichten. Herr G. ist kooperativ und kommt gern, auch wenn es ihm schwerfällt, die Wohnung zu verlassen. Da der Patient immer wieder seinen fehlenden Antrieb als quälend beschreibt, wird ihm das Erklärungsmodell der Abwärtsspirale der Depression vermittelt und als ein gutes Gegenmittel die Wiederaufnahme von (Freizeit-)Aktivitäten vorgeschlagen. Herr G. nimmt die Erklärung offen und dankbar an und sagt mir, ja, das wisse er, denn wenn er in Griechenland in seinem Heimatdorf sei, fühle er sich zwar auch gelegentlich schlecht, aber dann gehe er Bergwandern, denn die Wälder und Berge seiner Heimat hätten eine »aufhellende und klärende« Wirkung auf sein Gemüt. Aber hier? Hier fehle ihm das alles! Auf die Frage, ob ihm die heimatlichen Berge oder die Berge generell fehlten, reagiert der Patient mit Verwunderung und gibt an, die Natur fehle ihm. Er fühle sich in dem Hochhaus und der Betonsiedlung, in der er wohne, eingesperrt. Er versuche, rauszugehen, aber das, was er sehe, mache ihn noch trauriger.

Als Intervention folgt eine Aufklärung über Möglichkeiten, in München und Umgebung »spazieren und wandern zu gehen«, sowie eine Vermittlung an das Bündnis gegen Depression, den SPDi und einen griechischen Heimatverein, mit der Hausaufgabe, sich über diese und deren Freizeitangebote mindestens im Internet zu erkundigen und einmal täglich eine der Münchner Parkanlagen aufzusuchen. In der darauffolgenden Sitzung erzählt Herr G. davon, dass er es zwar nicht täglich, aber zwei Mal geschafft habe, zwei ihm noch nicht bekannte Parkanlagen zu besuchen und dort auch längere Spaziergänge gemacht zu haben. Dabei sei ihm klar geworden, dass er hier nur arbeite. Er lebe das ganze Jahr so, als wäre das Jahr seine Arbeitswoche, und er warte auf das Wochenende, die Sommerferien in Griechenland. Freizeit und Schönes, Lustvolles und Vergnügen seien auf Griechenland beschränkt. »Wie soll ich hier nicht depressiv werden?« In einer plananalytischen Arbeit kann der Patient für sich erkennen, dass er hier, auch weil er sich nicht auskenne, in Bezug auf seine vitalen Bedürfnisse nach Erholung, Vergnügen, Leichtigkeit und Lust auf »Sparflamme« lebe. Seine Strategie sei »Spare hier und lebe in Griechenland«. Zur Vermeidung der dadurch mit der Zeit aufkommenden Widerstände und Unlust diene unter anderem die Depression. Denn dadurch könne er sich zumindest erholen. Als Alternativstrategien beschließen wir gemeinsam: »Suche günstige und praktikable Erholungs- und Freizeitmöglichkeiten in der Umgebung, am besten mit den Augen eines Kindes oder eines neugierigen Touristen«, »Das Leben findet hier statt und es braucht Freude und Spaß, Gesang und Tanz, gutes Essen und eine liebevoll gestaltete Umgebung«.

15 Was muss noch berücksichtigt werden?

Menschen, die sich auf den Weg nach Deutschland gemacht haben, hatten unterschiedliche Gründe für ihre Migration. Die einen werden durch Krieg und Vertreibung zur Flucht gezwungen, andere, meist EU-Bürger*innen, suchen bessere Lebens- und Arbeitsbedingungen, und viele andere kommen im Rahmen einer Familienzusammenführung. Ihre Gründe für Heimweh sind daher vielschichtig und sehr unterschiedlich. Viele Schutzsuchende können für lange Zeit nicht in ihre Heimat zurück, da dort noch Krieg herrscht und aufgrund ihres meist über Jahre laufenden Asylverfahrens. Die Verbindung zu Familienangehörigen ist oft nur telefonisch möglich, manche wissen nichts über deren Verbleib während der kriegerischen Auseinandersetzungen. Verfolgung und Krieg stellen Lebenskrisen dar, für die es keine »richtigen« Lösungen gibt, die den gängigen Moralvorstellungen aus Friedenszeiten entsprechen. Kriegsflüchtlinge leiden oft an diesen moralischen Dilemmata und dementsprechend an massiven Schuldgefühlen und Trauer. Der Bruch mit der Heimat und der Familie ist gravierender als bei Menschen, die im Rahmen der Arbeitsmigration ihr Land verlassen haben, aber die Möglichkeit zur Heimreise oder Rückkehr haben. Viele Eingewanderte und Schutzsuchende wünschen, Aspekte ihres früheren Lebens vor der Migration, wie persönliche Kompetenzen, Aktivitäten, berufliche Kenntnisse etc., im Einwanderungsland fortzusetzen. Andere möchten auf das Leid in ihrer Heimat hinweisen und darüber informieren durch persönliche Beiträge in Medien und durch Vorträge. Dieses Bedürfnis in der Beratung und Behandlung aufzugreifen und zu fördern ist eine wichtige identitätsstiftende Maßnahme für die Betroffenen. Eine Auswahl von fluchtspezifischen Belastungen, die beide Dimensionen – Home-Faktor und New-Place-Faktor – betreffen, macht nachvollziehbar, warum es unter Schutzsuchenden und manchen

Eingewanderten zu besonders schmerzhaftem und unerträglichem Heimweh oder Heimatlosigkeit kommt und wie Beratung und Behandlung das Leiden lindern können.

Im Allgemeinen ist es für Betroffene hilfreich, wenn ernsthaftes Interesse an ihrem Heimatland, dessen Geschichte und Traditionen bekundet wird. Auch sollte man bemüht sein, zu fragen, wie jemand angesprochen werden möchte, eine für beide Seiten passende Vereinbarung finden und versuchen, die Namen korrekt auszusprechen. Wichtig ist, dass sich heimwehgeplagte Menschen nicht im Gedankenkreisen über den Heimatverlust verlieren. Tavakoli, Lumley, Hijazi, Slavin-Spenny und Parris (2009) stellen dazu fest, dass ein Tagebuch zu führen über die Gedanken und Gefühle bezüglich Heimweh das Heimweh eher fördert. Freundschaften in der neuen Umgebung vermitteln zwar einen gewissen Grad an Zugehörigkeitsgefühl, dienen jedoch nicht dazu, das Erleben von Heimweh vollkommen zu kompensieren, sondern mildern es eher. Skypen und Telefonieren mit den Familienangehörigen kann manchmal ebenso das Heimweh mildern, aber auch unter Umständen massiv verstärken, wenn es zum Zeitpunkt eines Familienfestes oder zu religiösen Festen, wie Ramadan, Pessach oder Weihnachten, stattfindet, da man dann umso mehr Einsamkeit und Ausgeschlossensein erlebt. Im Rahmen von Beratung und Therapie ist es sinnvoll, Gespräche anzubieten, um die Trauer zum Ausdruck zu bringen, allerdings sollte dies in einem begrenzten zeitlichen Rahmen stattfinden. Denn gleichzeitig sollte ein weiterer Fokus auf das neue Umfeld gerichtet sein, mit der Planung von Aktivitäten, die die Gegenwart angenehm machen und das Einleben erleichtern. Als grundlegendes Behandlungsprinzip für Heimweh hat sich das Pendeln zwischen beiden Dimensionen – dem Verlusterleben und der Anpassung an das neue Umfeld – bewährt.

Beispielhaft werden im Folgenden spezielle Themen für den Home- und den New-Place-Faktor beschrieben, die in der Praxis vor allem von Schutzsuchenden, aber auch von Eingewanderten vorgebracht werden. Generell ist eine individuelle Exploration mithilfe der vorgestellten Fragen Grundlage zur Erfassung von migrationsbedingten Problemlagen und Konflikten immer erforderlich.

15.1 Die Klärung unerledigter Konflikte

Bei Migration, aber ganz besonders bei Flucht, können Konflikte wie z. B. familiäre Probleme oder ein fehlender Abschied von der Familie unerledigt bleiben, bewirken ein andauerndes Grübeln darüber und binden unnötige Energie an die Vergangenheit. Heimweh bietet die Chance, diese Konflikte kontext- und kulturell angemessen zu lösen sowie wichtige Bindungen und Selbstwert zu schützen. Die folgende Fallvignette veranschaulicht dies.

Ein politisch engagierter Mann aus Kongo konnte seine Mutter während seiner politischen Verfolgung nicht mehr darüber informieren, dass er flüchten musste. In Deutschland angekommen befürchtete er zunächst, sie durch eine telefonische Kontaktaufnahme wegen Abhöraktionen zu gefährden. Gleichzeitig blieb bei ihm dauerhaft die Sorge, dass seine Mutter aufgrund seiner Flucht im Rahmen einer Sippenhaft immer wieder Opfer von Razzien und Verhören über seinen Verbleib werden könnte. Ihm war dabei auch bewusst, dass seine Mutter tatsächlich nichts über seinen gegenwärtigen Wohnort und sein Befinden wusste und sich massive Sorgen um ihn machen würde. Noch mehr machte ihm Angst, bei einer Kontaktaufnahme mit entfernten Angehörigen zu erfahren, dass sie wegen seiner politischen Tätigkeit getötet worden war. Er war dermaßen gefangen in diesen Ängsten, dass eine Klärung erst mit der Zeit, das heißt nach zwei Jahren, möglich war. Eine hilfreiche Lösung ergab sich, als er eine Bekannte, die eine Besuchsreise nach Kongo plante, bat, seine Mutter aufzusuchen und sie über ihn zu informieren. Er sparte Geld, um die Bekannte für den Umweg zum Wohnort seiner Mutter zu bezahlen. Über sie erfuhr er, dass seine Mutter lebte, allerdings schwer erkrankt war. Ein wichtiges Ziel daraufhin bestand darin, sie finanziell zu unterstützen, damit sie angemessene medizinische Hilfe erhielt.

Im Vorfeld dieser Lösung waren viele Gespräche notwendig, um alle Eventualitäten zu klären und dann abzuwägen, was das Schlimmste für ihn wäre und welche Pläne realisiert werden könnten. In diesem Fall konnte die Sehnsucht nach der Mutter, ein Aspekt des Heimwehs, als wichtiger Motor für die Klärung und Lösung von Konflikten erkannt werden.

15.2 Ein schwer lösbares Dilemma

Wenn Krieg oder Verfolgung und Vertreibung im Heimatland herrschen, lösen Gespräche über die Heimat bei Schutzsuchenden, manches Mal auch bei Eingewanderten, häufig das Aufbrechen von seelischen Wunden, Trauer, Selbstvorwürfe und Schuldgefühle aus und verursachen von Fall zu Fall depressive Einbrüche und krisenhafte Zuspitzungen. Darf es mir hier überhaupt gut gehen? Wie glücklich darf ich hier sein, wenn es meiner Familie so schlecht geht im Heimatland? Diese Fragen äußern Schutzsuchende und Eingewanderte in der Therapie, wenn ihre Familien im bedrohten Heimatland zurückgeblieben sind. Besonders aktuell war dies nachvollziehbarerweise bei der Regierungsübernahme der Taliban in Afghanistan und ist es gegenwärtig für ukrainische Schutzsuchende, deren Angehörige im Krieg zurückgeblieben sind. Auch Dolmetschende können davon betroffen sein.

Die Gedanken an die Heimat sind bei Betroffenen verknüpft mit negativen Empfindungen wie Scham- und Schuldgefühlen, da sie ihre Sicherheit in Deutschland angesichts des Leids ihrer Angehörigen und Landsleute als ungerecht empfinden. Der Umgang mit Scham und Schuld wird konflikthaft erlebt und löst bei vielen gegensätzliche Handlungsimpulse aus. Die einen distanzieren sich innerlich von der Heimat, vermeiden Telefongespräche mit ihren Angehörigen sowie Informationen über Nachrichten und Medien zur Lage in ihrem Herkunftsland, weil sie die aufkommenden Schuldgefühle nicht ertragen. Andere dagegen versuchen, ihre aus ihrer Sicht privilegierte Lage gegenüber bedrohten Angehörigen im Heimatland auszugleichen, indem sie sich politisch engagieren, um auf die Lage der Bevölkerung im Herkunftsland in Deutschland aufmerksam zu machen. Dadurch beschäftigen sie sich andauernd mit der Situation ihres Heimatlands und können sich nur schwer auf ihr gegenwärtiges Leben konzentrieren. Manche wechseln zeitweise zwischen beiden Handlungsoptionen, um besser mit der inneren Zerrissenheit umzugehen.

Unabhängig davon, welche Entscheidung sie treffen, bleibt bei ihnen das Gefühl von Unzulänglichkeit zurück, weil es unter diesen Umständen keine ideale Lösung gibt. Diese unlösbaren Konflikte binden mentale und emotionale Energie an das Heimatland und machen das Heimweh unerträglich. Als einziger Ausweg aus diesem Dilemma erscheint einigen die Rückkehr ins Heimatland trotz der Gefahr, die ihnen dort drohen könnte. Diejenigen, die bleiben, fühlen sich aufgrund ihres inneren Konflikts heimatlos. Aus ihrer Sicht haben sie die Bindung an die Heimat aufgrund eigenen Versagens verloren. Gleichzeitig fühlen sie sich zu belastet, um die Herausforderungen in Deutschland zu meistern. Belastungen auf beiden Dimensionen – Home und New Place – bedingen sich gegenseitig und lösen massive Gefühle von Heimweh und Heimatlosigkeit aus. Betroffene erleben Beratung und Therapie dann unterstützend, wenn ihr Dilemma ernstgenommen und ihnen zugehört wird, wenn gemeinsam unterschiedliche Entscheidungsmöglichkeiten bei beiden Faktoren besprochen und mögliche Konsequenzen, auch rechtliche, reflektiert werden. Letztlich liegt die Verantwortung bei ihnen, welche Entscheidung sie treffen. Mit ausreichend Zeit und professioneller Begleitung gelingt es leichter, Klarheit zu finden, wie viele Betroffene in der Praxis rückmelden.

Eine weitere Ursache für Krisen können Auswirkungen von Heimweh auf die Familiendynamik sein. Heimweh kann Beziehungen und Familiensysteme spalten. Ständiges Sprechen über Heimweh und eventuelle Rückkehrgedanken können die Beziehungen zermürben. Manche Kinder, die keine Erinnerung an das Herkunftsland haben, haben keinen Bezug zu den Heimwehgefühlen ihrer Eltern und verweigern die Gespräche darüber. Wenn es keine gemeinsamen Zukunftsvorstellungen gibt, wo man leben möchte, führt das zu Beziehungskonflikten und Verunsicherungen, da keine gemeinsamen Lebenspläne gemacht werden können. Zum Beispiel möchte die Ehefrau in der Rente wegen der Kinder und Enkelkinder in Deutschland bleiben, der Ehemann jedoch neigt eher dazu, an den Heimatort zurückzukehren. Oder Eltern planen eine Rückkehr in das Heimatland, die Kinder aber fühlen sich im Einwanderungsland daheim. Diese komplexe Familiendynamik muss in Beratung und Therapie thematisiert werden. Falls möglich können Angehörige zu den Einzelgesprächen hinzugezogen werden.

15.3 Heimat als der bessere Ort?

»Du irrst, wenn du gerührt zu irgend einem Ding ein Heimweh hast. Wir wandeln dieses um; es ist nicht hier, wir spiegeln es herein aus unserm Sein, sobald wir es erkennen.«
(Rilke, 1908)

Schwierige und belastende Lebensbedingungen im Einwanderungsland führen häufig zu einer Verklärung des Heimatlandes. Man mutmaßt, dass es diese Probleme in der Heimat nie gegeben hätte. Dort wäre man nicht so einsam, hätte Unterstützung durch die Familie und wäre sicher glücklicher als in der Fremde. Diese »romantisierenden« kognitiven Schemata von Heimat dienen in gewisser Weise als Schutz vor der schwierigen Gegenwart und machen bestehende Belastungen erträglicher. Sie verhindern allerdings dadurch eine konstruktive Auseinandersetzung mit gegenwärtigen Problemen und einen realistischen Blick auf das Herkunftsland. Dieser verklärte Blick auf die Heimat ist daher immer wieder ein zentrales Thema bei Migrierten in Beratung und Therapie, besonders dann, wenn reale Belastungen, wie unklarer Aufenthalt, Rassismuserfahrungen etc., das gegenwärtige Leben bestimmen. Besonders bei dieser Problematik ist auch wieder das grundlegende Beratungs- und Behandlungsprinzip – das Arbeiten auf beiden Dimensionen des Dual-Process-Modells von Stroebe et al. (2016) – notwendig:

Belastungen im Einwanderungsland (New-Place-Faktor): Die Suche nach Lösungsstrategien für bestehende Probleme im gegenwärtigen Alltag, soweit das möglich ist, kann zu einer gewissen Entspannung führen. Auch die Analyse, inwieweit eigene Bedürfnisse im gegenwärtigen Umfeld erfüllbar sind und was zu tun ist, damit das besser gelingt, trägt dazu bei. So können die Ratsuchenden ihren verklärten Blick auf die Heimat besser verstehen und aus welcher gegenwärtigen Not er sich entwickelt hat.

Verlusterfahrungen von Heimat (Home-Faktor): Der nächste Schritt ist dann, die Wahrnehmung der Heimat als einen »besseren« Ort zu überprüfen. Auf welchem Wissen stützt man sich bei der Einschätzung? Wann war der letzte Aufenthalt im Heimatland? Wie lange war man dort? Gibt es Landsleute, mit denen man sich darüber austauschen könnte?

Verknüpfung von beiden Dimensionen: Was ist tatsächlich besser im Heimatland? Was davon könnte man hier integrieren und leben? Was und wen braucht man dazu? Was erkennt man als einen Gewinn am neuen Ort (neue schöne Landschaften, neue Möglichkeiten, andere Lebensformen etc.)? Für Menschen, die in ihr Heimatland reisen können, bieten sich Themen und Fragen an, die sich während eines Aufenthaltes dort beobachten und überprüfen lassen. Manche erleben dann auch, dass ihnen immer dort, wo sie sind, etwas aus dem anderen Bezugspunkt fehlt. Möglicherweise muss man sich damit arrangieren, dass nicht alles unter einen Hut zu bekommen ist und man pendeln muss zwischen zwei Heimaten.

Bei Kriegsflüchtlingen bleibt dies schwierig, und eine Überprüfung ihrer Heimatbilder gelingt nur in der Vorstellung. Die Verbesserung ihrer Lebenslage in Deutschland ist oft auch noch von Behörden und deren Rechtsprechung abhängig. Ihr Handlungs- und Gestaltungsspielraum ist äußerst begrenzt. Zu bedenken ist, dass es ihre Heimat, wie sie sie kannten, aufgrund der Zerstörungen nicht mehr gibt. Wie eine Heimat dem Erdboden gleichgemacht wird, zeigen täglich die schrecklichen Bilder von zerbombten Städten in der Ukraine, wie es der Fall auch war in Grosny und Aleppo.

Das Leben im Exil ist bei vielen geflüchteten Menschen eng mit der Hoffnung auf Rückkehr in die Heimat verknüpft. Bert Brecht beschreibt in seinem Gedicht »Gedanken über die Dauer des Exils«, wie die Hoffnung auf eine baldige Rückkehr das Leben im Exil als Provisorium erscheinen lässt:

»Schlage keinen Nagel in die Wand
Wirf den Rock auf den Stuhl
Warum vorsorgen für vier Tage?
Du kehrst morgen zurück.
Lass den kleinen Baum ohne Wasser.
Wozu noch einen Baum pflanzen?
Bevor er so hoch wie eine Stufe ist
Gehst du fort von hier.
[…]
Sieh den Nagel in der Wand, den du eingeschlagen hast:
Wann, glaubst du, wirst du zurückkehren?

Willst du wissen, was du im Innersten glaubst?
Tag um Tag
Arbeitest du an der Befreiung
Sitzend in der Kammer schreibst du.
Willst du wissen, was du von deiner Arbeit hältst?
Sieh den kleinen Kastanienbaum im Eck des Hofes
Zu dem du die Kanne voll Wasser schlepptest!«
(Brecht, 1939).

15.4 Rassismus – Anerkennung einer gesellschaftlichen Realität

»Meine Vorurteile sind gefasst,
verwirren Sie mich nicht durch Tatsachen!«
(Karl Kraus)

Im Rahmen von Beratung und Therapie müssen Betroffene mit allen ihren Erfahrungen ernstgenommen werden. Auf keinen Fall darf die Wahrnehmung von Diskriminierung und Rassismus relativiert oder gar verharmlost werden, was in der Regel vor allem der eigenen Entlastung dient und retraumatisierend für die Betroffenen wirkt. Von Rassismus betroffene Personen spüren meist sehr deutlich, was eine diskriminierende oder rassistische Wirkung hat. Die Absicht des Gegenübers ist dabei nachrangig wie bei anderen traumatischen Erfahrungen auch. Es ist besonders belastend, wenn auf traumatisierende Erfahrungen nicht reagiert werden kann (Invalidierung durch Dethematisierung) und bei Betroffenen erneut Hilflosigkeit, Unverbundenheit und Scham zurückbleiben. Da rassistische Erfahrungen tief verunsichern und die Menschenwürde angreifen, ist alles, was die Betroffenen ermächtigt und empowert, von zentraler Bedeutung. Dazu gehören gegebenenfalls bei schweren Übergriffen auch Informationen und Kontakt zu spezifischen Einrichtungen, die zusätzlich über Rechte als Betroffene*r beraten und gegebenenfalls aufsuchend oder begleitend unterstützen können.

Die meisten betroffenen Menschen wissen nicht bewusst um die zerstörerische Wirkung von alltäglichen ausgrenzenden Mikroaggressionen, obwohl sie die Auswirkungen auf sich oft als diffuses Gefühl und starkes Arousal spüren. Darum ist es zentral, dass Berater*innen und Therapeut*innen sich mit den Auswirkungen von Rassismus auf die Gesundheit Betroffener, mit eigenen von Rassismus geprägten Vorannahmen, aber auch mit zumeist schwer erkennbaren rassistischen Strukturen beschäftigen. Selbst wenn Betroffene darum wissen, ist die Bestätigung durch eine »Expertin« für sie von zentraler Bedeutung. Wie real die Erfahrungen von Rassismus in Deutschland sind, wird im Briefwechsel zwischen Ramadan und Forudastan deutlich:

> »Dunja Ramadan: Ich weiß nicht, ob du das Gefühl kennst, aber bei mir war es auf einmal da. Dieses Gefühl, mich vielleicht doch getäuscht zu haben in dem Bild, das ich von Deutschland hatte, dem Land, in dem ich geboren bin, meinem Mutterland. Immer häufiger stelle ich mir Fragen wie: Werden Menschen, die anders als die Mehrheit aussehen und glauben, jemals frei von Diskriminierung hier leben können? Wie viele ›Dammbrüche‹, ›Einzelfälle‹ und ›Grenzüberschreitungen‹ wird es noch geben?
>
> Ferdos Forudastan: Deutschland hat sage und schreibe bis Mitte 2021 gebraucht, um erstmals in der Geschichte der Bundesrepublik systematisch Zahlen zum Rassismus zu erfassen. Diese Zahlen sind erschreckend. Aber sie werden künftig regelmäßig erhoben – und sie werden denen das Geschäft erschweren, die leugnen, dass es Rassismus in erheblichem Umfang gibt. Ja, Frauen mit Kopftuch müssen auf dem Arbeitsmarkt mehr kämpfen als solche ohne, und Schwarze scheitern an Türstehern von Clubs eher als Weiße. Beides ist skandalös, was sonst? Aber ich erinnere mich noch gut an Zeiten, in denen das – anders als heute – außer die Opfer solcher Ausgrenzung fast niemanden interessiert hat. Und eine Antidiskriminierungsstelle, an die Betroffene sich wenden konnten, oder eine Antirassismus-Beauftragte gab es damals schon gar nicht« (Forudastan u. Ramadan, 2022).

Und trotz dieser positiven Entwicklungen, wie Forudastan sie schildert, kommt es immer wieder von eigentlich »fachlicher« Seite zu »Dammbrüchen«, wie Dunja Ramadan es nennt. Die Pressemitteilung der bayerischen Integrationsbeauftragten, Gudrun Brendel-Fischer von der CSU, ist ein erschreckendes aktuelles Beispiel dafür:

»Ukrainischen Geflüchteten muss nicht erklärt werden, wie eine Waschmaschine funktioniert oder dass auf dem Zimmerboden nicht gekocht werden darf« (Brendel-Fischer, 2022).

Welche Folgen wiederholte rassistische Erfahrungen auf die psychische Gesundheit haben können, wird im folgenden Fallbericht beschrieben.

Herr T. ist bei Aufnahme 35 Jahre alt, alleinlebend und im Krankenstand. Er berichtet vom permanenten Gedanken, ein schlimmes Verbrechen begangen zu haben. Obwohl er sich freiwillig einer – ergebnislosen – polizeilichen Untersuchung unterzogen hat, ist er von seiner Überzeugung nicht abzubringen. Um seinen Freunden die spätere Scham zu ersparen, mit einem Verbrecher befreundet gewesen zu sein, habe er sich zurückgezogen. Seine Familie ist sein letzter Zufluchtsort, aber er hat Schuldgefühle. An die Tat selbst kann er sich nicht erinnern, und er nimmt an, dass er unter Alkoholeinfluss stand, obwohl er kaum trinkt. Da er sich über Wochen in diese Gedanken steigert und sehr leidet, bringen seine Eltern ihn in die nahe gelegene Psychiatrie, wo sich sein allgemeiner Zustand nach neuroleptischer Medikation etwas stabilisiert. Seine Gedanken bestehen aber fort, sodass er sich auf Empfehlung zur ambulanten Therapie bei mir vorstellt. Zwischen dem ersten Auftauchen der Gedanken und der Vorstellung zur ambulanten Therapie ist ein halbes Jahr vergangen.

Zu seiner Biografie erfahre ich, dass er mit seinen Geschwistern bei den Eltern aufgewachsen ist. Seine Mutter stamme aus dem Ausland und habe seinen Vater beim Studium in Deutschland kennengelernt; beide seien inzwischen berentet. Zwischen den Eltern gebe es manchmal Spannungen, die Mutter spreche zwar perfekt Deutsch, mache aber manchmal Flüchtigkeitsfehler, die der Vater kommentiere; sonst führten beide eine stabile und gute Ehe. Er selbst habe eine glückliche, behütete Kindheit gehabt, geboren und aufgewachsen sei er in einer mitteldeutschen Kleinstadt, wo er das Abitur und den Zivildienst gemacht habe. Als Besonderheit schildert er, dass vom Vater stets gute Umgangsformen eingefordert worden seien, »schlechtes Benehmen, Lügen oder Klauen« seien Tabus gewesen. Der Vater wirke zwar kühler, sei aber sehr engagiert und besorgt, wenn Herr T. krank sei. Zu seiner Mutter und den Geschwistern habe er bis heute ein gutes bis inniges Verhältnis und fühle sich sehr unterstützt. Da er rechtsliebend sei, wäre er gern Jurist oder Polizist geworden, habe aber letztlich eine kaufmännische Ausbildung gemacht und arbeite ungekündigt in einem Konzern. Aktuell lebe er allein und habe keinen Wunsch nach einer Partnerin. Mehrere Beziehungen seien in die Brüche gegangen, er glaubt, dass er seinen Partnerinnen nicht ausreichend Materielles bieten konnte, um eine Familie zu gründen.

Herrn T.s Befürchtungen sind ausschließlich vergangenheitsbezogen und nicht in die Zukunft gerichtet. Er befürchtet, einer Person einen schlimmen Schaden zugefügt zu haben, und dass er es verdiene, dafür ins Gefängnis zu kommen. Im Kontakt ist er sehr zuvorkommend und zugewandt, geordnet im Gedankengang und differenziert im Ausdruck, sodass die Schwere seiner affektiven Symptome mit intensiven Ängsten, Verzweiflung und Todeswünschen erst durch gezielte Exploration per Fragebogen deutlich wird, wo er extrem hohe Werte erzielt.

Mein erster Eindruck, als Herr T. mir gegenübersteht, ist geprägt von seiner äußeren Erscheinung: Herr T. hat eine große athletische Figur, eine dunkle Hautfarbe und trägt die schwarzen Haare kurz geschoren. Als er mir später berichtet, was er sich selbst vorwirft, bemerke ich ein Unbehagen in mir. Andererseits macht sein (polizeibekanntes) Geständnis keinen Sinn, mir fallen das Fehlen aggressiver Körpersprache oder Ausdrucksweise auf, in seiner Vorgeschichte berichtet er keine physischen Übergriffe; vielmehr nehme ich von Anfang an seine emotionale Wärme und Schwingungsfähigkeit trotz seines großen Leidens wahr. Seine überbetont höfliche Art löst zunächst Schmunzeln, dann Betroffenheit in mir aus. Ich ertappe mich bei dem Gedanken, dass diese extreme Überangepasstheit seine Überlebensstrategie sein mag, um sich zu schützen. Der Bericht eines Schwarzen Dozenten fällt mir ein, der abends auf der Straße Vivaldi pfiff, damit man ihn nicht für gefährlich hielt und angriff.

Seine Anpassungsfähigkeit und Selbstbeherrschung berühren mich aber auch, da sie trotz allem jederzeit authentisch wirken. Tatsächlich erlebe ich in anderthalb Jahren intensiver Zusammenarbeit keinen Moment, in dem er nennenswerte aggressive Impulse zeigt, selbst als er sich an einen wirklich wütenden Moment in seinem Leben erinnern soll: Er berichtet, wie ihm ein Betrunkener auf einem Volksfest von hinten einen so festen Tritt gegeben habe, dass er zu Boden gefallen sei. Nachdem er aufgestanden und »ganz nah« an den Betrunkenen rangegangen sei, habe er ihn angeschrien, was das solle; aber dieser habe mit seinen Freunden nur gelacht und sich über ihn lustig gemacht, sodass Herr T. von ihm abgelassen habe.

Von der Therapie erhofft er sich in erster Linie, dass die »schlimmen Gedanken aufhören«, um »wieder ein fröhliches Leben zu haben«. Ich erkläre meine Grundhaltung sei, so gut als möglich die Therapie als sicheren Ort zu gestalten, symptombezogen und prozessorientiert zu arbeiten, wozu ich sein Vertrauen und seine aktive Mithilfe z. B. in Form von Hausaufgaben bräuchte. Er ist einverstanden, mir frühzeitig Rückmeldung zu geben oder nachzufragen, wenn etwas ihn verunsichere oder ihm unpassend vorkäme.

Wir arbeiten zunächst daran, dass er wieder eine Alltagsstruktur bekommt und trotz der dämpfenden Wirkung der Neuroleptika früh aufsteht, Fahrrad fährt, einkauft, kocht, seine Zurückgezogenheit reduziert und trotz Angst seine Freunde kurz, aber regelmäßig trifft. Nach einigen Monaten beginnt er, stundenweise zu arbeiten. Durch die positive Resonanz bei der Arbeit und durch Freunde und Familie, die ihn nicht alleinlassen, gewinnt er weiter Auftrieb, er kann zunehmend positive Eigenschaften wie sein Durchhaltevermögen und seine Beliebtheit erkennen. Was latent bleibt, ist seine Angst, das besagte Verbrechen begangen zu haben.

Nachdem wir aktuelle Beschwerden ausführlich gewürdigt haben, arbeiten wir uns zunehmend in seine Lebensgeschichte, meist ausgelöst durch aktuelle Ereignisse. Ich möchte herausfinden, weshalb Herr T. gerade den Gedanken entwickelt hat, etwas derart Schlimmes begangen zu haben, denn auch Wahngedanken haben ihre Referenzpunkte in unserer Sozialisation. Naheliegend ist, dass er durch die strengen moralischen Anforderungen des Vaters eine große Sensibilität für Recht und Ordnung entwickelt hat. Aber ich verstehe noch nicht, weshalb er sich selbst so sehr auf der bösen, verbrecherischen Seite der Gesellschaft verortet.

Wir sammeln Belege dafür, dass er zu einem solchen Verbrechen fähig wäre; danach Gegenbeweise, wir besprechen False-Memory-Experimente, in denen Menschen durch manipulierte Hinweise dazu verleitet werden, davon überzeugt zu sein, etwas Nichtzutreffendes erlebt oder getan zu haben, und Ähnliches mehr. Herr T. ist sehr aufmerksam, vergleicht und hinterfragt seine Symptome zunehmend und wirkt für einige Zeit etwas entlastet, ist es aber nie vollständig oder anhaltend. Nach einiger Zeit beschließe ich, einen Schritt weiterzugehen, und erkläre ihm, dass ich trotz intensiver Überprüfung keinerlei Anhaltspunkte in seinem aktuellen oder berichteten Verhalten erkennen kann, dass er das besagte oder irgendein Verbrechen begangen habe. Im Gegenteil, ich hätte mich als Fachperson davon überzeugen können, dass er ein besonders ausgeprägtes Rechtsempfinden habe und deshalb sehr sensibel auf jegliches, auch vermutetes Fehlverhalten seiner Person reagiere. Das lässt Herrn T. innehalten. Er will diese Aussage mehrmals hören, fragt auch in späteren Sitzungen, welche Belege ich konkret habe, was ich immer wieder ausführe, ohne sicher zu sein, ob es ihn überzeugt.

Als Herr T. der Einladung eines engen Freundes folgt und einige Wochen in die USA fliegt, berichtet er mir auf meine Nachfrage, ob es besondere Kontrollen vor dem Flug gegeben habe, dass er »komplett durchleuchtet und durchsucht« worden sei. Ich horche auf, als Person of Color kenne ich diese übertriebenen Kontrollen, und ärgere mich fürchterlich. Und ich weiß, als Man of Color muss er sie noch viel häufiger erleben als ich, und er tut sie einfach ab? – Ich will genauer wissen, wie er damit umgeht. Er erzählt, dass er »immer« kontrolliert werde, egal ob in der Bahn, im Auto oder zu Fuß, praktisch überall, das sei »ganz normal« für ihn seit seiner Jugend. So normal eben, denke ich, dass er noch nie darüber oder andere rassistische Erfahrungen berichtet hat, weil ich nicht ausreichend oder nicht zur richtigen Zeit nachgefragt habe!

Als ich sichtlich betroffen wissen möchte, wie es ihm damit gehe, immer kontrolliert zu werden, antwortet er ausweichend: »Ganz normal, passt schon.« Erst auf weiteres Nachfragen und entsprechende Selbstoffenbarungen meinerseits gibt er zu, dass er durch die Kontrollen ständig verunsichert sei, ob er etwas Falsches gemacht habe oder noch machen könnte. Er habe gelernt, seine aufkommende Wut zu unterdrücken, um Eskalationen zu vermeiden. Sein Name werde bei Personenkontrollen manchmal quer durchs Zugabteil gerufen. Er habe die Polizisten darauf hingewiesen, dass dies nicht rechtmäßig ist, aber es sei zwecklos gewesen und habe ihm nur Drohungen oder Gelächter eingebracht. Niemals habe er eine Erklärung oder gar Entschuldigung für falsche Unterstellungen bekommen, aber er sei immer tiefer verunsichert, ob sie ihn wirklich irgendwann erwischen würden, wenn er »aus Versehen« einen Fehler mache. Damit berichtet er zumindest einen aufrechterhaltenden, wenn nicht ursächlichen Faktor seiner aktuellen Symptome, ohne selbst den Zusammenhang sehen zu können. Ich sage, dass ich tief betroffen bin, dass er solche rassistische Ungerechtigkeiten erleben muss, und validiere ihn, dass es wirklich ein scheußliches Gefühl machen muss, solche Dinge in der eigenen Heimat zu erleben und nichts dagegen unternehmen zu können. Er reagiert zurückhaltend, stimmt mir zu, dass es »blöd« ist, rechtfertigt die Kontrollen aber auch als »Pflicht« der Polizisten und geht nicht darauf ein, dass ich es eine rassistische Praxis und »racial profiling« nenne; er widerspricht aber auch nicht.

Herr T. macht seit seiner Jugend rassistische Erfahrungen mit der Polizei, die er nicht bewusst als solche erlebt oder benennen kann, denn er nimmt sich selbst *nicht* mit anderer Herkunft wahr und hat auch keinerlei entlastenden und empowernden Austausch mit anderen Menschen, die von Rassismus betroffen sind. Er ist so deutsch sozialisiert, dass er trotz rassistischer Kontrollen nicht an seiner Deutschheit zweifelt, dafür an seiner Korrektheit. Er ist in einer Kleinstadt aufgewachsen, in der der Vater sehr angesehen ist, sodass er scheinbar im nahen Umfeld nicht als »typische Person mit Migrationshintergrund« wahrgenommen und spürbar ausgegrenzt wurde. Später erlebt er in der Großstadt eine umso größere Irritation durch die ständigen Kontrollen der Polizei, die nicht mehr mit Zufall zu rechtfertigen sind. Dennoch findet er keine andere Erklärung dafür, als eine in seiner Person begründete. Er hat sich nie mit Rassismus befasst und kann sich selbst nicht bei den davon Betroffenen verorten. Er fühlt sich auch keiner anderen ethnischen, kulturellen oder religiösen Kategorie zugehörig – im Gegensatz zu anderen Jugendlichen mit Migrationshintergrund, die sich zur Kompensation von Ausgrenzungserfahrung zum Teil mit dem Herkunftsland der Eltern identifizieren. Auch wenn sich Herr T. nicht so sieht, wird er als »nicht deutsch, also kriminell« gelesen und von der Polizei »verdachtsunabhängig«, also ohne verdächtiges Verhalten, kontrolliert – »racial profiling« ist nicht rechtmäßig, aber allgegenwärtig, wenn man davon betroffen ist. Ich erinnere mich an einen anderen PoC-Klienten, mit dem wir beide bei einer Exposition im Hauptbahnhof gleich mehrmals von verschiedenen Polizisten kontrolliert wurden. Ich sei dabei aufgeregter gewesen als er, berichtete mir mein ängstlicher Patient in der Nachberechnung mit einem Schmunzeln, was stimmte.

Als sich die Symptomatik von Herrn T. stabilisiert hat, vereinbaren wir eine Expositionssitzung, zu der Herr T. die Kleidung mitbringen soll, die er meint, zur Tatzeit angehabt zu haben und die in seinen Augen Blutflecken aufweise. Als er die Kleidung nicht mitbringt, wundere ich mich, da er sonst so bemüht ist, Vereinbarungen einzuhalten. Als ich genauer nachfrage, kommt heraus, dass er Angst hat, im Zug kontrolliert zu werden; dabei würde manchmal auch sein Rucksack durchwühlt, und die Kleidung könnte entdeckt werden. Da wird mir erst klar, dass ich erneut seine Lebensrealität nicht ausreichend gewürdigt habe: Als Mann, der ins »Racial-profiling«-Raster fällt, hat er die Hürde der Konfrontation mit den angstauslösenden Gegenständen beziehungsweise Umständen nicht nur am Ort der Therapie zu nehmen, sondern schon auf dem Weg hierher. Ich validiere seinen berechtigten Einwand als zusätzliche, aktuell nicht zumutbare Erschwernis und danke ihm für diesen wichtigen Hinweis. Wir führen in sensu Expositionen durch. Erst zu einer seiner letzten Therapiesitzungen – er hat inzwischen eine neue Arbeit in der Nähe seiner Eltern gefunden, sodass er die lange Anfahrt nicht mehr machen kann – bringt er die Kleidung von sich aus mit und signalisiert mir, dass er die Konfrontation sogar bei Polizeikontrollen aufnehmen könne.

Circa ein halbes Jahr später sehe ich Herrn T. zu einem Katamnesegespräch, das wir bei Abschluss vereinbart hatten. In der Zwischenzeit hatte er sich gemeldet, um einen Therapiebericht für die Fortsetzung bei einem neuen Therapeuten zu erhalten. Aber er berichtet jetzt, dass er dort nur einmal im Monat einen Termin bekomme, was er sich nicht recht erklären kann, aber auch nicht zu fragen traut. Er macht wie gewohnt aus der Not eine Tugend und meint, dass er bei seinem Arbeitspensum ohnehin nicht öfter hinkönne. Als ich ihn frage, was für ihn rückblickend betrachtet hilfreich gewesen sei, nennt er, ohne zu zögern, dass er sich von seiner Familie und seinen Freunden angenommen gefühlt habe in seiner schwersten Zeit. Aber auch von mir als »fremder Person«, die ihn gar nicht kannte und sich trotzdem unvoreingenommen von seiner Unschuld überzeugt habe, habe er sich akzeptiert gefühlt, was er nicht in diesem Maße erwartet habe. Im Nachgang wird mir klar, dass mir dies nur gelang, weil ich seine Erfahrung zunächst für mich, dann ihm gegenüber explizit in den Kontext von strukturellem Rassismus stellen konnte – selbst wenn Herr T. sich davon nicht betroffen vermutete und sich auch bis zuletzt nicht dazu äußerte.

Als Therapeut*innen, Berater*innen, Sozialarbeiter*innen oder Erzieher*innen üben wir selbst institutionelle und strukturelle Macht aus, die wir größtenteils nicht zu reflektieren gelernt haben. Diskriminierende rassistische Machtgefüge zu erkennen und zu benennen, gerade wenn unsere Patient*innen selbst sie noch nicht erkennen können, erfordert, sich selbst möglichst umfassend damit auseinanderzusetzen. Nur dann werden wir den grundlegenden, menschenrechtsgetriebenen Ansprüchen unserer helfenden Professionen gerecht. Durch rassistische Diskurse und Praktiken werden Menschen homogenisiert, kategorisiert, hierarchisiert und unterdrückt. Macht ist verankert in helfenden Rollen, gerade auch in der Therapeut*innen- und Berater*innenrolle – wir können sie nicht einfach abstreifen, ähnlich wie die erlernte Geschlechterrolle oder Kultur. Aber wir können und müssen sie reflektieren, um eine faire Hilfe zu gewährleisten. Dazu ist es notwendig anzuerkennen, dass rassistische Machtstrukturen im Individuum, auch in uns selbst, und in der Gesellschaft allgegenwärtig sind und wir erst am Anfang stehen. Wie wichtig und wirksam das sein kann, wenn es gelingt, beschreibt Gianni Jovanovic (Jovanovic u. Alashe, 2022) aus seiner Therapieerfahrung:

»Meine Reise zu mir selbst, begann mit meiner allerersten Stunde Psychotherapie. Ich hatte Glück und fand eine sehr erfahrene Therapeutin, mit der ich bis heute arbeite. Sie verstand mich und meine unterschiedlichen Diskriminierungserfahrungen von Anfang an. Mit ihr wagte ich mich im Laufe der Jahre an jedes einzelne Trauma in meinem Leben heran. […] Die ersten sieben Therapiejahre war ich nur wütend auf meine Eltern, weil sie mich verletzt hatten oder mich nicht vor Leid beschützt hatten. Je tiefer ich in die Therapie einstieg, desto mehr erfuhr ich über mich selbst. So schaffte ich auch das Wichtigste: die Beziehung zu meinen Kindern neu auszurichten. Schließlich wollte ich auf keinen Fall die negativen Erfahrungen reproduzieren, die ich als Kind gemacht hatte. Außerdem schöpfte ich

Kraft, mich außerhalb des Therapiezimmers auch anderen Fragen zuzuwenden. Nach und nach ordnete ich das Leben meiner Familie in größere Kontexte ein« (Jovanovic u. Alashe, 2022, S. 125 f.).

Jovanovic beschreibt weiter, wie er als Erwachsener Besuch von einem seine Familie in der Kindheit unterstützenden Arzt und anderen Aktivisten bekommt: »Es waren diese alten *weißen* Menschen, die mir eigentlich erst erklärten, was meine Familie und ich in Darmstadt erlebt hatten. ›Gianni, was euch damals passiert ist, war purer Rassismus‹, sagten sie. Plötzlich hatte das alles einen Namen. Ich wurde sensibler für die Mikroaggressionen, die kleinen Sticheleien, die ich täglich erlebte. Wenn sich jemand über mich lustig machte, weil ich während eines Fußballturniers wie alle anderen ein Deutschlandtrikot trug, tat das weh. Vermeintliche Freund*innen sprachen mir ab, ein Recht darauf zu haben, mich mit Deutschland zu identifizieren. Als Rom habe ich ja gar kein eigenes Land, hielten sie mir vor. Solche Äußerungen hatte ich schon oft gehört, aber bis dahin hatte ich sie immer einfach weggelächelt« (Jovanovic u. Alashe, 2022, S. 127).

Jovanovic beschreibt, wie wichtig es für ihn war, diesen vielen Sticheleien und täglichen Kränkungen einen Namen geben zu können. Folglich ist die Erklärung, wie Rassismus im Alltag aussieht und welche Folgen sich daraus für Betroffene ergeben, durch Berater*in und Therapeut*in zwingend notwendig.

15.5 Woran erkennt man Rassismus und Diskriminierung? – Psychoedukation

Rassismus hat nicht nur gesundheitliche und gesellschaftliche Folgen, sondern verhindert auch die Beheimatung von Eingewanderten und hier geborenen Menschen. Gleichzeitig wird Rassismus in Deutschland häufig mit der Nazi-Zeit gleichgesetzt und deshalb meist abgewehrt und nicht erkannt. Zu diesem Thema bedarf es einer gründlichen Auseinandersetzung, die den Rahmen dieses Buches sprengen würde, sodass hier nur Kernelemente angerissen werden können.

Zu bedenken ist, dass die Wissensvermittlung über rassistische Diskriminierungsformen im günstigen Fall bei Betroffenen eine entlastende Funktion bewirken kann, da sie persönliche Erfahrungen in einen historischen und gesellschaftlichen Kontext stellt und Kontinuitäten sichtbar macht. Betroffene können erkennen, dass es im Grunde nicht um ihre Person geht, sondern dass sie aufgrund in der Welt praktisch allerorts existierender Strukturen benachteiligt, verletzt oder ausgegrenzt werden. Dennoch sind auch intensive Scham- und Schuldgefühle, Frustration und Selbsthass nicht selten nachvollziehbare Reaktionen auf anhaltende ungerechte Umstände. Vor allem die Gewissheit, sich und die Angehörigen trotz aller Anstrengung niemals ausreichend wehren und schützen zu können, kann zu tiefer Frustration und Hoffnungslosigkeit führen und muss sorgsam begleitet werden.

Im Folgenden wollen wir kurz einige Wissensgrundlagen darstellen, die Impulse setzen sollen, diese zu vertiefen. Rassismus nach Terkessidis (2004) beinhaltet folgende Aspekte:

- *Ausgrenzungspraxis:* Benachteiligung bei der Verteilung gesellschaftlicher Ressourcen, Dienstleistungen und Positionen;
- *Rassifizierung:* Festlegung einer Gruppe als »natürliche« Gruppe und gleichzeitig Festlegung des »Wesens« dieser Gruppe;
- *»differenzierende Macht«:* eine Form von Gewaltverhältnis, etwa die Macht, bestimmte Personen zu beherrschen, sie Sondergesetzgebungen zu unterstellen oder abzuschieben etc.

Nur wenn diese Elemente zusammenkommen, könne nach Terkessidis von Rassismus gesprochen werden.

Nach Rommespacher (2009) lässt sich Rassismus nicht bloß als Ergebnis individueller Vorurteile beschreiben, sondern stellt ein gesellschaftliches Verhältnis dar, das bestehende Machtverhältnisse legitimiert und reproduziert. Ausschließlich zu diesem Zweck werden Menschen nach willkürlichen Merkmalen in Gruppen zusammengefasst und in eine hierarchische Rangfolge gebracht.

Diskriminierung bedeutet in einer allgemeinen Definition, Unterschiede aufgrund tatsächlicher oder zugeschriebener Gruppenmerkmale zu machen und zu bewerten. Im sozialwissenschaftlichen Kontext meint Diskriminierung die Ungleichbehandlung von Menschen und Gruppen von Menschen.

Rassismus und Diskriminierung existieren auf verschiedenen Ebenen (El-Mafaalani, 2021), die sich gegenseitig bedingen und stützen oder überschneiden:

1. *Individuelle Ebene*
   Beispiel: Beleidigende Äußerungen und Verhaltensweisen, die abwerten und ausgrenzen. Diese können geäußert werden. Da aber niemand als rassistisch gelten möchte, werden sie meist indirekt oder verdeckt geäußert und sind für Betroffene zwar spürbar, aber für Ungeübte schwer zu identifizieren.
2. *Institutionelle Ebene*
   Im selben Land werden unterschiedliche Rechtsgrundlagen und Gesetze für verschiedene, von der Dominanzgesellschaft definierte Gruppen angewandt. Beispiel: Ohne Verdacht von Polizei oder Einlasspersonal kontrolliert zu werden oder als Bewerber*in systematisch bei Job- und Wohnungssuche abgelehnt werden.
3. *Strukturelle Ebene*
   Beispiele: diskriminierende Sprache wie abwertende Metaphern, entmenschlichende Kategorien wie N-Wort, M-Wort, Z-Wort. Bildungschancen nicht nach Leistung, sondern je nach Herkunft und sozialer Schicht.

Psychoedukation im Sinne der Sichtbarmachung von erlebter rassistischer Diskriminierung als bekannte und benennbare gesellschaftliche Praktik und nicht individuell zu verantwortende Erfahrung kann eine erste Entlastung bewirken. Dies ist in Anbetracht meist überwältigender Schamgefühle und Selbstzweifel von besonderer Bedeutung und wirkt im günstigen Fall auch stärkend für Betroffene. Betroffene äußern je nach eigener Politisierung, aber auch empfundener Sicherheit im Arbeitsbündnis und der eigenen Belastbarkeit, nicht unbedingt selbst, wenn sie vermuten, Rassismus erlebt zu haben. Als Berater*innen und Therapeut*innen sind wir selbst in der Pflicht, rassistische Erfahrungen als solche zu identifizieren und zu benennen – ähnlich wie wir andere Gewaltformen oder Stressoren identifizieren.

15.6 Gesellschaftlicher Rückzug als Selbstschutz

Wenn Menschen in ihrem Handlungsspielraum durch rechtliche Regelungen massiv eingeschränkt werden, ungerechte Behandlung durch Institutionen und rassistische oder diskriminierende Abwertungen über längere Zeit erleben, ohne sich zur Wehr setzen zu können, kann das bei einzelnen Menschen einen kritischen Verlauf nehmen. Es kommt zu Verzweiflung, Bitterkeit, Resignation und zur Abkehr von der Gesellschaft. In solchen Krisensituationen suchen manche Betroffene dann Halt und Zuflucht in Ideologien bei entsprechenden Gruppierungen, die vermeintlich Stärke und Zugehörigkeit vermitteln. Manche gleiten in einen religiösen Fundamentalismus ab, andere hängen nationalistischen Bewegungen an. Das sind Formen von Beheimatetsein, die kritisch zu sehen sind, da sie sowohl für die Betroffenen als auch für die Gesellschaft negative, wenn nicht sogar gefährliche Auswirkungen haben. An diesen Entwicklungen wird deutlich, dass Zugehörigkeit als menschliches Bedürfnis maßgeblicher Antrieb ist, vor allem dann, wenn sie einem Menschen in der Gesellschaft lange vorenthalten wurde. Das wird in der folgenden Fallvignette deutlich.

Eine 35-jährige promovierte Naturwissenschaftlerin kommt auf Empfehlung einer Kollegin und berichtet, seit circa drei Monaten enorme Arbeitsprobleme zu haben, sich antriebslos und niedergeschlagen zu fühlen, sich zunehmend vom Freundeskreis zurückzuziehen, schlecht zu schlafen und kaum Appetit zu haben. Außerdem mache sie sich große Sorgen um ihre Zukunft. In Italien, wo sie bis vor anderthalb Jahren gelebt habe, gebe es keine Arbeit, in Griechenland, wo ihre Eltern und Geschwister lebten, ebenso wenig. Außerdem habe sie hier ihren aktuellen Partner kennengelernt und wolle hier mit ihm leben. Er könne seine sichere Stelle nicht aufgeben, um mit ihr in Italien oder Griechenland zu leben. Sie fühle sich in diesen beiden Ländern zu Hause, da ihr Vater Italiener und ihre Mutter Griechin sei. Aktuell sehne sie sich sehr nach ihren Heimatländern und träume viel davon, alles hier stehen und liegen zu lassen, um in Richtung Süden zu ziehen. Sie finde das Leben hier sehr anstrengend, habe das Gefühl, dass sie hier nie genügen, immer »defizitär« sein würde. Das merke sie in ihrer Arbeit, sie fühle sich weniger anerkannt, werde weniger in die Alltagsabläufe einbezogen, seltener eingeladen. Sie habe das Gefühl, öfters soziale Situationen zu missdeuten und in Fettnäpfchen zu treten. All ihre Sicherheiten, wie z. B. ihre sprachlichen Kompetenzen, würden hier nicht gesehen, höchstens bei englischsprachigen Veröffentlichungen.

Bei Konversationen in Deutsch komme sie nicht mit, sie könne nicht mitlachen, Ironie und Witze würde sie nicht verstehen. Was hälfen ihr die anderen Sprachen hier? Sie wünsche sich von der Therapie wieder eine bessere Stimmung, mehr Energie und ihr altes Engagement für ihre Forschungsarbeiten.

Nach der Anamnese des Störungsgeschehens wurde deutlich, dass die Symptome nicht erst begannen, nachdem die Patientin bei einem neuen Projekt übergangen worden sei. Es zeigte sich schon ziemlich bald nach der Emigration vor circa anderthalb Jahren, dass sie sich öfters als nicht ausreichend qualifiziert für die Aufgaben fühlte, die Arbeitsweise im Forschungsteam nicht immer nachvollziehen konnte, sich oft als Außenseiterin fühlte. Die Situation besserte sich, als sie ihren Partner kennenlernte. Ihre Enttäuschung und ihre Selbstzweifel wurden aber stärker, nachdem sie bei einer wichtigen Forschungsarbeit, die ihr Spezialgebiet sei, übergangen und die Leitung einem jüngeren deutschen Kollegen übergeben worden sei, der bis dato wenig mit dem Thema zu tun hatte. Als Erklärung wurden ihr die noch nicht ausreichend vorhandenen Deutschkenntnisse und Kenntnisse der hiesigen Forschungslandschaft genannt (Gepflogenheiten, Institutionen, Organisationskultur etc.). Sie habe oft gedacht, dass ihr das in ihren Heimatländern nie passiert worden wäre, insbesondere nicht, weil die Forschungs- und Publikationssprache Englisch ist. Es ärgert sie sehr, dass ihr Partner in dieser Situation die Position des geschäftsführenden Professors übernommen habe.

Im Rahmen einer emotionsfokussierten Arbeit (Berking, 2015) bearbeiteten wir die starke Kränkung durch den Arbeitgeber. Der hochintelligenten Patientin gelang sehr schnell eine Einsicht in die Wirkungsweise von Stress auf die Gesundheit, die Rolle, die Gefühle dabei einnehmen und wie eine gesundheitsförderliche Emotionsregulation aussehen kann. Zum Einsatz kamen Mikroanalysen von kritischen Situationen mit SORKC-Modellen sowie das ABC-Modell zur Relativierung und Regulation der negativen Emotionen. Außerdem entschied sich die Patientin, nachdem ihr der Beitrag von Entspannung und Atemübungen für die Regulation intensiver Gefühle deutlich wurde, einen Yoga-Kurs zu machen und ihre sportlichen Aktivitäten wieder aufzunehmen.

Ein nächster Schritt bestand darin, mit der Patientin zu erarbeiten, wann und aus welchen Beweggründen ihre starke Sehnsucht, die sie auch aus früheren Studienaufenthalten in den USA und Australien kannte, entstand und wie sie damit umgehen konnte. Eine plananalytische Betrachtung ihrer Bedürfnisbefriedigung zeigte, dass die aktuell gesteigerte Sehnsucht nach der Heimat insbesondere zur Stabilisierung und Selbstwerterhöhung diene. Mittels dialogischer Übungen wurde die Kränkung dem Vorgesetzten in sensu zurückgemeldet und die abwertende Behandlung zurückgewiesen. Diese dialogischen Übungen sowie eine Identitätsübung (»Identitätsbus«, Kapitel 17.1) führten zu einer Symptomverbesserung und einer angemesseneren Sichtweise der Heimatländer, z. B. dass sie auch dort übergangen worden sei, allerdings nicht wegen ihrer fehlenden sprachlichen und sonstigen Kenntnisse, sondern weil die Geliebte des Professors vorgezogen worden sei. Damals habe sie sich allerdings weniger abgewertet gefühlt, denn »so läuft es halt dort«. Ihr wurde deutlich, dass Missstände in den Heimatländern von Deutschland aus weniger »schlimm« bewertet werden. Denkverzerrungen nach Beck wurden auch im Hinblick auf Verzerrungen durch die Heimatsehnsucht bearbeitet. Mittlerweile hat die Patientin eine neue Arbeit und eine »mich wirklich herausfordernde Aufgabe«.

16 Die Reise zu sich selbst – Suche nach dem Beheimatetsein als psychosoziales Ziel

> *Interviewte mit russischen Wurzeln:* »Mich treibt die Frage um, warum ich im Interview Sehnsucht nach einem Baumsein/Verwurzelung geäußert habe. Meine Assoziationen dazu sind: Dann muss ich nicht kämpfen, dann hätte ich Zugehörigkeit zu was, aber eigentlich weiß ich nicht, zu was. Vielleicht die Idee einer spirituellen Heimat oder etwas anderes?«

Ratsuchende, die unter Heimweh leiden oder sich heimatlos fühlen, können bei ihrer Suche nach ihrem Beheimatetsein von einer fachlichen Begleitung profitieren. Dabei gilt es herauszufinden, was Beheimatetsein für sie zum gegenwärtigen Zeitpunkt bedeutet. Denn menschliche Bedürfnisse ändern sich im Laufe des Lebens, wie eine Befragte am Ende des Interviews resümierte: »Verschiedene Lebensphasen, verschiedene Heimaten.« Wie bereits beschrieben, können alle guten Erfahrungen von Beheimatetsein bildlich gesprochen in einem inneren »Kern« (Kulisch, 2016) bewahrt werden. Diesen Kern trägt man überall mit sich und kann aus ihm schöpfen, als eine Art Vor-Bild (Mitzscherlich, 2016), um sich, falls erforderlich, sein neues Beheimatetsein zu gestalten. Heimwehgeplagte besitzen meist einen solchen Kern mit positiven Erfahrungen, finden aber manchmal am neuen Ort nicht die Möglichkeit, sich nach diesem Vor-Bild neu zu organisieren. Das kann an schwierigen, nicht sicherheitsgebenden Lebensbedingungen, am Fehlen der Familie, an fehlender gesellschaftlicher Anerkennung oder auch am Fremdfühlen liegen, wie Schutzsuchende ihr Leben im Exil oft beschreiben. Ratsuchende, die sich heimatlos fühlen, konnten möglicherweise schon in ihrer Kindheit und Jugend in ihrem »Kern« (Kulisch) nicht ausreichend positive und sichernde Erfahrungen des Vertrautseins und der Gewissheit des Dazugehörens bilden, was oft gesellschaftspolitische und familiäre Ursachen hat. Der Beratungs- und Therapieprozess kann angesichts dieser verschiedenen Biografien sehr unterschiedlich verlaufen. Bei manchen Ratsuchenden bedarf es wenig unterstützender Maßnahmen und Impulse, um sich zu beheimaten. Bei einigen kann das Fehlen positiver Erfahrungen zu einer Suche mit vielen Umwegen führen, und bei anderen bleibt es ein lebenslanger Suchprozess, der häufig seine Richtung ändern kann. Zurück bleibt bei Letzteren das überdauernde Gefühl von Verlorenheit und Sinnsuche und der Trauer, nirgendwo dazuzugehören.

Heimat kann nach Joisten (2003) auch als philosophisches Phänomen betrachtet werden, bei dem es für den Menschen um das Woher und Wohin geht. In Analogie zu einem Segelboot handelt es sich stets um eine Reise, auf die man sich in Beratung und Therapie begibt. Auf dieser Reise profitieren Klient*innen von einem inneren Kompass als Navigationshilfe. Zur (Wieder-)Entdeckung und Nutzung dieses Kompasses brauchen sie während des Beratungs- und Therapieprozesses ausreichend Raum und Zeit sowie eine geduldige und interessierte professionelle Begleitung. Für den Kompass können vergangene positive Erfahrungen von Geborgenheit und des Dazugehörens genutzt werden, auch wenn es nur wenige davon gibt, um das dazugehörige Gefühl erlebbar zu machen. Auch Überlegungen, welche Bedürfnisse in der gegenwärtigen Lebenssituation unerfüllt sind und welche Formen der Befriedigung und Erfüllung man sich konkret wünscht, dienen als wichtige Bauteile für diesen Kompass. Zukunftsvisionen, die in der Therapie entworfen werden, bilden Koordinaten, die für die Reise impulsgebend oder richtungsweisend sein können. Je nach Lebensphase mag sich manch eine*r als Ergebnis dieser Suche eher auf der »Segelfahrt« beheimatet fühlen, einige suchen lieber einen konkreten Hafen oder soziale Netzwerke im analogen und digitalen Bereich; manche entschließen sich dazu, eine Familie zu gründen, andere wiederum planen die Rückkehr in die alte Heimat zu einem bestimmten Zeitpunkt. Das Ziel dieser Reise auf der Suche nach dem Beheimatetsein ist vorher meist offen und erst einmal nicht in Sicht.

Der Begriff »Beheimatetsein« ist in vielen Sprachen nicht wortwörtlich übersetzbar. Mit den Ratsuchenden, die vor allem ihre Muttersprache nutzen, kann nach einem entsprechenden Begriff oder einer passenden Formulierung in ihrer bevorzugten Sprache gesucht werden. Es kann hilfreich sein, solche Schlüsselbegriffe in der Erstsprache anstelle deutscher Begriffe zu nutzen, da Emotionen intensiver mit Begriffen aus der Mutter- beziehungsweise Erstsprache verknüpft sind. Aber auch im Deutschen wird der Begriff »Beheimatetsein« nicht oft genutzt, sodass Synonyme, die Klient*innen bevorzugen, genutzt werden können. Folgende Fragen bieten eine Orientierung für den begleitenden Dialog und können Reflexionen anregen. Sie sind nicht chronologisch und auch nicht wörtlich gemeint, sondern können dem Prozess und der gemeinsamen Sprachebene angepasst verwendet werden (kommunikative Feinabstimmung).

- Was stellen Sie sich unter Beheimatetsein vor?
- Welche früheren Erfahrungen von Beheimatetsein haben Sie?
- Woran bemerken Sie das Gefühl von Beheimatetsein? Gedanklich, körperlich, im Verhalten?
- Was fördert, dass etwas für Sie Heimat wird?
- Gibt es Situationen, in denen Sie sich besonders beheimatet fühlen?
- Wann fühlen Sie sich zugehörig?
- Wo erleben Sie Ausgrenzung?
- Was hilft Ihnen, sich gegen Ausgrenzung zu schützen?
- Wenn wir über Beheimatetsein sprechen, welche Bedürfnisse spüren Sie und welche Gefühle empfinden Sie dabei?
- Was wünschen Sie sich für die Zukunft hinsichtlich des Beheimatetseins?
- Was bräuchten Sie, damit dieser Wunsch in Erfüllung geht?

> Die folgende Interviewpartnerin hat Deutschland im Erwachsenenalter mit ihrem iranischen Ehemann verlassen und im Iran gelebt. Ihre Suche nach einem Beheimatetsein vollzieht sich fern von ihrem Herkunftsland in anderen Ländern. Sie lebt weiterhin fern von ihrem Herkunftsland und hat keine Rückkehrwünsche.
>
> Mithilfe des *Expressiven Schreibens* (siehe Kapitel 17.8) gelang es dieser Interviewpartnerin, zugrunde liegende Erfahrungen und entsprechende Motive besser zu erkennen und Zusammenhänge zu erschließen. Sie beschreibt ihre Suche nach Beheimatetsein folgendermaßen:

»Ich bin ohne Heimat, habe kein Gefühl dafür. Ich habe früh lernen müssen, mich nicht an Menschen festzuhalten. Der ursprüngliche Mangel, den ich erfahren habe, liegt weit zurück in meiner frühesten Kindheit. Schon mit zwei Monaten verbrachte ich als Säugling anderthalb Monate im Krankenhaus. In den 1960er Jahren war das Hygienekonzept vorrangig in den deutschen Kliniken. Elternbesuch, im Sinne eines direkten Kontakts mit dem Kind, war nicht erlaubt. Es kam zu wiederholten Klinikaufenthalten während meiner Kindheit. Ich fremdelte nach dem ersten Klinikaufenthalt, und meine Mutter war aus persönlichen Gründen nicht in der Lage, den in den Klinikaufenthalten erlebten Mangel an körperlicher Nähe auszugleichen. Als ich acht Jahre alt war, veränderte sich auch noch durch den Auszug meiner viel älteren Geschwister unser Familiengefüge. Ich blieb allein mit meinen Eltern zurück, so empfand ich es damals. Es sind zu Beginn meines Lebens diese krankheitsbedingten und auch in der Familie erlebten Defizite, die ich zu kompensieren habe und die mich auf den Weg gelenkt haben, den ich heute gehe. Auf einer Reise mit meiner Mutter in die damalige DDR zu meiner Tante väterlicherseits musste ich ihr etwas mitteilen. Es war in den Sommerferien, aber ich weiß mein genaues Alter nicht mehr, vielleicht 14 oder etwas jünger. Ich sagte zu ihr, dass ich mich anders fühlen würde als meine Altersgenossinnen, nicht dazugehörig, im Abseits, außenstehend, irgendwie distanziert. Ich hatte Freunde, war sozial eingebunden, aber fühlte mich anders. Ich konnte es ihr nicht erklären, was ich in mir anders sah, als sie nachfragte. Das Thema ging dann irgendwie unter zwischen uns.

Nach der Pubertät festigten sich meine Freundschaften und meine ältesten Freunde aus der Kindheit und Jugend würde ich als Teil eines Heimatgefühls beschreiben, sie sind die Kontinuität in meinem Leben. Nach der Volljährigkeit wurde mein Leben geprägt durch ständige Umzüge und Ortswechsel. Dazu kamen die Reisen, das »Unterwegssein« als Daseinsform.

Alle späteren europäischen und außereuropäischen Reisen ließen die Welt in ihrer Vielfalt zu mir kommen und ich war glücklich, Teil von etwas Umfassenden, sich veränderten Ganzen zu sein, was weniger mit festen Beziehungen zu tun hatte als mit dem, was mich umgab. War das die Konstante, die ich suchte? Mit der sehr frühen

Erfahrung, dass Menschen kommen und wieder gehen? Wenn ich reise, unterwegs bin, begegne ich der Umgebung, der Landschaft mit der Gewissheit, dass sie bleibt, ob ich da bin oder nicht. Ich bin diesmal diejenige, die wieder geht, ohne dass die Umgebung darunter leidet. Ich fühle mich daher frei, sie braucht mich nicht. Das ist ein wesentlicher Aspekt meines Lebensgefühls: Ich bin nicht gesellschaftlichen Zwängen unterworfen, wenn ich in Wäldern und Kulturlandschaften wandere. Ich fühle mich darin aufgehoben, es gibt mir Ruhe und Gelassenheit. Wenn ich dann noch Stimmungen erlebe, die ich mit vergangenen Reisen assoziiere, die sich in Landschaftsbildern, Licht, Gerüchen und Geräuschen manifestieren, werde ich langsam ganz. Ich laufe im Hier und Jetzt, mit neuen Wahrnehmungen - visuell, olfaktorisch, akustisch -, die wie eine Zugabe sind zu allen Sinneseindrücken, die sich in mir angesammelt haben. Meine Identität speist sich auch aus diesen Erfahrungen mit Sinneseindrücken, die sich in solchen Stimmungen widerspiegeln, in denen ich mich beheimatet fühle. Diese Stimmungen sind orts- und gesellschaftsunabhängig, weil sie in mir sind.

Beheimatet fühle ich mich in Begegnungen, in denen geistiger verbaler oder nonverbaler Austausch stattfindet, der befriedigend und bereichernd für alle Beteiligten ist. Das klingt banal, aber sie sind ein Anker in meinem Selbstbewusstsein, wie Freunde, die mich begleiten. Ich bin in Heimatlosigkeit quasi hineingewachsen, daher empfinde ich sie nicht als Verlust, Beheimatetsein dagegen ist ein Bedürfnis.

Der große, langjährige Versuch, dies zu erreichen, war die Zeit meines Lebens im Iran. Ich hatte eine Beziehung zu diesem Land aufgebaut, das mich begeistert hatte. Dort leben zu dürfen, meine Güte! Wie konnte ich dort weggehen! Aber ich wurde depressiv und ich wollte kein Opfer davon sein. Trotz sozialer Bezüge und Freundschaften war ich wieder isoliert. In einer Gesellschaft, in der man allein schlecht leben kann. Die Konsequenz daraus war bitter und traurig, es war nicht mein Platz.

Dann der Wechsel zum anderen Extrem: Barcelona, der Hype! Wieder eine andere Sprache, eine andere Kultur, ein anderer Umgang miteinander, auch gewollt, aber weniger emotional. Ich habe ein neues Zuhause aufgebaut und gestaltet, doch mit weniger Erwartungen. Das ist gut so, ich löse mich von der Suche nach dem ultimativen Ort, den es nicht gibt. Der letzte Umzug wieder an einen anderen Ort südlich von Barcelona liegt bald zwei Jahre zurück, es war ein Schritt zu mehr Gelassenheit und Ruhe. Doch das Beheimatetsein beschreibt etwas anderes. Es ist das Reisen, das Unterwegssein, wobei ich die Welt auf mich zukommen lasse. Das gibt mir Spielraum zu entscheiden, wie weit ich mich einlasse und ob ich weiterziehe.

Die Konstante in meinem Leben ist der Wandel. Eine Konsequenz wäre es, ein Leben als Nomadin zu führen, aber so weit bin ich nicht. Ich unternehme meine täglichen Ausflüge und kehre in mein derzeitiges Zuhause zurück, ein Ruhepol. So bin ich ständig damit beschäftigt, mein Gefühl des Beheimatetseins zu füttern und zu leben, damit es mir nicht abhandenkommt.

In einer weiten, offenen Landschaft mit unendlichem Blick fühle ich mich geborgen.

Meine Reisen, Auslandsprojekte und Emigrationen in zwei historisch und kulturell sehr unterschiedliche Länder haben mir Lebensperspektiven vermittelt, die mich enorm bereichert haben und woraus ich immer noch schöpfe. So fülle ich mein Vakuum, was mir in die Wiege gelegt und zu meiner Lebensaufgabe wurde.

Beheimatet zu sein ist keine Selbstverständlichkeit.«

Im Gespräch konnten wir gemeinsam herausarbeiten, dass es bei ihr im »Kern« früheste Erfahrungen in der Kindheit von Alleingelassensein, Isolation und Einsamkeit ohne ausreichend körperliche Nähe gibt. Ganz auf sich gestellt zu sein könnte als Grunderfahrung beschrieben werden.

Ihr Mut, in ferne Länder als junge Frau allein zu reisen und Gefahren in Kauf zu nehmen, mag aus dieser Grunderfahrung heraus verstehbar sein. »Ein Teil von etwas Umfassendem zu sein«, wie sie ihre Reiselust beschreibt, lässt sich als ihr Bedürfnis nach Zugehörigkeit verstehen und orientiert sich, wie sie stets betont, eher an der Umgebung als an festen Beziehungen. Ich lasse »die Welt auf mich zukommen. Das gibt mir Spielraum zu entscheiden, wie weit ich mich einlasse und ob ich weiterziehe.« Ein Gefühl von Ungebundenheit, das in sozialen Beziehungen nicht möglich wäre und eher ihren

Freiraum einengen könnte. Es zeigt sich auch eine gewisse Rastlosigkeit, die man im Alltag an ihr wahrnimmt. Das lässt sich durch ihre Aussage erklären: »So bin ich ständig damit beschäftigt, mein Gefühl des Beheimatetseins zu füttern und zu leben, damit es mir nicht abhandenkommt.« Wenn man sie kennenlernt, ist sie humorvoll, sie erkundet auf Reisen sofort ihre Umgebung, hat sich eine Neugier auf die Welt bewahrt, muss täglich unterwegs sein und genießt Sinneseindrücke intensiv, wie Gerüche, Geschmack und visuelle Eindrücke wie Farben mit besonderer Vorliebe für Landschaften. Sie lebt und lebte auch langjährige Beziehungen. In ihrer Zeit im Iran versuchte sie, ein Leben in einer sehr gemeinschaftsorientierten Gesellschaft mit hoher sozialer Kontrolle bis hin zu Kleiderkontrolle zu führen. Das war ein Leben mit völlig anderen Koordinaten, in der soziale Beziehungen überlebenswichtig waren. Wie sie auch feststellt »in einer Gesellschaft, in der man schlecht allein leben kann«, obgleich sie sonst in ihrem bisherigen Leben sich eher auf sich allein gestellt empfand und diese Unabhängigkeit als Teil ihrer Identität sieht. Es wirkte daher wie ein Versuch mit ganz großen Hoffnungen und Erwartungen, aus dem üblichen Muster auszubrechen. In ihrem frühen Erwachsenenalter gab es einen ähnlichen Versuch, in einer Art Kommune zu leben, wo das Leben als Individuum verpönt war und nur die Gemeinschaft zählte. Den Versuch in Iran erlebte sie als große Enttäuschung, als Misserfolg. Diese zehnjährige Erfahrung im Iran half ihr trotzdem, Aspekte, die erfüllend für sie waren, in ihren »Kern« zu integrieren, um in Spanien ein neues Zuhause aufzubauen.

Reisen in neue Regionen der Welt, sich immer wieder auf ein neues Umfeld einstellen, fremde Sprachen lernen ist, wie sie beschreibt, eine Daseinsform für sie, ihre Form von Beheimatetsein, in der ihre wichtigen Bedürfnisse erfüllt werden. Eine ihrer Aussagen bringt es auf den Punkt: »So fülle ich mein Vakuum, was mir in die Wiege gelegt und zu meiner Lebensaufgabe wurde. Beheimatet zu sein ist keine Selbstverständlichkeit.« Beheimatetsein als ein Zustand, der immer wieder herbeigeführt werden muss.

17 Methodische Impulse für Therapie und Beratung

Nachdem wir die verschiedenen Behandlungselemente einer Therapie beschrieben haben, stellen wir in diesem Kapitel therapeutische Methoden vor, die sich für eine Analyse und Bearbeitung von Heimweh, Heimatlosigkeit und Beheimatetsein gut eignen. Grundlegend für die Beratung und Behandlung ist, dass viele Methoden für die Behandlung von depressiver Symptomatik, Angstsymptomatik und Methoden zur Emotionsregulation eingesetzt werden können. Ebenso nutzbar sind Methoden zur Selbstberuhigung wie Atemtechniken, Entspannungsübungen und andere Techniken. In diesem Kapitel sollen Methoden und Techniken vorgestellt werden, die besonders auf die migrationsspezifischen Themen anwendbar sind. Viele Techniken sind aus dem Studium oder der Weiterbildung bekannt, Literaturquellen sind beigefügt. Einige Techniken werden ausführlicher vorgestellt.

Das Bedürfnis nach dem Beheimatetsein ist eng mit dem Thema der Identitätskonstruktion verknüpft. Die Auseinandersetzung mit den eigenen Bedürfnissen kreist immer um die existenzielle Frage, wer man ist oder wer man sein möchte. Daher bieten sich viele therapeutische Techniken an, die für Identitätskonstruktionen und die Analyse der eigenen psychischen Entwicklung eingesetzt werden (vgl. auch Petzold, 2012).

17.1 Zweiheimisch sein – Methoden der Reflexion

Die »Anteilearbeit« mit den unterschiedlich kulturell und kontextuell geprägten Persönlichkeitsteilen bietet sich für eine Analyse und Bearbeitung an, um einen sinnvollen Dialog mit diesen verschiedenen Teilen zu gestalten. Als hilfreiche Technik kann die Übung »Identitätsbus« zur Veranschaulichung dieses therapeutischen Themas eingesetzt werden.

Anleitung zu der Übung »Identitätsbus«, bezogen jeweils auf Deutschland und auf das Herkunftsland (nach Gavranidou)

Wer sitzt im Bus?
Beschreiben Sie die Charaktere hinsichtlich ihrer Merkmale, Fähigkeiten und Kompetenzen sowie aktuelle Funktionen (z. B. Kontrolleur, Beschützer etc.).
Geben Sie Alter, Geschlecht sowie weitere äußere Merkmale an, wie z. B. müde, hübsch etc.
Es können sehr viele Identitätsanteile sein oder aber auch nur ein paar!

Wer fährt gerade?
Geben Sie an wo die einzelnen Charaktere sitzen und wer gerade am Steuer sitzt. Sie dürfen im und auf dem Bus sitzen und sogar sich im Kofferraum aufhalten.
Überlegen Sie, warum es so ist und ob es so richtig ist.

Welche Stärken und Ressourcen haben die »Fahrgäste« und der/die »Fahrerin«?
Welcher Anteil wird noch gebraucht und muss in den Bus steigen?

Grundlegendes Prinzip bei der Durchführung dieser Techniken ist das Pendeln zwischen dem Bezug zu Deutschland und dem Bezug zum Heimatland, z. B. bei der Übung zum »Selbstwerthaus«, wie dieses in Deutschland und in der Heimat gestaltet ist, oder bei der Frage nach den »Mitfahrenden« z. B. im »Identitätsbus« in Deutschland wie im Heimatland. Ein wichtiger Hinweis betrifft die Anzahl der Personen beziehungsweise Anteile, die bei den inneren Dialogen teilnehmen können: Nicht selten sind es mehrere Familienmitglieder hier, aber auch in der Heimat. Deshalb ist es ratsam, bei der dialogischen Arbeit genau herauszuarbeiten, wer dazugehört, und diese Personen am Gespräch zu beteiligen. Eine weitere gute Methode ist der Innere Kreis mit zwei Anteilen/Personen – Patient*in und Bezugsperson – und dem äußeren Chorkreis. Der Chor besteht dabei aus den wichtigen Personen, die nicht nur die eigenen, sondern auch die Antworten der Bezugspersonen kommentieren, interpretieren, bewerten, kritisieren und oder ablehnen.

Wer bin ich hier, wer bin ich in der Heimat?

> *Interviewte mit spanischen Wurzeln:* »Ich musste in Deutschland immer alles erklären, damit ich verstanden wurde. Auch in meiner Heimat musste ich mich erklären, z. B. warum ich nicht verheiratet bin, aber dort wurde meine Existenz nicht so grundsätzlich infrage gestellt.«

> *Interviewter mit italienischen Wurzeln:* »Wie viel italienisch, wie viel deutsch möchte ich sein?«

> Auf die Frage im Ausland, woher sie kommen, antworten Interviewte unterschiedlich:
> »Aus Italien, und ich lebe schon lange in Deutschland.«
> »Ich bin Deutsche mit äthiopischen Wurzeln.«
> »Meine Eltern sind russisch und ich lebe in Deutschland.«
> »Ich bin Franzose und lebe schon über vierzig Jahre in Deutschland.«

17.2 Erkenntnis- und Entscheidungsfragen – Biografiearbeit

Eine wichtige Methode zur Erfassung des Migrationsprozesses im Rahmen der Gesamtbiografie ist die Biografiearbeit. Das Nachdenken über den eigenen Lebensverlauf ist besonders dann ein Bedürfnis, wenn es Brüche, Übergänge, Verluste und Wandel gegeben hat oder solche möglicherweise noch bevorstehen.

> *Eine Interviewte mit australischen Wurzeln:* »Ich fühle mich manchmal falsch am Platz, als wäre ich nicht zu Hause, es tut weh in der Seele. Aber ich öffne mich nicht zu sehr für dieses Gefühl – denn es hat mir auch viel gebracht, es ist auch eine Bereicherung, in Deutschland zu sein. In meiner Wahlheimat ist es möglich, jemand anderes zu sein durch die neue Sprache und ohne alte schmerzhafte Erinnerungen. Ein schmerzhafter Teil von mir existiert hier nicht, und das ist für mich Freiheit.«

Eingewanderte und Schutzsuchende sind über Jahre mit dem Verlust des vertrauten Umfelds im Heimatland im Rahmen einer freiwilligen

Migration, manche mit dem Überleben, danach auf der Flucht vor den Schrecken des Krieges und dann mit dem Einleben in ein neues Land mit anderer Sprache und als Asylsuchende beschäftigt; je nach Aufenthaltsstatus dann oft auch mit dem verzweifelten Warten auf eine sichere Zukunftsperspektive – eine Lebensphase der chronifizierten Vorläufigkeit nach Becker (2006). Stanišić, der als Kind mit seiner Familie aufgrund des Jugoslawienkriegs nach Deutschland geflüchtet war, beleuchtet in seinem Roman »Herkunft« (2019) anschaulich, wie Kriegserfahrungen als Bruch in der Biografie wahrgenommen werden. Darin beschreibt er sein Unvermögen, einen Lebenslauf im Auftrag der Ausländerbehörde zum Erlangen der deutschen Staatsbürgerschaft zu verfassen: »Riesenstress! Beim ersten Versuch brachte ich nichts zu Papier, außer dass ich am 7. März geboren worden war. Es kam mir vor, als sei danach nichts mehr gekommen, als sei meine Biographie von der Drina weggespült worden« (Stanišic, 2019, S. 7)

Bei schutzsuchenden und eingewanderten Menschen ist Biografiearbeit eine hilfreiche und notwendige Methode, um in Ruhe und mit ausreichend Zeit auf den eigenen Lebenslauf zurückzublicken, die Gegenwart bewusster wahrzunehmen und mit dem Blick nach vorne Zukunftspläne zu reflektieren. Es geht darum, aus dem erzwungenen Reaktionsmodus des Überlebens und Einlebens im neuen Umfeld herauszutreten und einen eigenen Gestaltungs- und Handlungsspielraum zu schaffen. Beratende und Behandelnde begleiten Menschen bei ihrer Biografiearbeit nach Schindler »im Sinne der Hebammenkunst dabei, zum Vorschein zu bringen, was sie über ihr Leben wissen und manchmal auch nicht wissen, was sie denken und was sie dabei empfinden« (Schindler, 2022, S. 93). Für ein besseres Verständnis der eigenen Biografie und derjenigen der Eltern sind Kenntnisse zeitgeschichtlich relevanter Ereignisse und deren biografischer Bedeutungen erforderlich. Das Recherchieren von zeitgeschichtlichen und gesellschaftspolitischen Phänomenen und Zusammenhängen bezogen auf das Herkunftsland und auf Deutschland ermöglicht, besser zu verstehen, welche kollektiven Einflüssen, wie z. B. politische Umwälzungen, Kriegsereignisse sowie Normen und Wertvorstellungen, die eigene Entwicklung und die der Angehörigen geprägt haben. Am Beispiel der geschlechtsspezifischen

Rollenvorstellungen in Deutschland, einem konfliktreichen Thema in Beratung und Therapie, lässt sich veranschaulichen, welche historischen Entwicklungen notwendig waren, um ausgehend von den Duellen zur Erhaltung der männlichen Ehre im 19. Jahrhundert und den massiven rechtlichen Einschränkungen, die Frauen bis in die 1970er Jahre ertragen mussten, zu der Etablierung der gegenwärtigen Rollenvorstellungen zu gelangen. Bezeichnend ist auch der Wandel von Frauenbildern in Afghanistan bedingt durch häufige Regimewechsel, wie im folgenden Beispiel innerhalb von drei Generationen: Die Großmutter, aufgewachsen in der Schahzeit, konnte sich ohne männliche Begleitung mit Kopfbedeckung öffentlich bewegen, deren Tochter durch die sozialistisch geprägte Zeit unter sowjetischer Besatzung benötigte keine Kopfbedeckung, trug moderne westliche Kleidung wie z. B. Miniröcke und hatte die Möglichkeit zu studieren, während die Enkelin unter den Taliban gezwungen war, mit Burka und männlicher Begleitung in die Öffentlichkeit zu gehen. Wenn eine afghanische Familie nur Töchter hat und Brüder für diese Form der Begleitung fehlen, gibt es in einzelnen Regionen Afghanistans das Konzept des Bacha Posh: das als Junge verkleidete Mädchen. Bis zur Pubertät kann die Tochter als Bacha Posh ihrer Familie und ihrem Vater behilflich sein. Dieser kurze Exkurs über die geschlechtsspezifischen Rollenvorstellungen verdeutlicht, dass nicht eine sogenannte »Mentalität«, sondern maßgeblich politische Systeme und Lebenskontexte dafür ausschlaggebend sind und die historische Analyse bei der Biografiearbeit aufschlussreich ist.

Schindler unterscheidet zwischen Erkenntnisfragen beim Rückblick in die biografische Vergangenheit und Entscheidungsfragen beim Blick in die Zukunft. Sie verweist darauf, dass Beratende und Behandelnde dazu beitragen können, die Lebensgeschichte für die Gegenwart sowie Zukunft als wandlungsfähig und gestaltbar zu begreifen. Dafür sei aus ihrer Sicht das Formulieren von Fragen förderlich. Man könne »die Selbstverständlichkeit des eigenen Lebens oder der Ereignisse um einen herum durchbrechen und eine Frage stellen. Die Frage zulassen, ohne sofort nach einer Antwort oder Lösung zu suchen [und] die Frage mit konkreten Situationen in der Vergangenheit und der Zukunft in Verbindung bringen« (Schindler, 2022, S. 147). Zur Verdeutlichung dieses Wirkfaktors zitiert Schindler Rilke:

»[…] und ich möchte Sie, so gut ich es kann, bitten […], Geduld zu haben gegen alles Ungelöste in Ihrem Herzen und zu versuchen, *die Fragen selbst* liebzuhaben wie verschlossene Stuben und wie Bücher, die in einer sehr fremden Sprache geschrieben sind. Forschen Sie jetzt nicht nach den Antworten, die Ihnen nicht gegeben werden können, weil Sie sie nicht leben könnten. Und es handelt sich darum, alles zu leben. *Leben* Sie jetzt die Fragen. Vielleicht leben Sie dann allmählich, ohne es zu merken, eines fernen Tages in die Antwort hinein« (Rilke, 1931, S. 23, zit. nach Schindler, 2022, S. 146).

Für eine weitergehende und vertiefende Lektüre ist das Buch »Sich selbst beheimaten« von Herta Schindler (2022) empfehlenswert, um Methoden und Techniken zur Biografiearbeit kennenzulernen.

Bei der Begleitung von Eingewanderten und Schutzsuchenden sollte berücksichtigt werden, dass die Betrachtung der eigenen Biografie als sogenannter »Einzelfall« kulturell geprägt ist. Das Verhältnis zwischen Individuum und Gemeinschaft ist von unterschiedlichen Lebenskontexten abhängig, z. B. von einem staatlichen oder familiären Versorgungssystem, mit Auswirkungen auf die Entwicklung einer eher individuums- oder eher gemeinschaftsorientierten Gesellschaftsform. Das Individuum ist dementsprechend eher autonomie- oder verbundenheitsorientiert geprägt. So nennen tibetische Menschen bei der Frage, welches traumatische Ereignis am schlimmsten für sie war, an erster Stelle die Zerstörung des Tempels im Sinne einer Zerstörung des Gemeinwohls und die eigenen Foltererfahrungen nachrangig (Terheggen, Stroebe u. Kleber, 2001). Mit standardisierten Traumalisten wären diese Traumaformen nicht erfasst worden, da in diesen ausschließlich individuumsbezogene Traumata aufgelistet sind. Bevölkerungsgruppen, die eine kollektive Erfahrung von Verfolgung meist über Generationen teilen, wie beispielsweise jesidische, uigurische, kurdische oder die eben benannte tibetische Bevölkerung, aber auch Sinti*zze und Rom*nja, berichten ihre eigene Geschichte häufig aus der Perspektive der Gemeinschaft, indem sie von »unserer Geschichte« und seltener von »meiner Geschichte« berichten. Auch die Symboldeutung z. B. von Farben, Tieren etc., Angaben über das Geburtsdatum, aber auch die Namensgebung unterliegen kultureller Prägung. In Tunesien war es vor der französischen Kolonialisierung üblich, dem neugeborenen Kind erst nach einigen Wochen nach der Geburt durch spezielle Personen einen Vornamen nach traditionellen Kriterien zu geben. Nach der Kolonialisierung forderten die neuen Machthaber wegen einer neu eingeführten Registrierung eine Namensgebung direkt nach der Geburt. Die alte Tradition der Namensgebung wurde unter der Kolonialmacht beibehalten, sodass viele Tunesier*innen einen offiziellen Vornamen im Personalausweis und einen nach alter Tradition ermittelten Vornamen im Alltag führen. Im Kongo besteht die Tradition, im Namen auch den jeweiligen Lebenskontext mit zu beschreiben (persönliche Angaben eines kongolesischen Mitarbeiters, Frederic Lwano, bei Refugio). Das führt dazu, dass ein Mensch im Laufe seines Lebens viele Namen hat. Zum Beispiel nannte sich ein Kongolese auf der Flucht mit zwischenzeitlichem Aufenthalt in Tunesien zeitweise auch »Mann, der in Tunesien lebt«. In Somalia wie in vielen anderen Ländern gibt es meist drei Namen, die eine Person angibt: den Vornamen der Person, des Großvaters und Vaters. Familiennamen existieren in vielen Gesellschaften der Welt nicht. Auch Lebensphasen unterliegen manchmal anderen thematischen Schwerpunkten, wie z. B. bei Heranwachsenden die Phase der traditionellen Initiationsriten oder Taufzeremonien. Auch familiäre Rollenzuschreibungen sind unterschiedlich, indem in manchen Gesellschaften dem einzelnen Familienmitglied aufgrund der Position im familiären System spezifische Aufgaben und Verantwortungsbereiche zugeschrieben werden. Im Matriarchat, das beispielsweise in bestimmten Regionen Kongos gelebt wird, haben die leiblichen Väter keine wichtige Rolle bei der Erziehung ihrer Kinder, diese Aufgabe obliegt dem Onkel mütterlicherseits. Abschließend ist festzuhalten, dass Beratende und Behandelnde diese möglichen unterschiedlichen Bedeutungszuschreibungen bei einer Biografiearbeit mitbedenken und achtsam mit Vorgaben und eigenen Annahmen umgehen müssen. Antworten der Ratsuchenden, die zunächst irritieren, könnten auf andere Lebensvorstellungen und -entwürfe hinweisen, die im Sinne des *Nichtwissens* erfragt werden sollten.

In der Biografiearbeit entlang der Lebenslinie können Krisen, Brüche, Wendepunkte, Verluste, traumatische Erfahrungen, Kompetenzen, Bewältigungs- und Überlebensstrategien, Geheimnisse und wichtige Wegbegleiter*innen symbolisch dargestellt werden. Bei vielen Schutzsuchenden entwickelt sich dabei ein fragmentiertes Bild des eigenen Lebenslaufs, da sie Erfahrungen von Binnenflucht mit häufigem Ortswechsel im Heimatland gemacht haben und anschließend durch verschiedene Länder geflüchtet sind, manchmal auch mit längeren Aufenthalten. Eine Somalierin beschreibt, dass ihr Blick auf ihr Leben nur aus Szenen und Lebensabschnitten bestand, die keinerlei Verbindungen zueinander hatten. Die Veranschaulichung eines Lebenslaufs, z. B. entlang eines Seils oder anhand einer aufgezeichneten Lebenslinie, wird oft als heilsam erlebt, weil empfundene biografische Fragmente in ein Ganzes eingeordnet werden können. Auswirkungen auf die Gegenwart, wie Kränkungen und Ängste, sind dann besser einzuordnen und aus den früheren Erfahrungen abzuleiten. Aber auch vollbrachte Leistungen und innere Stärken der Ratsuchenden treten dadurch erstmals in Erscheinung und können gewürdigt werden. Auch die Frage, welcher Lebensabschnitt im gegenwärtigen Fokus liegt, kann dabei reflektiert werden. Ist der Blick in die Vergangenheit gerichtet, weil man sich z. B. aufgrund der Flucht nicht mehr von den Angehörigen verabschieden konnte oder familiäre Konflikte ungelöst blieben? Oder ist der Blick ausschließlich auf die Zukunft gerichtet, weil die Familie einen Auftrag mitgegeben hat, den man unbedingt erfüllen muss? Welche Rolle wird mir als eingewanderter und schutzsuchender Mensch zugeschrieben? Welche Rolle habe ich für mich in Deutschland und in meinem Heimatland gefunden?

> *Interviewte mit äthiopischen Wurzeln:* »Ich fühle mich als Kosmopolitin. Allerdings gibt es bei manchen hier ein Schema, wie man sich als Migrant*in verhalten soll. Bescheiden und nicht zu selbstbewusst. Sie sind irritiert, wenn man diesem Bild nicht entspricht.«

> *Interviewte mit russischen Wurzeln:* »Ich war berufsmäßig als Übersetzerin immer wieder länger in Moskau tätig. Dort habe ich mich immer über die Sprachen und Kultur sehr verbunden gefühlt. Es gab damals im Magazin ›Stern‹ auf der Titelseite das bekannte Bild der Kommune mit nackten Menschen. Meine russischen Freunde wollte das immer erklärt bekommen und haben es trotz meiner Er-

klärungen nie wirklich verstanden, um was es dieser Bewegung ging. Zusammengefasst kann ich sagen, dass ich in Russland immer mehr eine Verbindung auf der seelischen als auf der geistigen Ebene erlebt habe. In Deutschland fühlte und fühle ich mich mit dem entsprechenden Weltbild und den Wertvorstellungen eher verbunden.

Ich hatte diese Rolle als ›Dolmetscherin‹ für meine Mutter und die russischen Kollegen und Freunde in Moskau und andererseits für die Deutschen. Möglicherweise ist meine Berufswahl zur Dolmetscherin auch nicht ganz zufällig. Ich fühle mich wie Natascha Wodin, die in ihrem Buch ›Die gläserne Stadt‹ schreibt: ›Seit ich denken kann, übersetze ich jeden Tag. Etwas ausdrücken heißt für mich auch übersetzen. Von Sprache zu Sprache, von meinem einen Ich zum anderen.‹«

Fluchtgeschichten als Kompetenzleistung zu erkennen ist nach Egger und Walter (2015) eine wichtige Aufgabe in Beratung und Therapie. Es ist dazu sinnvoll, den Flucht- und Migrationsprozess in unterschiedliche Phasen zu differenzieren (Hegemann u. Österreich, 2005), wie sie im Modell von Sluzki und in abgewandelter Version von Abdallah-Steinkopff und Budimlic in Kapitel 14.3 abgebildet sind. Jede Phase erfordert unterschiedliche Entscheidungsprozesse und Bewältigungsformen. Sie bringen spezifische Narrative nach Egger und Walter (2015) mit sich, die in der Biographiearbeit gewürdigt, reflektiert und zu »Bewältigungs- und Gestaltungsgeschichten« (S. 103) transformiert werden können. Erkenntnisreich für Ratsuchende und Behandelnde sind »kompetenzorientierte Fragen« (S. 105), die einen neuen Blick auf Flucht- und Migrationsgeschichten ermöglichen. Eine Auswahl von kompetenzorientierten Fragen nach Egger und Walter (2015, S. 105 f.) verdeutlicht den Blick auf Flucht vor Not und Krieg als Kompetenzleistung und Ressourcengeschichten der Schutzsuchenden:

- Fragen zum Herkunftsland: Was ist das Besondere an der Region, aus der Sie kommen? Worauf sind Sie stolz? Was können die Menschen aus Ihrer Gegend besonders gut?
- Fragen zur persönlichen Biografie: Was ist Wichtiges und Gelungenes der eigenen Biografie? Worauf sind Sie/waren Sie stolz in Bezug auf Ihr Leben in der ursprünglichen Heimat?

- Fragen zum Aufbruch: Was war das Schwierigste an der Entscheidung, Ihr Land zu verlassen? Welche inneren und äußeren Widerstände galt es zu überwinden? Wie haben Sie das geschafft?
- Fragen zum Sich-zurecht-Finden nach Ankunft in Deutschland können ebenso kompetenzorientiert exploriert werden.

Das »Life Story Interview« von McAdams (2007) ist ein Instrument der Persönlichkeits- und Identitätsforschung und ermöglicht der Person, die eigene Biografie aus der »Vogelperspektive« zu betrachten. Die Distanz wird dadurch hergestellt, dass dem Individuum vorgeschlagen wird, die eigene Biografie in bis höchstens sieben Kapitel aufzuteilen und diese jeweils mit einem Titel (z. B. »Zeit im Dorf«), Zeitangaben (von der Geburt bis zum fünften Lebensjahr) sowie einer kurzen Zusammenfassung der Inhalte und Geschehnisse in dieser Zeit (schöne, freie, glückliche Zeit) zu beschreiben. Darüber hinaus sollen besonders wichtige Ereignisse, positive wie negative, benannt werden. Ein weiterer interessanter Aspekt ist das Explorieren von Krisen, die typischerweise zum einen in Deutschland und zum anderen im Heimatland erlebt werden. Die Analyse kann helfen, zu erkennen, welche Lösungsstrategien in welcher Krisensituation anwendbar und zielführend sind, denn je nach Kontext können es tatsächlich sehr unterschiedliche, sogar gegensätzliche sein. Nicht selten kann durch Einsatz dieser Methode festgestellt werden, dass andere Schwerpunkte im biografischen Narrativ gesetzt werden, je nachdem, ob man dieses einem Publikum in der Heimat oder im Einwanderungsland erzählt. Aus dieser Einsicht können auch Gründe für das intensive Heimweh oder das Gefühl von Heimatlosigkeit eruiert und eine Synthese versucht werden: »Wie sollte/könnte Ihre Biografie/Ihre Lebensgeschichte erzählt werden, damit die Menschen hier und dort diese gut verstehen können?«

Die vorgestellten Techniken erleichtern den Ratsuchenden, komplexe Themen zu veranschaulichen. Durch die symbolische Darstellung können Aspekte des Problems verständlicher werden und sind dadurch besser zu bearbeiten. Auch gestalterische Techniken wirken auf diese Weise, indem innere Prozesse eine äußere Gestalt erhalten. Kunsttherapeutische Methoden (siehe Kapitel 17.7) der Gestaltgebung und auch musiktherapeutische Methoden können gut angewendet werden z. B. für (innere) Heimatbilder, Bilder des gegenwärtigen Lebens, z. B. im Exil, Rückkehrvisionen, Suchprozesse, Identitätsdiffusion etc. Zur Veranschaulichung dienen auch die Impact-Techniken für Psychotherapie von Danie Beaulieu (2007).

17.3 Die Säulen der Identität und des Beheimatetseins

Nach Petzold (1993) basiert unsere Identität auf fünf Säulen und ist die Grundlage unserer Lebensbalance. Um gesund zu bleiben, ist es wichtig, diese fünf Säulen im Gleichgewicht zu halten.

Die folgenden Übungen regen zur Reflexion an, wo der Schwerpunkt der Lebensenergie liegt und ob Lebensbereiche vernachlässigt werden. Man kann wie bei den Identitätsübungen auch das entsprechende Balanceverhältnis in der Heimat und in Deutschland aufzeigen.

Lebenssäulen

1. Leiblichkeit: Die Leiblichkeit schließt alles mit ein, was mit Körper und Geist zu tun hat: z. B. physische und psychische Gesundheit, Leistungsfähigkeit, Aussehen, Selbstwertgefühl, momentanes Befinden.
2. Soziales Netzwerk: Dazu gehören alle Menschen aus dem Privatleben wie auch aus dem Berufsalltag, die mir etwas bedeuten und denen ich etwas bedeute. Hierzu können auch Tiere gezählt werden, sofern der Kontakt zu diesen Energie geben und so einen Ausgleich schaffen kann. Je nachdem können auch der Kulturkreis, die Gemeinde dazugezählt werden.
3. Materielle Sicherheit: Die materielle Sicherheit setzt sich aus dem eigenen Einkommen, Besitz etc. zusammen. Auch der Besitz der Familie, das Dorf, Land, eventuell auch der Kulturkreis und Ähnliches können dazugezählt werden. Der Kulturkreis kann je nach Blickwinkel sowohl soziale als auch materielle Sicherheit geben.
4. Arbeit und Leistung: Einen großen Teil unseres Lebens verbringen wir bei der Arbeit. Daher ist auch dieser Teil enorm wichtig für unser Gleichgewicht. Hierzu zählt jegliche Leistung, die wir erbringen, neben unserer Hauptanstellung auch in nebenberuflichen oder ehrenamtlichen Tätigkeiten.

5. Vision und Werte: Die persönlichen Werte, Normen und Visionen, nach denen wir uns ausrichten, sind für das ganze Leben bedeutend. Wir handeln und urteilen nach ihnen. Es ist wichtig, sich den eigenen Wertvorstellungen bewusst zu werden und diese zu leben.

Anleitung

Nun geht es darum, wie Sie Ihre Lebensenergie auf die fünf Bereiche Ihres Lebens verteilen. Um das zu erkennen, sollen Säulen auf Papier mit Hinweis auf den Bereich mit entsprechender Lebensenergie, die Sie dafür nutzen, durch Markierung »gefüllt« werden. Dieser Vorgang kann auch mit Gläsern durchgeführt werden, die mit Wasser als Lebensenergie gefüllt werden.

In Anlehnung an das Säulenmodell von Petzold (1993) und das Modell von Mecheril (1994) wurde die folgende Übung entwickelt (siehe Abbildungen 3 und 4):

Die vier Säulen des Beheimatetseins (Gavranidou, in Anlehnung an Mecheril, 1994)

Lassen Sie uns gemeinsam schauen, wo Sie sich beheimatet fühlen. Sie können jede Säule als Hundert-Prozent-Antwort auf die folgenden Fragen verstehen. Also wenn Sie die Frage »Wo halte ich mich auf?« mit »Nur in Deutschland« beantworten, dann geben Sie 100 Prozent. Die Säule bleibt so dick wie in dem Bild. Wenn Sie die zweite Frage »Wo sind meine Bezugspersonen?« mit »80 Prozent in Afghanistan und 20 Prozent hier« beantworten, dann teilen wir die Säule entsprechend. So machen wir mit den weiteren Säulen weiter, das heißt, bei der nächsten Säule könnten Sie 50 Prozent zu 50 Prozent vergeben und bei der letzten z. B. 40 Prozent zu 60 Prozent.

- Wo halte ich mich auf? (Egozentrierung)
- Wo sind meine Bezugspersonen? (Personalisierung)
- Wo fühle ich mich wohl? (Hedonisierung)
- Wo bin ich mit den Regeln und Werten einverstanden? (Rationalisierung)

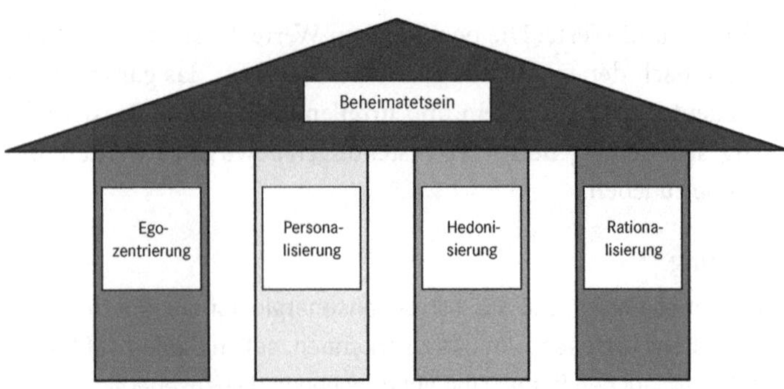

Abbildung 3: Übung Vier Säulen des Beheimatetseins

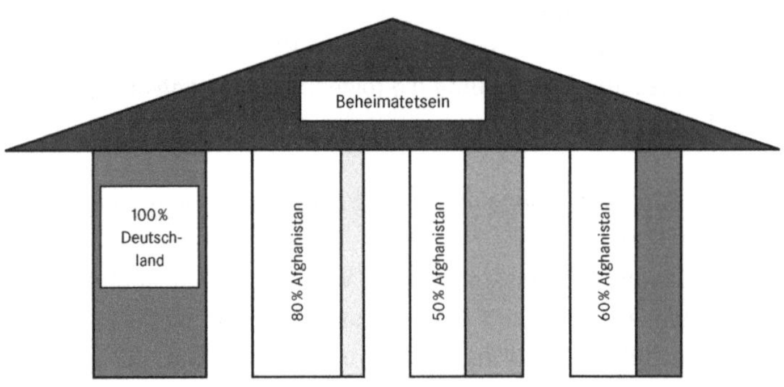

Abbildung 4: Übung Vier Säulen des Beheimatetseins (beispielhaft ausgefüllt)

Wo sind Sie nun beheimatet? Was müsste passieren, damit Sie sich hier stärker beheimatet fühlen und nicht so sehr unter dem Heimatverlust leiden?

17.4 Innerer Dialog – Der leere Stuhl

Diese Methode ist gut einsetzbar für innere Dialoge und erlebte Dialoge mit anderen, deren Ablauf und Inhalt man reflektieren und gegebenenfalls verändern möchte. Die Arbeitsweise besteht darin, dass Ratsuchende dazu eingeladen werden, ihre immer wieder als belastend erlebten Dialoge mit anderen Personen *laut werden zu las-*

sen, um diesen für Berater*in oder Therapeut*in hörbar zu machen, und auch räumlich *nach außen zu bringen.* Dazu werden zwei Stühle gegenüber aufgestellt, so dass die Ratsuchende das Gegenüber auf den leeren Stuhl projiziert kann, um den Dialog mit dieser vorgestellten Person durchzuspielen, zu reflektieren und so umzugestalten, damit eigene Bedürfnisse und Gefühle Berücksichtigung finden. Für Menschen sind besonders Kränkungen schmerzhaft, weil sie einen zu tiefst verletzt und meist wehr- und sprachlos, auch beschämt zurücklassen. Ob diese Methode wirksam ist, hängt sehr stark von der Beziehung zwischen Ratsuchenden und Ratgebenden ab. Spätestens mit dem *Laut-werden-Lassen* der inneren Dialoge werden diese Teil des Beziehungsgeschehens in der Behandlung und Beratung. Die Art und Weise, mit welcher Empathie und Verständnis diese offenbarten, oft sehr schambesetzten, Erfahrungen und Gedanken begleitet werden, entscheidet über die Wirkung dieser Methode.

Am Beispiel von Kränkungen durch Diskriminierungs- und Rassismuserfahrungen können folgende Fragen hilfreich sein, um herauszufinden, was besonders schmerzt und wie man auf diskriminierende und rassistische Abwertungen reagieren möchte:

- Was belastet mich am meisten?
- Womit komme ich gut klar, womit gar nicht?
- Was hat mich besonders gekränkt?
- Was ist der Kernschmerz?
- Was würde ich (der Person) sagen wollen, wenn ich könnte?
- Was ist meine Kernbotschaft?
- Für welche Reaktion soll ich mich entscheiden, welche verkrafte ich unter meinen gegenwärtigen Lebensbedingungen?
- Welche Reaktionen könnten mich gefährden?
- Welche Form der Reaktion ist für mein Wohlbefinden am besten (z. B. keine weitere Reaktion, E-Mail-Schreiben, Telefonat anstelle von persönlicher Begegnung, Austausch mit Verbündeten, konfrontierendes Gespräch, in Begleitung, rechtsanwaltlich vertreten)?

Das Suchen nach einer geeigneten Reaktion und Botschaft mit der Methode des leeren Stuhls kann unter sicheren Bedingungen erprobt, mögliche Reaktionen der inneren Repräsentanz der anderen Person mental durchgegangen und Empfindungen dazu nachgegangen werden. Manche nutzen spontan erprobte Formulierungen, und andere haben durch die Klärung in der Therapie, worum es ihnen eigentlich geht, in der nächsten Situation mehr Orientierung und können sich entsprechend ihrem Bedürfnis um sich kümmern. Nicht immer fühlen sich Menschen durch diese Methode für eine zukünftige ähnliche Erfahrung gerüstet und erleben wiederholt Hilflosigkeit, sodass das Validieren der erlebten Hilflosigkeit legitim und hilfreich ist.

Ferdos Forudastan beschreibt ihren Wandel im Umgang mit rassistischen Äußerungen und die entsprechende Wirkung auf ihr Befinden: »Wie heißen Sie? Foru …, was? Schon sehr fremd.« Auf so einen pampig gesprochenen Satz am anderen Ende der Telefonleitung reagiere ich inzwischen ganz anders. Früher habe ich engelsgeduldig meinen Namen buchstabiert. Heute motze ich in vergleichbaren Situationen zurück. Oder die Verkäuferin, die von allen Kundinnen nur mich auf Englisch anspricht. Früher hätte ich einfach auf Deutsch geantwortet. Heute frage ich die Frau, ob sie kein Deutsch spreche. Oder im Speisewagen des ICE, das Paar mir gegenüber schimpft unausgesetzt darüber, dass man sich wegen der Flüchtlingspolitik ›fremd im eigenen Land‹ fühle mit ›all den Mohammedanern‹. Ich rufe extra einen iranischen Freund an, spreche extra Farsi und sage, obwohl ich nicht gläubig bin, extra mehrfach laut ›Allahu Akbar‹. Klingt albern, ist albern. Aber mir tut es gut« (Forudastan u. Ramadan, 2022).

17.5 Entscheidungsprozesse begleiten – Das Tetralemma

Nach Vojvoda-Bongarz (2012) schafft Bhabha (2000, zit. nach Vojvoda-Bongarz, 2012, S. 243) mit der Einführung des Konzepts des dritten Raumes ein Konzept, das sich aus ihrer Sicht gut bei der Suche nach dem Beheimatetsein anwenden lässt. Sie führt fort, dass gerade Migrant*innen der zweiten Generation sich in einem Dilemma zwischen zwei Bezugsorten und zwei Identitäten befänden. Sowohl eine Entweder-oder-Einordnung als auch eine einfache Sowohl-als-auch-Position sei nach ihrer Meinung für diese Thematik keine hilfreiche Lösung, sondern die Suche nach einer Position des

Darüberhinaus. Bhabha (2000) spricht vom dritten Raum als einem Zwischenraum, in dem Symbole und Vorstellungen unterschiedlicher kontextueller und kultureller Prägung neu verhandelt werden können, was gleichbedeutend ist mit der Position des Darüberhinaus. Er betrachte laut Vojvoda-Bongarz (2012) diesen Zwischenraum nicht als bloße Schnittmenge von zwei oder mehreren Kulturen. Es gehe ihm eher um eine Begegnung mit der Neuheit, die eben nicht an die Chronologie der Vergangenheit und das Kontinuum der Gegenwart anschließe. Das Konzept des Zwischenraums hat auch im Islam eine Bedeutung. »Barzakh« habe in der Mystik des Sufismus die Bedeutung eines Grenzraums zwischen zwei Welten, nämlich Leben und Tod beziehungsweise Anfang und Ende. Im übertragenen Sinne könne dieser Zwischenraum sowohl für die Trennung als auch für die Verbindung dieser beiden Räume gedacht werden, aus deren Mischung etwas Neues entstehen könne. Sie weist darauf hin, dass die deutsche Islamwissenschaftlerin Annemarie Schimmel (2008, zit. nach Vojvoda-Bongarz (2012) diesen Begriff als »Einheit des Seienden, der Existenz« beschreibe und ihn äquivalent zum okzidentalen Konstrukt der Identität setze. Vojvoda-Bongarz befürwortet das Konzept des dritten Raums für Menschen, die Heimat als einen geografischen Ort nicht beschreiben können. Eine angemessene therapeutische Technik sieht sie in der Tetralemma-Methode.

Diese Methode stammt als Denkfigur vom indisch-buddhistischen Philosophen Nagajurna, der den Grundstein für die »Schule des mittleren Weges« legte. Daraus entwickelten Varga von Kibéd und Sparrer (2005) eine angewandte Methode in der systemischen Strukturaufstellung. Ein Problem, das normalerweise als Dilemma der Wahl zwischen zwei unvereinbaren Zielen, auftritt, wird in fünf möglichen Positionen aufgestellt, die man durchwandern kann. Diese werden auf Karten geschrieben, die in einem Viereck mit der fünften Position außerhalb des Vierecks auf den Boden gelegt werden. Dann nimmt man die jeweiligen Positionen ein, geführt durch Fragen der Therapeut*innen, und läuft die verschiedenen Positionen auf diese Weise ab. Die Instruktion lautet folgendermaßen:

Versetzen Sie sich in diese Position, verbinden Sie sich mit einer typischen Situation, die diese Position für Sie am besten beschreibt. Wie fühlt es sich an … Was spüren Sie, hören Sie, schmecken Sie, riechen Sie? Beschreiben Sie Ihre (Körper-)Empfindungen, Sinneswahrnehmungen, Ihre Gefühle, Gedanken und Impulse.

Beschreibung der unterschiedlichen Positionen des Tetralemmas:
1. das *Eine;*
2. das *Andere;*
3. beides als *Sowohl-als-auch;*
4. *keins von beiden;*
5. *all dies nicht – und nicht einmal das.*

»Wer die fünfte Position des Tetralemmas berührt hat, sucht nicht mehr nach dem letzten oder besten Schema, dem Schubkasten aller Schubkästen« (Varga von Kibéd u. Sparrer, 2005, S. 93 ff. zit. nach Vojvoda-Bongarz, 2012). Diese fünfte Position soll eine Loslösung von bekannten Entscheidungskriterien sein und helfen, aus einem erstarrten, möglicherweise auch in der Biografie ständig wiederholten Denkschema, herauszufinden. Erst dann kann sich ein neuer Raum öffnen.

Die Übung endet mit einem Resümee der Aufstellung begleitet durch folgende Fragen der Therapeut*innen: Bei welcher Perspektive haben Sie am meisten Lösungspotenzial gespürt? Wenn Ihnen das schwerfällt zu sagen, können Sie noch mal zu der Karte gehen und die Perspektive einnehmen, bei der Sie am meisten Energie gespürt haben.

Drei Fragen für die Position mit dem größten Lösungspotenzial:
1. Wenn Sie aus dieser Perspektive selbst zu sich sprechen, welche wohlmeinende Botschaft würden Sie sich selbst mitgeben?
2. Welche konkreten Ideen haben Sie für Ihren Alltag, um immer wieder diese Perspektive einnehmen zu können?
3. Welche neuen Möglichkeiten ergeben sich daraus für Sie?

Das Vorgehen am Beispiel der in Kapitel 5 beschriebenen biografischen Erfahrung von Abdallah-Steinkopff:

1. das Eine: Ich suche mein Beheimatetsein in Deutschland, wo ich aufgewachsen bin. Das Leben in Deutschland ist mir vertraut, aber

es fehlt auch etwas, was meine Bedürfnisse nach einem bestimmten Lebensgefühl, das ich in Ländern wie Spanien oder Tunesien erlebe, erfüllt.

2. das Andere: Ich suche mein Beheimatetsein in dem Herkunftsland der Mutter oder in einem anderen Land der Wahl. Es gibt neue Erfahrungen von Wohlbefinden, da dort Bedürfnisse Erfüllung finden. Aber gleichzeitig fehlt dort auch wieder etwas Wichtiges für mich.
3. Sowohl-als-auch für beide Optionen: Ich pendele zwischen Deutschland und z. B. Spanien. Das war in der Vergangenheit in einer bestimmten Lebensphase realisierbar und lässt sich durch das Familien- und Berufsleben nicht dauerhaft verwirklichen.
4. Keins von beidem: Meine Beheimatung ist in keinem der Länder zu finden. Überall fehlt etwas Bedeutsames. Möglicherweise muss ich mit dem Dilemma leben, es akzeptieren und zu meinem Leben gehörend annehmen.
5. All dies - und nicht einmal das: Um was geht es mir eigentlich? Worin liegt das Bedürfnis nach Beheimatung? Wo fühle ich Beheimatetsein im Alltagsleben? Wann ist es spürbar? Wann werden wichtige Bedürfnisse erfüllt? Beheimatetsein ist für mich nicht ein Ort, sondern ein innerer Zustand, der sich durch das Lebensprinzip des ständigen Umdenkens und Perspektivwechsels ergibt und der durch den Kontakt zu Menschen, die in sehr unterschiedlichen Regionen der Welt sozialisiert sind, erforderlich ist. Darin fühle ich Vertrautheit und Nähe zur Vielfalt durch die Menschen aus unterschiedlichen Ländern - meine Vision von Beheimatetsein.

17.6 Pendeln zwischen Verlust und Neuorientierung - Umgang mit Trauer

Trauern ist ein komplexer Prozess, der bei Heimweh, aber auch bei Heimatlosigkeit einen beträchtlichen Raum in Beratung und Therapie einnimmt. Das Spielraum-Modell von Onnasch und Gast (2020) wurde zur Unterstützung von Trauernden entwickelt. Trauerprozesse können sich nach Onnasch und Gast in einem Spielraum von schmerzlicher Auseinandersetzung sowie Erholung und Neuorientierung vollziehen. Sie empfehlen das Trauern in einer Art Pendeln zwischen den Polen Arbeit und Erholung, Vergangenheit und

Zukunft, Beziehung zu sich selbst und zur verstorbenen Person. Dieses Pendeln kann Betroffene davor bewahren, in einer Trauertrance zu versinken.

Angelehnt an dieses Trauermodell kann ein (Spiel-)Raum den Wechsel ermöglichen zwischen dem Verlust der Heimat und den damit zusammenhängenden Trauergefühlen sowie dem Ankommen und Einleben im neuen Umfeld verbunden mit Zukunftsplänen. Auch hierbei bewahrt die Methode des Pendelns zwischen den beiden Dimensionen vor dem Gedankenkreisen in der Vergangenheit, einem typischen Symptom bei Heimweh. Das Wechseln zwischen der Bearbeitung von Vergangenem und dem Erarbeiten einer Schutz gebenden Gegenwart im Beratungs- und Therapiesetting ermöglicht den Ratsuchenden, ihre Trauergefühle wahrzunehmen und dabei gleichzeitig die eigene Handlungsfähigkeit zur Gestaltung des weiteren Lebensweges zu erhalten.

Bei Menschen, die vor sehr langer Zeit ihre Heimat verlassen haben, und solchen, die nicht wissen, ob und wann sie ihre Heimat wieder sehen können/werden, bietet sich die Übung »Abschied nehmen in fünf Schritten« nach Stadler, Spitzer-Prochazka und Kress (2016, S. 257–260) an. Bei dieser Übung geht es darum, aus fünf unterschiedlichen Positionen seine Gedanken und Gefühle bezüglich Verlust und Abschied von einer geliebten Person oder Lebensphase, aber auch der Heimat oder ausgewählten Personen zu externalisieren und sich so bewusster zu machen und eventuell Veränderungen anzustoßen. Dabei werden die Patient*innen gebeten, sich an fünf unterschiedliche Positionen, die durch Karteikarten mit dem entsprechenden Text gekennzeichnet sind, zu begeben und aus der jeweiligen Position der verlorenen Person oder Heimat die Fragen zu beantworten. Die Positionen sollten in der vorgesehenen Reihe abgearbeitet werden.

- Bilanz ziehen: Was habe ich mit der Person/der Gruppe/dem Lebensabschnitt/Heimatort erlebt? Was hat mir gefehlt? Was hätte ich mir gewünscht?
- Zulassen, was ist: Was für Gefühle und Gedanken habe ich bei diesem Abschied? Was hätte ich noch gern gesagt? Was würde ich am liebsten machen?

- Loslassen: Was werde ich so nicht mehr erleben? Was lasse ich auch gern zurück?
- Akzeptanz: Was kann ich gut hinnehmen? Wogegen sträube ich mich (noch)?
- Neuausrichtung: Wer oder was hilft mir, wenn ich nach vorne blicken möchte? Wofür habe ich jetzt Kapazitäten? Was wollte ich schon immer mal machen?

Dann können sowohl die Akzeptanz als auch die Neuausrichtung aufgegriffen werden, um gesunde und funktionale Umgangsweisen mit Heimweh und Beheimatetsein zu entwickeln.

17.7 Gefühle gestalten - Der Einsatz künstlerischer Methoden

Die Künstlerin Sophie Ernst (2012) richtet mit ihrer Installation »HOME« den Blick auf die Geschichten von Vertreibung, die Menschen miterlebten aufgrund gravierender politischer Umbrüche, wie während der Teilung des indischen Subkontinents 1947 und der Vertreibung der Palästinenser*innen während der Nakba aus ihrer Heimat. Das Leitmotiv von »HOME« fußt auf der Überzeugung, dass es nicht nur ein Recht auf sein Heim durch den Besitz, sondern auch durch Erinnerung gibt. Die befragten Personen sind aufgefordert, ihr damaliges Zuhause aus ihrer Erinnerung aufzuzeichnen. Ernst übersetzt die Zeichnungen in Architekturmodelle, die sie durch Videoprojektionen belebt. Diese zeigen Hände beim Skizzieren, Korrigieren und Wegradieren von Linien – gleichzeitig sind die persönlichen Schicksale der Protagonist*innen zu hören. Ernst möchte mit ihrer Methode Erinnerungen an einen Ort sammeln, der das Heim war, oft seit Generationen – ein Heim, das die Vertriebenen nicht mehr besitzen, nur noch in ihrer Erinnerung. Heim als Erinnerungsort: »The crime was not only grabbing and stealing the land, they attacked the most intimate parts – our memories and our emotional connection to our country« (Tania, zit. in Ernst, 2012, S. 95).

Menschen, vertrieben und geflüchtet aus verschiedenen Ländern, begegnen sich im Rahmen dieses Kunstprojekts, beschreiben gegenseitig ihren Heim(at)verlust und teilen gemeinsam ihre Trauer. Auf diese Weise entwickelt sich ein Prozess des gegenseitigen empathischen Mitfühlens und Mitleidens über die verlorene Heimat: »What they robbed was not only the physical property, but the pattern of daily life [...] which would still have been there if exile had not taken place« (Salim zit. nach Ernst, 2012, S. 96).

Die Selbstöffnung oder Selbstenthüllung durch Gestaltgebung und Symbolisierung gilt innerhalb des Heilungsprozesses als wichtiger Schutzfaktor bei traumatisierten Menschen. Pennebaker hat *Disclosure* als Fachbegriff für Selbstöffnung im Rahmen des expressiven Schreibens, wie in diesem Kapitel beschrieben, untersucht und die Wirksamkeit auf die psychische Gesundheit belegen können (Pennebaker, 2000). Die Gestaltgebung eines inneren Empfindens und Erinnerns im Sinne einer Externalisierung durch gestalterische und musikalische Methoden sowie durch das Schreiben ermöglicht einen Blick mit heilsamer Distanz auf Gefühle und Erinnerungen, die lange unreflektiert, manchmal auch verdrängt waren. Nach Widdascheck (2019) bietet der kunsttherapeutische Ansatz die Möglichkeit, Bilderwelten aus der Vergangenheit durch das gestalterische Arbeiten zu aktualisieren. Ähnlich wie bei dem Ansatz von HOME (Ernst, 2000) kann eine Verbindung zu vertrauten und bedeutsamen biografischen Orten hergestellt und das Verlorene betrauert werden. Das Gestalten von Orten, Gegenständen und Figuren, die in der Vergangenheit von besonderer Bedeutung waren oder erst in der Erinnerung Bedeutung erlangen, stellt damit eine Verbindung zwischen Vergangenheit und Gegenwart her. Es schafft eine Art »Selbstvergewisserung« (Widdascheck, 2019, S. 67) und fördert dadurch eine innere Kraft. Das Verorten im neuen Land kann dann als weiterer Schritt erfolgen, um von dort aus das Leben zu gestalten.

An den folgenden Zitaten wird deutlich wie das künstlerische Gestalten ein Pendeln auf einer Zeitschiene zwischen der Vergangenheit, Gegenwart und je nach dem auch gerichtet auf die Zukunft ermöglicht, was Widdascheck als »kontinuitätsbildenden zeitlichen Erfahrungsraum« (S. 64) bezeichnet. Vor dem Hintergrund von vielen Abschieden, Brüchen im Lebensplan sowie provisorischem Aufbauen und Verlassen von Orten hat das Herstellen einer zeitlichen Kontinuität für das Bewusstsein der eigenen Geschichte und der Erzählbarkeit des eigenen Lebens eine heilsame Wirkung: »Mit meinem Werk zeige ich, dass mein Herz noch in Afrika ist« (S. 68). »Wenn ich mit Ton arbeite, dann kommt mein Dorf zu mir zurück« (S. 68). »Nun gehe ich in der Arbeit an meinem Bild wieder in mein Land« (S. 68). Der Wunsch, sich die Idee einer Rückkehr offenzuhalten, wird an diesem Zitat deutlich: »I want to make the foundation, so that next time when I come if God wishes, I know where to continue« (S. 67).

Maria Graf, eine Kunsttherapeutin bei Refugio München, hebt die Bedeutung des Ateliers als einen Freiraum für junge Schutzsuchende hervor. »Dieser Raum befindet sich in einem ständigen künstlerischen Wandlungsprozess und besitzt transithaften Charakter« (Graf, 2018, S. 467). In jeder Ecke seien Spuren bildnerischer Prozesse, die Ausdruck sind für das, was die Jugendlichen im Inneren bewegt. Dieser Raum bietet einen Rahmen für ein soziales Miteinander, aber auch um für sich zu bleiben, sich bildnerisch auszudrücken oder anderen beim Gestalten zuzuschauen. Dieser Freiraum dient als »geschützter Ort und setzt damit einen wohltuenden Gegenpol zur Leistungsfokussierung des Schulbetriebs« (S. 468). Die Kunstwerkstatt mit einem kunstpädagogischen Ansatz ist ein wertvoller Fachbereich von Refugio München. Papamokos, Gründerin der Kunstwerkstatt, beschreibt die Kunstgruppen für schutzsuchende Kinder und Jugendliche als einzigartige Möglichkeit, sich durch Malen, Tanz, Fotografie oder Theater in einer »weltumspannenden Sprache ausdrücken zu können und ihre eigene Geschichte zu erzählen« (Papamokos, 2018, S. 122). Besonders traumatisierte Kinder und Jugendliche könnten dabei auch ihre »doppelte Sprachlosigkeit« überwinden, da »neben der mangelnden Beherrschung der Sprache im fremden Land auch die Schwierigkeit besteht, das Erlebte« (Papamokos, 2018, S. 122) zu erzählen. Durch die Kunstgruppen entstehen »Inseln fern von einer lauten und belastenden Umwelt« (Papamokos, 2018, S. 122), wo Kinder Raum und Zeit haben, um ihre Gefühle kreativ auszudrücken und über das künstlerische Gestalten mit anderen in Kontakt zu kommen. Dort finden sie auch Gehör für ihre Fragen zu alldem, was sie im Krieg und auf der Flucht erlebt haben. Der Austausch zwischen Kindern und Jugendlichen aus verschiedenen Regionen der Welt fördert die Begegnung und somit auch das Kennenlernen und Respektieren von

Verschiedenheit – eine wichtige Kompetenz für das Zusammenleben in der deutschen Einwanderungsgesellschaft.

Chaabane (2014) berichtet in ihrer Studie, die sie in einer Gemeinschaftsunterkunft in Freiburg im Rahmen ihrer Bachelorarbeit durchführte, wie schutzsuchende Kinder ihre Identität mit kreativen Methoden zum Ausdruck bringen. Sie beschreibt einen syrischen Jungen, Ali (6 Jahre), der bereits mit drei Jahren gemeinsam mit seiner Familie sein Haus verlassen musste, weil sie dort wegen des Krieges nicht mehr sicher waren. Danach habe er und seine Familie in vier verschiedenen Unterkünften wohnen müssen. Immer wieder seien sie gezwungen gewesen, den Ort zu verlassen, um an einen sicheren Ort zu gelangen. Ali thematisiere Syrien häufig. Er sehne sich nach seiner Heimat und möchte, sobald der Krieg vorbei ist, wieder dorthin zurück. »Ich möchte sehen, wie Syrien aussieht, wenn kein Krieg ist« (Chaabane, 2014, S. 64). Er wisse allerdings, dass eine Rückkehr in sein Haus nicht mehr möglich ist. In einer Zeichnung malt Ali ein Haus mit Füßen und Kränen, die aus dem Dach ragen. In der Zeichnung verwendet er, wie Chaabane beobachtet, viel Energie auf für ihn wichtige Details, die ebenso viel Raum einnehmen wie das Haus selbst. Auf Nachfrage erklärt Ali diese Details mit dem Finger auf sie deutend: Das ist eine Kanone und das ein Laserstrahler. Diese Maschine wehrt die Bomben ab. Was die Bedeutung des dritten Krans kann er nicht erklären, aber er betont sehr nachdrücklich und überzeugt, dass das Haus alles habe, was es brauche. »Ali schafft sich mit seiner Zeichnung einen sicheren Ort: Nach außen abgesichert gegen jegliche Gefahr und im Notfall könnte das Haus auch wegrennen, um sich einen neuen *sicheren Hafen* zu suchen« (Chaabane, 2014, S. 64). In einer anderen Aktivität zeigt er, wie Chaabane beschreibt, großes Engagement im Fluss stehend mit hochgekrempelten Hosen. Er sammelt große Steine aus dem Wasser und stapelt diese aufeinander. Auf die Frage, was er da mache, erklärt er: »Ich baue Brücken.« Auf erneutes Nachfragen erklärt er weiter: »Ja, ich baue Brücken für die Menschen, die nach uns kommen« (Chaabane, 2014, S. 62). Er ist damit eine Dreiviertelstunde beschäftigt und motiviert die anderen Kinder mitzubauen. Sein Enthusiasmus weist auf ein großes Bedürfnis hin, seinem Wunsch Gestalt zu geben.

Wie die verschiedenen Projekte zeigen, fördern kreative Methoden den Ausdruck von inneren Bildern und Wünschen, bieten die Möglichkeit, ohne Sprache Gefühle auszudrücken und stellen eine zeitliche Kontinuität zwischen Erinnerungen und Gegenwart her. Gleichzeitig entstehen Freiräume, die gemeinsam gestaltet werden können und zeitweise Sicherheit und Schutz in einem belasteten Umfeld bieten.

17.8 Worte für Gefühle finden – Expressives Schreiben

Ähnlich wie bei der Trauma- oder Schmerzbehandlung bietet sich der Einsatz des *Expressiven Schreibens* an, das von Pennebaker in den 1980er Jahren als Schreibintervention zur Bewältigung von emotionalen Belastungen und Traumata und zur Stärkung der allgemeinen Resilienz entwickelt wurde. Pennebaker (2000) konnte nachweisen, dass diese Methode positive Auswirkungen auf die körperliche und psychische Gesundheit hat. Der seelische Schmerz aufgrund von Heimweh und Heimatlosigkeit ist für viele Betroffene oft schwer zu beschreiben. Assoziationen, körperliche und psychische Empfindungen, Erinnerungen und Ereignisse diesbezüglich in Worte zu fassen, kann helfen, einen Zugang zu finden.

Eine Abwandlung dieser Methode, die sich in der Praxis mit Eingewanderten und Schutzsuchenden sehr bewährt hat, ist es, Briefe an die Heimat oder an in der Heimat Gebliebene zu schreiben und ihnen Gedanken, Gefühle – positive wie negative –, Sehnsüchte und Verhaltensweisen zu beschreiben. Eine griechische Patientin kommentierte die Wirkung der Übung folgendermaßen: »Ich habe wie eine Wahnsinnige geschrieben, mir alles von der Seele und dem Verstand geschrieben, bis diese leer waren, kathartisch nennt man das, glaube ich.« Für die hoch qualifizierte Patientin war es das erste Mal, dass sie ohne persönliche Schranken und innere Zensur ihren Gedanken und Gefühle im Hinblick auf ihre starke Sehnsucht nach der Heimat und ihren Verlorenheitsgefühlen Raum gegeben hatte. Dabei wurde ihr klar, dass sie ihre Heimat nicht nur vermisste und sich nach ihr sehnte, sondern auch, dass sie wütend und böse auf sie war, da sie aufgrund der Finanzkrise ihren Job in Griechenland verloren hatte und auswandern musste.

Anleitung zum Expressiven Schreiben

Finden Sie einen ruhigen Ort. Nehmen Sie sich 20 bis 30 Minuten Zeit, um sich mit Ihren Gefühlen und Gedanken auf ein Ereignis in Ihrem Leben zu fokussieren, das Sie belastet oder aufwühlt. Manchmal kann es notwendig sein, diesen Vorgang mehrere Tage hintereinander zu machen. Welches Ereignis Sie auch immer aussuchen, es ist entscheidend, dass Sie Ihre Erwartungen loslassen und wirklich Ihre wahren Gefühle und Gedanken erforschen.

Schreiben Sie kontinuierlich, ohne Unterbrechung und kümmern sich nicht um Rechtschreibung, Grammatik oder Stil. Schreiben Sie darüber, WAS passiert ist, aber auch immer, WIE Sie sich dabei gefühlt haben. Verknüpfen Sie äußere Ereignisse und Ihr inneres Erleben. Schreiben Sie so detailliert und strukturiert wie möglich. Beschreiben Sie Szenen lebhaft und emotional.

Viele Menschen berichten, dass sie sich direkt nach dem Schreiben manchmal traurig fühlen. Diese Traurigkeit verschwindet in der Regel nach einigen Stunden. Wenn Sie bemerken, dass Sie Ihr Schreiben extrem aufwühlt, hören Sie auf zu schreiben oder wählen Sie ein anderes Thema.

17.9 Eigene Gefühle besser verstehen – Einsatz von Gedichten und Erzählungen

»Versuche, Heimat zu definieren, enden nicht selten bei dem Bekenntnis, daß die unsagbare Vielfalt dieses Begriffes nur dichterisch ausgedrückt werden könne.«
(Bausinger, Braun u. Schwedt, 1963, S. 177)

Das Erzählen der Geschichte eines imaginären anderen mit einer vergleichbaren Problemstellung wie bei der zu beratenden Person eröffnet Chancen. Menschen können oft besser zuhören, wenn es nicht um ihr eigenes Problem geht, da sie dann nicht unter Rechtfertigungsdruck stehen. Sie erfahren auf diesem Weg, dass sie nicht allein sind mit ihrem Problem.

Der Einsatz von Gedichten und Geschichten in Beratung und Therapie bietet einen hilfreichen Zugang zu Heimweh und Heimatlosigkeit. Ratsuchende finden darüber oft leichter Bezug zu ihren eigenen Empfindungen und Gefühlen. Sie erkennen in Gedichten oder Geschichten eigene Erfahrungen und Gefühlszustände wieder und können sie dadurch besser in eigenen Worten zum Ausdruck bringen. Es ist sinnvoll, die Ratsuchenden zusätzlich Gedichte, Erzählungen, Metaphern und Formulierungen in ihrer Muttersprache suchen zu lassen, da diese tiefer in der Biografie verankert und damit oft stärker mit Emotionen verknüpft sind.

Sehr anschaulich beschreibt der bereits in Kapitel 7 zitierte Alev Tekinay Unentschlossenheit nach der Migration in seinem Gedicht »Dazwischen«: »[...] und jeden Tag fahre ich zweitausend Kilometer in einem imaginären Zug hin und her, unentschlossen zwischen dem Kleiderschrank und dem Koffer, und dazwischen ist meine Welt (Tekinay, 1989)«. Kaléko verdeutlicht in einem Gedicht den Schmerz des Wiedersehens der lang ersehnten Heimat, als sie das erste Mal nach Kriegsende Berlin besucht und die Entfremdung spürte: »das Weh es blieb, das Heim ist fort« (Kaléko, 2015)

Ingeborg Bachmann beschreibt 1978 in ihrem Gedicht »Entfremdung« sehr berührend den Zustand innerer Verlorenheit, den viele Ratsuchenden in depressiven Episoden durchleben: »Die Früchte sind süß, aber ohne Liebe. Sie sättigen nicht einmal. Was soll nur werden? Vor meinen Augen flieht der Wald, vor meinen Ohren schließen die Vögel den Mund, für mich wird keine Wiese zum Bett [...] Was soll nur werden? Auf den Bergen werden nachts die Feuer brennen. Soll ich mich aufmachen, mich allem wieder nähern? Ich kann in keinem Weg mehr einen Weg sehen.«

Wenn es um die Frage der eigenen Identitätskonstruktion im Rahmen eines Migrationsprozesses geht, kann man die Fabel »Die weiße Dohle« von Aesop und die Geschichte »Die Dohle und die Taube«, vermittelt von Samar Assaf, Psychotherapeut bei refugio thüringen e. V. Jena, gut einsetzen.

17.9.1 Die weiße Dohle (Fabel nach Aesop)

Eine Dohle beobachtete, wie auf dem Bauernhof die Tauben gefüttert wurden. Neidisch dachte sie: »Sie leben wie die Könige und stopfen sich den Wanst voll, während unsereiner mühsam nach jedem Bissen suchen muss! Ich möchte lieber eine Taube werden!«

Sie färbte sich die Federn weiß und mischte sich unter den Taubenschwarm, der eifrig die Körner aufpickte. Niemand störte sie, denn die Tauben schöpften keinen Verdacht, dass sie ein fremder Vogel sei.

Einige Tage ließ es sich die Dohle schmecken […], bis sie so unklug war, den Schnabel zu öffnen. Die Tauben erkannten sofort ihre raue Stimme und riefen empört: »Eine Dohle! Eine verkleidete Dohle!«

Sie stürzten sich erbost auf sie und hätten sie vielleicht gar zu Tode gehackt, wenn sie nicht rechtzeitig geflohen wäre.

Reumütig flog die Dohle zu ihrem alten Schwarm zurück. Doch die anderen Dohlen erkannten sie in ihrem weißen Federkleid nicht wieder und duldeten sie nicht unter sich.

So wurde die Dohle heimatlos. Sie hatte nun zweierlei gewollt, aber weder das eine noch das andere erreicht.

17.9.2 Die Dohle und die Taube

Einst beobachtete eine Dohle, wie eine Taube auf einem Baumast entlangstolzierte, und war vom Gang der Taube sehr beeindruckt. Die Dohle beneidete die Taube um ihren aufrechten und stolzen Gang und wünschte sich, wie die Taube stolzieren zu können. Die Dohle übte tagelang und bemühte sich, den Gang der Taube nachzuahmen. Sie tat es mit viel Ausdauer und musste sich irgendwann jedoch eingestehen, dass sie mit ihren Beinen nicht dazu in der Lage war. So entschied sich die Dohle damit aufzuhören, den Gang der Taube zu erlernen, und wollte wieder wie vorher gehen. Zu ihrem Schrecken musste die Dohle erkennen, dass sie ihren ursprünglichen Gang vergessen hatte.

18 Epilog – Die Odyssee: eine therapeutische Geschichte (Maria Gavranidou)

Homers »Odyssee«, eines der ältesten Epen der abendländischen Literatur, thematisiert unter anderem die Sehnsucht nach der Heimat und die Rückkehr in die Heimat. Odysseus, der Held des Gedichts, verlässt nach zehnjähriger Belagerung und nach der Eroberung Trojas Kleinasien mit seinen Gefährten auf zwölf Schiffen, voll beladen mit Kriegsbeute, und setzt die Segel in Richtung Ithaka, seiner Heimat. Ithaka ist eine kleine Insel im Ionischen Meer, deren König er war, vor dem Aufbruch in den trojanischen Krieg. Auf Ithaka warten auf ihn seine Frau Penelope und sein Sohn Telemachos, seine Eltern, seine Ländereien, sein kleines Königreich mit seinen berechenbaren und braven Untertanen – so denkt und hofft er. Obwohl es zunächst so aussieht, als würden die Rückkehrer in der damals üblichen Reisezeit Ithaka erreichen, dauert die Rückfahrt weitere zehn Jahre. Odysseus und seine Gefährten haben den Zorn der Götter geweckt, da sie brutal und gnadenlos bei der Eroberung Trojas vorgegangen sind. Den Achäern – Griechen – gelang die Eroberung Trojas nämlich nur, weil Odysseus sich eine ganz besondere List hatte einfallen lassen: das trojanische Pferd. Im Bauch dieses hölzernen Pferdes, das die Griechen den Trojanern als angebliches Geschenk hinterließen, versteckten sich Odysseus und weitere griechische Krieger. Die übrigen verließen mit ihren Schiffen die Bucht vor Troja. Sie hielten sich jedoch versteckt in den nah gelegenen, von Troja aus nicht sichtbaren kleinen Buchten. Die Trojaner dachten, die Griechen hätten aufgegeben, und machten sich auf die Heimreise. Sie brachten das hölzerne Pferd in die Stadt. Die Trojaner opferten den Göttern und feierten ausgelassen und mit viel Wein den Abzug der Griechen. Am nächsten Morgen schliefen alle tief und fest, als Odysseus und die anderen Krieger dem Pferd entstiegen, die Tore öffneten und so die griechischen Soldaten aus den zurückgekehrten Schiffen in Troja einfielen und mit größter Brutalität alles niedermetzelten. Das gefiel nicht mal den Göttern, die die Griechen unterstützen.

Aber nicht nur der Zorn der Götter, sondern auch die »Einfalt« und das »Misstrauen« der Gefährten des Odysseus waren daran schuld, dass diese Reise für ihn so lange dauerte. Auch weckte Odysseus den Zorn Poseidons, des Meeresgottes, da er dessen Sohn, den einäugigen Zyklopen Polyphem, geblendet hatte. Polyphem war nicht gastfreundlich zu Odysseus und seinen Leuten, als diese auf seiner Insel landeten, und hörte nicht auf die Bitten Odysseus, ihn und seine Gefährten mit Wasser und Proviant zu versorgen und dann ziehen zu lassen. Da erdachte Odysseus wieder eine List. Er blendete den Zyklopen und verließ die Insel, so schnell es ging. Der listige Held konnte jedoch der Versuchung nicht widerstehen, sich wegen seiner List zu rühmen, und rief Polyphem seinen richtigen Namen zu. Poseidon wusste nun, wer seinem Sohn das Auge geblendet hatte, sodass er diesen durch Stürme an der Heimreise hindert. Auf der Irrfahrt verliert Odysseus deshalb ein Schiff nach dem anderen und auch seine Gefährten.

Zuletzt landet er allein auf der Insel von Kalypso. Die wunderschöne Nymphe versorgt Odysseus, und es geht ihm gut mit ihr. Sie bietet ihm Wohlstand, Gesundheit und ewige Jugend, ja sogar die Unsterblichkeit an. Er, der selbstbewusste und auch selbstwirksame Held, der Listenreiche und Kluge, hätte durch die Liebe Kalypsos die Möglichkeit, ein ewiges Leben ohne Sorgen auf ihrer Insel Ogygia zu verbringen, aber es wäre nicht sein Leben, es entspricht nicht seiner Identität (Horkheimer u. Adorno, 1988), seinem Selbstbild. Nach sieben Jahren auf dieser Insel mit der schönen unsterblichen Nymphe verliert Odysseus das Interesse an ihr. Die Erinnerungen an seine Heimat, an Frau und Sohn, werden immer stärker und schmerzhafter. Er sehnt sich nach seiner Heimat Ithaka. Er sitzt am Meeresufer und weint:

»Aber nicht Odysseus den Herrlichen fand er (Hermes) zu Hause;
Weinend saß er (Odysseus) am Ufer des Meers. Dort saß er gewöhnlich,
Und zerquälte sein Herz mit Weinen und Seufzen und Jammern,
Und durchschaute mit Tränen die große Wüste des Meeres.«[14]

Möglicherweise sinniert Odysseus, am Meeresufer sitzend, über sein vergangenes Leben, gibt sich die Schuld für den Verlust der Heimat, seine »Gefangenschaft« auf dieser fremden Insel durch die zunächst betörende und anziehende Nymphe, deren Liebe er immer weniger ertragen kann und die ihn mit ihren Liebesangeboten erdrückt. Er hat nie in den trojanischen Krieg der Achäer ziehen wollen. Was hat er sich nicht alles ausgedacht, um nicht mitziehen zu müssen? Nichts hat geholfen, und er hat tapfer gekämpft, den Griechen seine Klugheit und sein Erfindertum zu Diensten gestellt. Schließlich haben sie nur deswegen Troja erobern können. Nun sitzt er hier, ohne Gefährten, allein mit der schönen Nymphe, deren Liebe er nicht mehr aushalten will. Er ist nur ein Geliebter, kein König, hat keine Untertanen oder Gefährten, keine Familie. Er braucht sich um nichts zu kümmern. Das Leben und Überleben laufen auch ohne sein Zutun. Vielleicht kommen ihm Fragen nach dem Sinn des Lebens, nach seiner Identität: »Wer bin ich noch, wenn nicht ein König, Ehemann, Vater, Sohn, Freund?« Möglicherweise reicht es ihm nicht, dass er keine Angst ums Überleben hat, es ihm gut geht, vielleicht sogar besser als auf Ithaka, denn er ist geschützt, sicher, die Unsterblichkeit und ewige Jugend könnte ihm sicher sein, wenn er bei Kalypso bleibt. Aber will er das? Ein Anhängsel sein, ein Mensch unter Göttern? Ein Niemand, von niemanden bewundert wegen seiner Führungskraft und Klugheit, der den Seinen Schutz und Überleben bieten kann? Vielleicht sehnt er sich nach dem Leben der »Normalen«, der Sterblichen, das ihm Sinn gibt, das ein Leben ist, das er kennt. Er kennt sich aus im Leben der Sterblichen, weiß, was zu tun ist, hat Strategien, um mit den Problemen des Alltags, aber auch den Ausnahmesituationen fertig zu werden, das hat er während des Krieges und auch auf seiner langen Reise bewiesen. Hat er nicht dem betörenden Gesang der Sirenen lauschen können und ist doch nicht ihrem Ruf in die Verderbnis gefolgt? Hat er seine Schiffe nicht erfolgreich durch die Enge der Skylla und Charybdis manövrieren können? Im Leben der Sterblichen hat er Kontrolle und Orientierung, das Leben unter Göttern

14 Homers »Odyssee« in einer Übersetzung von Johann Heinrich Voß (Voß, H. J., Die Odyssee. Kapitel 5, 85, S. 60. Die freie digitale Bibliothek. www.digbib.org (Zugriff am 02.08.2022).

kennt er nicht, er weiß nicht, wie berechenbar es sein wird, ob sein Geist und List da von Nutzen sein können, seine Strategien tauglich. Er ist dort höchstwahrscheinlich der Gunst der Nymphe und der Götter und Göttinnen ausgeliefert. Was, wenn ein neuer Mann in das Leben der Nymphe kommt? Penelope, seine Gattin, dagegen ist ihm treu. Das hat er erfahren, als er auf Anraten der Zauberin Kirke in die Unterwelt gegangen und dort seine Mutter, die mittlerweile gestorben ist, angetroffen hat. Penelope, das weiß er, da ist er sich sicher, wird ihm ewig treu sein. Sein Leben hätte dort einen Sinn, und er wäre unter seinesgleichen. Er wüsste, sie zu versorgen und sich von ihnen versorgen zu lassen. Er könnte sicher neben Penelope einschlafen, seinen alten Freunden und Untertanen könnte er trauen. Sie wüssten, wie sie ihn aufheitern, wie sie ihn trösten können – und er wüsste das auch. Er wüsste, er würde geliebt und wertgeschätzt sein. Bindung und Sicherheit würde er erhalten. Er wäre wieder ein König, ein echter, ein kluger, erfinderischer und fähiger Mann. Auf Ithaka wüssten sie, dass er zu mehr fähig sei als zu einem Geliebten. Sein Ansehen, sein Bild von sich würde wieder zurechtgerückt, er wäre in der Lage, seinen Selbstwert zu schützen und zu erhöhen. Er, der große Held, der Listenreiche, der Troja bezwungen hat. Er würde gefeiert und würde feiern mit seiner Familie und seinen Untertanen. Seine Geschichten erzählen und die anderen und sich selbst unterhalten. Mit den Freunden würde er wieder in die Palästra gehen und sich mit Spielen und Wettkämpfen vergnügen, lustig sein, ausgelassen, so wie es Menschen sind. Echtes Vergnügen und Lustgewinn.

Vielleicht hat er so oder ähnlich gedacht am Meeresufer sitzend und weinend! Seine menschlichen Grundbedürfnisse waren auf der Insel der Nymphe nicht oder nur teilweise befriedigt! Essen, Trinken, ein Dach über dem Kopf und eine willige Geliebte waren nicht ausreichend für einen Helden/Menschen seines Formats.

Für die therapeutische Arbeit ist es wichtig herauszufinden, welche Grundmotive unserer Patient*innen nicht beziehungsweise nicht ausreichend befriedigt werden, wenn sie auf Ogygia, der Insel Kalypsos sind, und zu prüfen, ob eine Chance besteht, sie an diesem fremden Ort jemals befriedigen zu können. Wenn die Rückkehr nicht oder noch nicht möglich ist, dann ist ein wichtiger letzter Schritt in der Therapie die Akzeptanz und das Selbstmitgefühl. Wissen um die in der Fremde nicht oder nicht ausreichend zu befriedigenden Bedürfnisse. Akzeptanz entlastet, erlaubt, die eigene Geschichte aus der Position des Menschen, nicht des Helden zu erzählen, ermöglicht Alternativbefriedigungen, nicht so wie damals, aber vielleicht doch so wie jetzt, neu, erwachsen, aus der Perspektive der Vielgereisten und Vieles-erlebt-Habenden. Die Sehnsucht nach Ithaka einerseits akzeptierend, die Unmöglichkeit der Rückkehr in das Land der Kindheit und Jugend andererseits anerkennend und diese als psychologisches Indiz für hier unerfüllt gebliebenen Bedürfnissen annehmend. Nur dann ist es möglich, die Rückkehr in die Heimat als eine Möglichkeit zu betrachten, das Leben mit Erfahrungen zu füllen, die uns formen und unserem Leben Sinn geben. Konstantinos Kavafis (1911), einer der bedeutendsten neugriechischen Lyriker, hebt in seinem Gedicht »Ithaka« die teleologische Funktion der Sehnsucht nach der Heimat hervor:

»Brichst du auf gen Ithaka,
wünsch dir eine lange Fahrt,
voller Abenteuer und Erkenntnisse.
Die Lästrygonen und Zyklopen,
den zornigen Poseidon fürchte nicht,
solcherlei wirst du auf deiner Fahrt nie finden,
wenn dein Denken hochgespannt, wenn edle
Regung deinen Geist und Körper anrührt.
Den Lästrygonen und Zyklopen,
dem wütenden Poseidon wirst du nicht begegnen,
falls du sie nicht in deiner Seele mit dir trägst,
falls deine Seele sie nicht vor dir aufbaut.
Wünsch dir eine lange Fahrt.
Der Sommermorgen möchten viele sein,
da du, mit welcher Freude und Zufriedenheit!
In nie zuvor gesehene Häfen einfährst;
Halte ein bei Handelsplätzen der Phönizier
Und erwirb die schönen Waren,
Perlmutter und Korallen, Bernstein, Ebenholz
Und erregende Essenzen aller Art,

so reichlich du vermagst, erregende Essenzen,
besuche viele Städte in Ägypten,
damit du von den Eingeweihten lernst und wieder lernst.
Immer halte Ithaka im Sinn.
Dort anzukommen ist dir vorbestimmt.
Doch beeile nur nicht deine Reise.
Besser ist, sie dauere viele Jahre;
Und alt geworden lege auf der Insel an,
reich an dem, was du auf deiner Fahrt gewannst,
und hoffe nicht, dass Ithaka dir Reichtum gäbe.
Ithaka gab dir die schöne Reise.
Du wärest ohne es nicht auf die Fahrt gegangen.
Nun hat es dir nicht mehr zu geben.
Auch wenn es sich dir ärmlich zeigt, Ithaka betrog dich nicht.
So weise, wie du wurdest, in solchem Maße erfahren,
wirst du ohnedies verstanden haben, was die Ithakas bedeuten.«

Literatur

Abdallah-Steinkopff, B. (2018). Interkulturelle Erziehungskompetenzen stärken. Ein kultursensibles Elterncoaching für geflüchtete und zugewanderte Familien. Vandenhoeck & Ruprecht.

Acar, C. (2020). Hawaii. München: Hanser.

Advanced Chemistry (1992). Fremd im eigenen Land. https://songlexikon.de/songs/fremdimeigenenland/

Aesop (o. D.). Die weiße Dohle. http://gutenberg.spiegel.de/buch/fabeln-9534/6.

Albrecht, G. A. (2019). Earth emotions: New words for a new world. Ithaca, London: Cornell University Press.

Amadeu Antonio Stiftung. Laufend aktualisierte Chronik Todesopfer rechter Gewalt. https://www.amadeu-antonio-stiftung.de/todesopfer-rechter-gewalt/ (Zugriff am 15.05.2022).

Amani, E. (2021). Die beste Instanz. https://www.youtube.com/watch?v=r45_9wvbDoA (Zugriff am 15.05.2022).

American Psychiatric Association (2013). Diagnostic and statistical manual of mental disorders: DSM-5 (5th ed.). Washington DC: American Psychiatric Association.

Amjahid, M. (2017). Unter Weißen. Was es heißt, privilegiert zu sein. München: Hanser Berlin.

Amjahid, M. (2021). Der weiße Fleck. Eine Anleitung zum antirassistischen Denken. München: Piper.

Anderson, H., Goolishian, H. (1992). The client is the expert: A not-knowing approach to therapy. In S. McNamee, K. J. Gergen (Eds.), Therapy as social construction (pp. 25–39). London: Sage Publications, Inc.

Arndt, S. (2021). Rassismus begreifen. Vom Trümmerhaufen der Geschichte zu neuen Wegen. München: C. H. Beck.

Aydemir, F., Yaghoobifarah, H. (Hrsg.) (2019). Eure Heimat ist unser Albtraum. Berlin: Ullstein fünf.

Bachmann, I. (1978). Entfremdung. https://www.literaturforum.de/threads/2506-ingeborg-bachmann-entfremdung.

Bade, K. J. (2005). Europa in Bewegung. Migration vom späten 18. Jahrhundert bis zur Gegenwart. München: Beck.

Balibar, É., Wallerstein, I. M. (Hg.) (1990). Rasse, Klasse, Nation. Ambivalente Identitäten. Hamburg: Argument Verlag.

Bausinger, H. (1990). Heimat in einer offenen Gesellschaft. In W. Cremer, A. Klein (Hrsg.), Heimat: Analysen, Themen, Perspektiven (Bd. 249/I, S. 76–90). Bonn: Bundeszentrale für politische Bildung.

Bausinger, H.; Braun, M; Schwedt, H. (1963). Neue Siedlungen. Volkskundlich-soziologische Untersuchungen des Ludwig Uhland-Instituts Tübingen (2., veränd. Aufl.). Stuttgart: Kohlhammer.

Beaulieu, D. (2007). Impact-Techniken für die Psychotherapie. Heidelberg: Carl-Auer Verlag.

Becker, D. (2006). Die Erfindung des Traumas – Verflochtene Geschichten. Berlin: Edition Freitag.

Behrens, K., del Pozo, M. A., Großhennig, A., Sieberer, M., Graef-Calliess, I. T. (2015). How much orientation towards the host culture is healthy? Acculturation style as risk enhancement for depressive symptoms in immigrants. International Journal of Social Psychiatry, 61 (5), 498–505.

Benesch, H. (1990). Warum Weltanschauung. Eine psychologische Bestandsaufnahme. Frankfurt a. M.: Fischer-Taschenbuch-Verlag.

Berking, M. (2015). Training emotionaler Kompetenzen (3. Aufl.). Berlin/Heidelberg: Springer.

Bermejo, I., Mayninger, E., Kriston, L., Härter, M. (2010). Psychische Störungen bei Menschen mit Migrationshintrgrund im Vergleich zur deutschen Allgemeinbevölkerung. Psychiatrische Praxis, 37, 225–232.

Berry, J. W. (1990). Psychology of acculturation. Understanding individuals moving between cultures. In R. W. Brislin (Ed.), Applied cross-cultural psychology (pp. 232–253). London: Sage Publications.

Berry, J. W., Phinney, J. S., Sam, D. L., Vedder, P. (2006). Immigrant youth: Acculturation, identity, and adaptation. Applied Psychology: An International Review, 55 (3), 303–332.

Berry, J. W., Sam D. L. (2016). Theoretical perspectives. In D. L. Sam und J. W. Berry (Eds.), The Cambridge handbook of acculturation psychology (2nd ed., pp. 11–29). Cambridge: Cambridge University Press.

Beschoner, P., Sosic-Vasic, Z., Jerg-Bretzke, L. (2020). Heimweh – eine systematische Übersicht zum Vorkommen und den Folgen eines Phänomens von aktueller Relevanz. Psychiatrische Praxis, 47, 352–360.

Bhabha, H. K. (2000). Die Verortung der Kultur. Tübingen: Stauffenberg Verlag.

Borke, J., Schiller, E.-M., Schöllhorn, A., Kärtner, J. (2015). Kultur – Entwicklung – Beratung. Kultursensitive Therapie und Beratung für Familine mit Säuglingen und Kleinkindern. Göttingen: Vandenhoeck & Ruprecht.

Brecht, B. (1937). Über die Bezeichnung Emigranten. https://goetheindia.files.wordpress.com/2016/11/bertolt-brecht-ucc88ber-die-bezeichnung-emigranten.pdf.

Brecht, B. (1939). Svendborger Gedichte. London: Malik.

Brendel-Fischer, G. (2022). Waschmaschinen-Aussage: Kritik für Integrationsbeauftragte. https://www.br.de/nachrichten/bayern/ukraine-fluechtlinge-waschmaschinen-aussage-kritik-fuer-integrationsbeauftragte,T3inbwp (Zugriff am 22.04.2022).

Burrmann, U., Mutz, M., Zender, U. (Hrsg.) (2015). Jugend, Migration und Sport. Kulturelle Unterschiede und die Sozialisation zum Vereinssport. Wiesbaden: Springer.
Butler, J., Albrecht, N.-J., Ellsäßer, G., Gavranidou, M., Habermann, M., Lindert, J., Weilandt, C. (2007). Migrationssensible Datenerhebung für die Gesundheitsberichterstattung. Arbeitsgruppe Gesundheitsberichterstattung des Arbeitskreises »Migration und öffentliche Gesundheit«. Bundesgesundheitsblatt – Gesundheitsforschung – Gesundheitsschutz, 10, 1232–1239.
Carter, R. T. (2007). Racism and psychological and emotional injury: Recognising and assessing race-based traumatic stress. The Counselling Psychologist, 35 (1), 13–105.
Cantor-Graee, E., Selten J. P. (2005). Schizophrenia and migration: A meta-analysis and review. American Journal of Psychiatry, 162, 12–14.
Chaabane, R. (2014). Brückenbauer zwischen zwei Welten. Wie syrische Kinder mit Fluchterfahrung ihre kulturelle Identität zum Ausdruck bringen. Bachelorarbeit an der katholischen Hochschule Freiburg. Unveröffentlichtes Dokument.
Currle, E. (2006). Theorieansätze zur Erklärung von Rückkehr und Remigration. Sozialwissenschaftlicher Fachinformationsdienst. https://www.gesis.org/fileadmin/upload/dienstleistung/fachinformationen/servicepublikationen/sofid/Fachbeitraege/Migration_2006-2.pdf (Zugriff am 26.07.2022).
Czollek, M. (2018). Desintegriert euch! München: Hanser-Verlag.
Czollek, M. (2020). Gegenwartsbewältigung. München: Hanser-Verlag.
Deutsches Zentrum für Integrations- und Migrationsforschung (DeZIM) (2022): Rassistische Realitäten: Wie setzt sich Deutschland mit Rassismus auseinander? Auftaktstudie zum Nationalen Diskriminierungs- und Rassismusmonitor (NaDiRa), Berlin.
Destatis (o. D.). Migrationshintergrund: Definition. https://www.destatis.de/DE/Themen/Gesellschaft-Umwelt/Bevoelkerung/Migration-Integration/Glossar/migrationshintergrund.html (Zugriff am 26.07.2022).
Destatis (2020). Demografischer Wandel in Deutschland: Ursachen und Folgen. https://www.destatis.de/DE/Themen/Querschnitt/Demografischer-Wandel/_inhalt.html (Zugriff am 26.07.2022).
DiAngelo, R. (2018). White Fragility. Why it is so hard for white people to talk about racism. Boston: Beacon Press.
Dröscher, D., Fürstenberg, P. (Hrsg.) (2021). Check your habitus. Berlin: SUKULTUR.
DuBois, W. E. B. (1903/1989). The souls of black folk. New York: Bantam Books.
Düvell, F. (2006). Europäische und internationale Migration. Hamburg: LIT.
Dyck, M., Wenner, J., Wengler, A., Bartig, S., Fischer, F., Wandschneider, L., Santos-Hoevener, C., Razum, O. (2019). Migration und Gesundheit in Deutschland – eine Bestandsaufnahme der Datenquellen. Bundesgesundheitsblatt, 62, 935–942.
Dzajic-Weber, A. (2016). Kofferkinder und der schwierige Umgang mit Heimat. Zwischen Heimatverlust, Entfremdung und Neuaneignung. Leidfaden – Fachmagazin für Krisen, Leid, Trauer, 5 (3), 24–29.

Egger, I., Walter, G. (2015). Flucht vor Not, Krieg und Folter als Kompetenzleistung. Zeitschrift für systemische Therapie und Beratung, 33 (3), 102–108.

El-Mafaalani, A. (2021). Wozu Rassismus? Von der Erfindung der Menschenrassen bis zum rassimuskritischen Widerstand. Köln: Kiepenheuer & Witsch.

Ernst, S. (2012). HOME: Architecture of Memory. https://sophieernst.com/home-project (Zugriff am 12.08.2022).

Eschmann, R. (2018). Heimat und Fremdheit. In G. Gödde, J. Zirfas (Hrsg.), Kritische Lebenskunst. Analysen – Orientierung – Strategien (S. 111–117). Stuttgart: J. B. Metzler.

Faulstich-Wieland, H. (2019). Heimat – Mehr als ein Gefühl? Herausgeber: Stadt Hann. Münden © Hannelore Faulstich-Wieland. https://www.faulsticwieland.de/.cm4all/uproc.php/0/Allgemeine%20Dokumente/Stapelrede_Broschuere_Homepage.pdf?_=16e54598f0c&cdp=a.

Foroutan, N., Hensel, J. (2020). Die Gesellschaft der anderen. Berlin: Aufbau Verlag.

Forudastan, F., Ramadan, D. (2022). Mir fehlt ein warmes Wir. SZ Magazin, 2022 (23). https://sz-magazin.sueddeutsche.de/leben-und-gesellschaft/heimat-deutschland-migration-rassismus-forudastan-ramadan-91611?reduced=true (Zugriff am 07.08.2022).

Fries, A. u. Grawe, K. (2006). Inkonsistenz und psychische Gesundheit: Eine Metaanalyse. Zeitschrift für Psychiatrie Psychologie und Psychotherapie, 54 (2), 133–148.

Frisch, M. (1976). Die Schweiz als Heimat? Rede zur Verleihung des großen Schillerpreises 1974. In M. Frisch, Gesammelte Werke in zeitlicher Folge. 6 Bände. Hrsg. von H. Mayer. Bd. 6: 1968–1975: Tagebuch 1966–1971. Wilhelm Tell für die Schule. Kleine Prosaschriften. Dienstbüchlein, Montauk (S. 509–518). Frankfurt a. M.

Gale, M. M., Pieterse, A. L., Lee, D. L., Huyn, K., Powell, S., Kirkinis, K. (2020). A meta-analysis of relationship between internalized racial oppression and health-related outcomes. The counseling Psychologist, 48, 4, 498–525.

Gavranidou, M. (1990). Wolkenheimat. Themenheft »Literatur von Ausländerinnen«. Die Palette 12, 6, 12.

Gavranidou, M. (2006). Migration als Krise? Psychologische Krisenmodelle des Migrationsprozesses. Suizidprophylaxe, 33 (4), 154–158.

Gavranidou, M., Abdallah-Steinkopff, B. (2007). Brauchen Migrantinnen und Migranten eine andere Psychotherapie? Psychotherapeutenjournal, 4, 353–361.

Gavranidou, M., Kahraman, B. (2009). Einsatz diagnostischer Verfahren bei Menschen mit Migrationshintergrund. Klinische Diagnostik und Evaluation, 2 (2), 94–105.

Gouma, V. (2019). Ein Rätsel. https://www.tagesspiegel.de/gesellschaft/lesermeinung-ich-bin-die-fluechtlinge/23917406.html.

Graf, M. (2018). Ein Mann Frau. Kunsttherapie mit geflüchteten Jugendlichen. In von Spreti, F., Martius, P., Steger, F. (Hrsg.), KunstTherapie. Wirkung – Handwerk – Praxis (S. 467–471). Stuttgart: Schattauer.

Gräßer, M., Iskenius, E.-L., Hovermann, E. (2017). Therapie-Tools Psychotherapie für Menschen mit Migrations- und Fluchterfahrung. Weinheim: Beltz.
Grawe, K. (1998). Psychologische Psychotherapie. Göttingen: Hogrefe.
Grawe, K. (2004). Neuropsychotherapie. Göttingen: Hogrefe.
Grawe, K., Donati, R., Bernauer F. (1994). Psychotherapie im Wandel. Göttingen: Hogrefe.
Grimm, J., Grimm, W. (1984). Deutsches Wörterbuch von Jacob und Wilhelm Grimm. Bd. X, des vierten Bandes zweite Abteilung: H – Juzen, bearbeitet von Moriz Heyne. München: DTV.
Grinberg, L., Grinberg, R. (2016). Psychoanalyse der Migration und des Exils. Gießen: Psychosozial-Verlag.
Grossmann, K. E., Grossmann, K. (2007). »Resilienz« – skeptische Anmerkungen zu einem Begriff. In I. Fooken, J. Zinnecker (Hrsg.), Trauma und Resilienz. Chancen und Risiken lebensgeschichtlicher Bewältigung von belasteten Kindheiten (S. 29–38). Weinheim, München: Juventa.
Greverus, I.-M. (1979). Auf der Suche nach Heimat. München: C. H. Beck.
Gümüşay, K. (2020). Sprache und Sein. München: Hanser Berlin.
Hall, S. (1989). Ideologie, Kultur, Medien, Neue Rechte, Rassismus. Hamburg: Argument Verlag.
Haring, C., Xenakis, C. (1977). Nostalgische Reaktionen bei griechischen Gastarbeitern in West-Berlin. In A. Boroffka, W. M. Pfeiffer (Hrsg.), Fragen nach der transkulturell-vergleichenden Psychiatrie in Europa (S. 111–122). Referate und Arbeitspapiere anlässlich des Symposiums in Kiel vom 05.04.–08.04.1976. Westfälische Wilhelms-Universität Münster.
Hasters, A. (2019). Was weiße Menschen nicht über Rassismus hören wollen, aber wissen sollten. Berlin: Hanserblau.
Haunschild, J. (2018). Gesundheit: Wie der Klimawandel auf die Psyche schlägt. https://www.sueddeutsche.de/gesundheit/gesundheit-wie-der-klimawandel-auf-die-psyche-schlaegt-1.3954595 (Zugriff am 26.07.2022).
Hautzinger, M. (2013). Kognitive Verhaltenstherapie bei Depressionen (7. Aufl.). Weinheim: Beltz.
Hegemann, T., Österreich, C. (2005). Einführung in die interkulturelle systemische Beratung und Therapie. Heidelberg: Carl Auer Systeme.
Henrich, J., Heine, S. J., Norenzayan, A. (2010). The weirdest people in the world? Behavioral and Brain Sciences, 33 (2), 61–83.
Hertrampf, M. O. (2017). Frankreich: (Fremde) Heimat von Roma. Überlegungen zu Identität, Alterität und Exklusion einer diasporischen Minderheit Frankreichs. PhiN Philologie im Netz, 2017 (81), 59–72.
Hinton, D. E., Pich, V., Chhean, D., Safren, S. A., Pollack, M. H. (2006). Somatic-focused therapy for traumatized refugees: Treating posttraumatic stress disorder and comorbid neck-focused panic attacks among Cambodian refugees. Psychotherapy: Theory, Research, Practice, Training, 43 (4), 491–505.
Hochweis, O. (2017). Heimatlos – Unbehaust oder ungebunden. https://www.deutschlandfunkkultur.de/heimatlos-unbehaust-oder-ungebunden-100.html (Zugriff am 26.07.2022).

Hoffman, S., Hayes, S. (2019). The Future of intervention science: Process-based therapy. Clinical Psychological Science, 7 (1), 37–50.

Hofstede, G., Hofstede, G. J. (2006). Lokales Denken, globales Handeln. Interkulturelle Zusammenarbeit und globales Management (3., überarb. Aufl.). München: Deutscher Taschenbuch-Verlag.

Horkheimer, M., Adorno, T. W. (1988). Dialektik der Aufklärung. Philosophische Fragmente. Frankfurt a. M.: S. Fischer.

Jäger, S. (1992). BrandSätze. Rassismus im Alltag. Duisburg: Duisburger Institut für Sprach- und Sozialforschung.

Joisten, K. (2003). Philosophie der Heimat – Heimat der Philosophie. Berlin: Akademie Verlag.

Jovanivic, G., Alashe, O. (2022). Ich, ein Kind der kleinen Mehrheit. Berlin: Blumenbar, Aufbau Verlag.

Kahraman, B. (2008). Die kultursensible Therapiebeziehung. Störungen und Lösungsansätze am Beispiel türkischer Patienten. Gießen: Psychosozial-Verlag.

Kahraman, B., Abdallah-Steinkopff, B. (2010). Same same but different. Kultursensible Verhaltenstherapie bei Migranten. Psychotherapie im Dialog, 11 (4), 306–312.

Kahraman, B., Knoblich, G. (2000). Stechen statt Sprechen: Valenz und Aktivierbarkeit von Stereotypen über Türken. Zeitschrift für Sozialpsychologie, 31, 31–43.

Kaléko, M. (2015). Heimweh, wonach? In Mein Lied geht weiter. Hundert Gedichte (16. Aufl.). München: dtv.

Kalpaka, A., Räthzel, N. (1986/1990). Die Schwierigkeit, nicht rassistisch zu sein. Leer: Mundo-Verlag.

Kalpaka, A., Räthzel, N., Weber, K. (2017). Rassismus. Die Schwierigkeit, nicht rassistisch zu sein. Hamburg: Argument Verlag.

Kavafis, K. (1911). Ithaka. http://www.kavafis.de/poems.htm (Zugriff am 25.07.2022).

Keller, H. (2011). Kinderalltag. Kulturen der Kindheit und ihre Bedeutung für Bindung, Bildung und Erziehung. Berlin/Heidelberg: Springer-Verlag.

Kilomba, G. (2020). Plantation memories. Episodes of everyday racism (6th edition). Münster: UNRAST Verlag.

Kirkinis, K., Pieterse, A. L., Martin, C., Agiliga, A., Brownell, A. (2021). Racism, racial discrimination, and trauma: A systematic review of social science literature. Ethnicity & Health, 26, 3, 392–412.

Knipper, M., Bilgin, Y. (2009). Migration und Gesundheit. St. Augustin/Berlin: Konrad-Adenauer Stifung.

Koneru, V. K., De Mamani, A. G. W., Flynn, P. M., Betancourt, H. (2007). Acculturation and mental health: Current findings and recommendations for future research. Applied and Preventive Psychology, 12 (2), 76–96.

Kulisch, E. (2016). Emigration gleich Heimatverlust? Ein Exkurs. In Leidfaden – Fachmagazin für Krisen, Leid, Trauer, 5, 3, 78–82.

Leuschner, U. (1991). Sehn-Sucht: 26 Studien zum Thema Nostalgie. https://books.google.nl/books?id=Eonanr9U1SQC&pg=PA16&lpg=PA16&dq=sehn-

sucht+udo+leuschner&source=bl&ots=JkjJoptxCu&sig=ACfU3U2Ft_Nhy-WOsEkdCg2c6PfJxGKjaTg&hl=de&sa=X&ved=2ahUKEwiilMPt8LT5A-hUGy6QKHaiWDK4Q6AF6BAgREAM#v=onepage&q=sehn-sucht%20udo%20leuschner&f=false (Zugriff am 12.08.2022).

Leyer, E. M. (1991). Migration, Kulturkonflikt und Krankheit. Zur Praxis der transkulturellen Psychiatrie. Opladen: Westdeutscher Verlag.

Liedl, A., Abdallah-Steinkopff, B. (2017). Psychotherapeutische Behandlung von Flüchtlingen. In A. Liedl, M. Böttche, B. Abdallah-Steinkopff (Hrsg.), Psychotherapie mit Flüchtlingen. Neue Herausforderungen, spezifische Bedürfnisse. Das Praxisbuch für Psychotherapeuten und Ärzte. Stuttgart: Schattauer-Verlag.

Loubier, B. L., Sano, M., Spannagel, P., Uzun, S., Weiß, L. (2020). Migration und Gesundheit. In R. A. Runge, (Hrsg.), Anders krank? Die Rolle von Kultur und kultureller Diversität bei Gesundheit und Krankheit (S. 89–117). Hildesheim: Universitätsverlag.

Louw, E., Schwabe, K. (2021). Rassismussensible Beratung und Therapie von geflüchteten Menschen. Göttingen: Vandenhoeck & Ruprecht.

Machleidt, W. (2010). Theoretische Modelle der Migration. Sozialpsychiatrische Informationen, 4, 17–20.

McAdams, D. P. (2007). The life story interview. The Foley Center for the Study of Lives, Evanston, IL: Northwestern University. https://cpb-us-e1.wpmucdn.com/sites.northwestern.edu/dist/4/3901/files/2020/11/The-Life-Story-Interview-II-2007.pdf (Zugriff am 02.08.2022).

Mecheril, P. (o. D.). Heimat-Splitter. https://www.zentrum-migs.de/fileadmin/user_upload/Heimat__Paul_Mecheril.pdf (Zugriff am 26.07.2022).

Mecheril, P. (1994). Die Lebenssituation anderer Deutschen. Eine Annährung in dreizehn thematischen Schritten. In P. Mecheril, T. Teo (Hrsg.), Andere Deutsche. Zur Lebenssituation von Menschen multiethnischer und multikultureller Herkunft (S. 57–93). Berlin: Karl Dietz Verlag.

Meier, E. (1922/2018). In Aus dem bayerischen Wald und aus Chicago. Geschichten, Gedichte und Briefe einer sanften Rebellin. Grafenau: Morsak.

Merle, K. (2019). Heimat – Sehnsucht und Praxis. Praktisch-theologische Überlegungen zu einem umstrittenen Begriff. In F. T. Brinkmann, J. Hammann (Hrsg.), Heimatgedanken. Theologische und kulturwissenschaftliche Beiträge (S. 27–45). Wiesbaden: Springer Fachmedien.

Mesquita, B., Boiger, M., De Leersnyder, J. (2017). Doing emotions: The role of culture in everyday emotions. European Review of Social Psychology, 28 (1), 95–133.

Mika, J., Abdallah-Steinkopff, B., Gavranidou, M. (2015). Die Exploration der Krankheitskonzepte von Flüchtlingen bezüglich ihrer Posttraumatischen Belastungsstörung. Psychotherapeutenjournal, 2, 134–145.

Mitscherlich, A. Mitscherlich, M. (1967). Die Unfähigkeit zu trauern. Grundlagen kollektiven Verhaltens. München: R. Piper & Co.

Mitzscherlich, B. (2016). Heimatverlust und -wiedergewinn. Psychologische Grundlagen. Leidfaden – Fachmagazin für Krisen, Leid, Trauer, 5 (3), 54–60.

Nguyen, M. H., Hahn, E., Wingenfeld, K., Graef-Calliess, I. T., von Poser, A., Stopsack, M., Burian, R. (2017). Acculturation and severity of depression among frst-generation Vietnamese outpatients in Germany. International Journal of Social Psychiatry, 63 (8), 708–716.

Norcross, J. C., & Lambert, M. J. (2019). What works in the psychotherapy relationship: Results, conclusions, and practices. In J. C. Norcrossm, M. J. Lambert (Eds.), Psychotherapy relationships that work: Evidence-based therapist contributions (pp. 631–646). Oxford: Oxford University Press.

Ören, A. (1980). Die Fremde ist auch ein Haus. Ein Poem. Berlin: Rotbuch-Verlag.

Ogette, T. (2017). Exit Racism. Rassismuskritisch denken lernen. Münster: Unrast.

Ogette, T. (2022). Und jetzt Du. Rassismuskritisch leben. München: Penguin.

Oltmer, J. (2015). Zur Zukunft der globalen Beziehungen Zusammenhänge zwischen Migration und Entwicklung. Bonn: Druckerei Brandt.

Onnasch, K., Gast, U. (2020). Trauern mit Leib und Seele. Orientierung bei schmerzlichen Verlusten. Stuttgart: Klett-Cotta.

Orlinsky, D. E., Grawe, K., Parks, B. (1994). Process and outcome in psychotherapy – noch einmal. In A. E. Bergin, S. L. Garfield (Eds.), Handbook of psychotherapy and behaviour change (4th edition; pp. 270–376). New York: John Wiley & Sons.

Otto, H., Keller, H. (2012). Bindung und Kultur (nifbe-Themenheft 1). Osnabrück: nifbe.

Otto, M. W., Hinton, D. E. (2006). Modifying exposure-based CBT for Cambodian refugees with posttraumatic stress disorder. Cognitive and Behavioral Practice, 13, 261–270.

Papamokos, M. (2018). REFUGIO: Kunstwerkstatt für Flüchtlingskinder und jugendliche Flüchtlinge. In J. Henkel, N. Neuß (Hrsg.), Kinder und Jugendliche mit Fluchterfahrungen. Pädagogische Perspektiven für die Schule und Jugendhilfe (S. 121–132). Stuttgart: Kohlhammer.

Pascoe, E., Richman, L. (2009). Perceived discrimination and health: A meta-analytic review. Psychological Bulletin, 135 (4), 531–554.

Pazarkaya, Y. (1986). Literatur ist Literatur. In I. Ackermann, H. Weinrich (Hrsg.), Eine Nicht nur deutsche Literatur: zur Standortbestimmung der »Ausländerliteratur« (S. 54–64). München, Zürich: Piper.

Pennebaker, J. W. (2000). The effects of traumatic disclosure on physical and mental health: The values of writing and talking about upsetting events. In J. M. Violanti, D. Paton, C. Dunning (Eds.), Posttraumatic stress intervention: Challenges, issues, and perspectives (pp. 97–114). Springfield, Ill.: Charles C Thomas Publisher.

Petzold, H. (1993). Angewandtes Psychodrama (4. Aufl.). Paderborn: Junfermann.

Petzold, H. (2012). Identität: Ein Kernthema moderner Psychotherapie – interdisziplinäre Perspektive. Wiesbaden: VS Verlag für Sozialmedien.

Polanco-Roman, L., Danies, A., Anglin, D. M. (2016). Racial discrimination as race-based trauma, coping strategies and dissociative symptoms among emerging adults. Psychological Trauma, 8 (5), 609–617.

Razum, O. (2009). Migration, Mortalität und der Healthy-migrant-Effekt. In M. Richter, K. Hurrelmann (Hrsg.), Gesundheitliche Ungleichheit. Grundlagen, Probleme, Perspektiven (S. 267–282). Wiesbaden: VS.

Richman, I., Jonassaint, C. (2008). The effects of race-related stress on cortisol reactivity in the laboratory: Implications of the Duke Lacrosse Scandal. Annals of Behavioural Medicine, 35 (1), 105–110.

Riedl, J. (Hrsg.) (1995). Heimat. Auf der Suche nach der verlorenen Identität. Jüdisches Museum der Stadt Wien. Wien: Verlag Christian Brandstätter.

Rilke, R., M. (1908). Requiem. https://www.projekt-gutenberg.org/rilke/requiem/requiem.html (Zugriff am 12.08.2022).

Rilke, R. M. (1931). Briefe an einen jungen Dichter. Leipzig: Insel-Verlag.

RKI – Robert Koch Institut (2015). Gesundheitsberichterstattung. Gesundheit in Deutschland. Berlin, November 2015. https://www.rki.de/DE/Content/Gesundheitsmonitoring/Gesundheitsberichterstattung/GesInDtld/gesundheit_in_deutschland_2015.pdf?__blob=publicationFile (Zugriff am 18.2.2022).

Rommelspacher, B. (2009). Was ist eigentlich Rassismus? In C. Melter, P. Mecheril (Hrsg.), Rassismustheorie und -forschung (S. 25–38). Schwalbach/Ts.: Wochenschau-Verlag.

Rosner, R., Pfoh, G., Rojas, R. (2014). Anhaltende Trauerstörung. Göttingen: Hogrefe.

Said, E. W. (1979). Orientalismus. Frankfurt a. M.: Fischer-Taschenbuchverlag.

Safi, M. (2010). Immigrants' life satisfaction in Europe: Between assimilation and discrimination. European Sociological Review, 26 (2), 159–176.

Schenk, L., Neuhauser, H. (2005). Methodische Standards für eine migrantensensible Forschung in der Epidemiologie. Bundesgesundheitsblatt Gesundheitsforschung Gesundheitsschutz, 48, 279–286.

Schindler, H. (2022). Sich selbst beheimaten. Fluchtaspekte. Göttingen: Vandenhoeck & Ruprecht.

Schott, P., S. (1994). Zur Psychologie des Heimwehs oder über die Sehnsucht nach Geborgenheit. Diplomarbeit im Fach Erziehungswissenschaft an der Universität Köln, Heilpädagogische Fakultät.

Seibt, G. (2018). Was ist Heimat? https://www.sueddeutsche.de/kultur/sz-serie-was-ist-heimat-ein-gutes-gefuehl-1.3802786 (Zugriff am 26.07.2022).

Sequeira, D. F. (2015). Gefangen in der Gesellschaft. Alltagsrassismus in Deutschland. Marburg: Tectum Verlag.

Siegert, M. (2013). Die Zufriedenheit der Migranten in Westdeutschland. Eine empirische Analyse. Wiesbaden: Springer VS.

Şimşek, S. (2013). Schmerzliche Heimat. Deutschland und der Mord an meinem Vater. Berlin: Rowohlt.

Sluzki, C. E. (2010). Psychologische Phasen der Migration und ihre Auswirkungen. In T. H. Hegemann, R. Salman (Hrsg.), Transkulturelle Psychiatrie (S. 101–115). Bonn: Psychiatrie Verlag.

Stadler, C., Spitzer-Prochazka, S., Kern, E., Kress, B. (2016). Act creative! Stuttgart: Klett-Cotta.

Stanišić, S. (2019). Herkunft. München: Luchterhand.

Stavemann, H. H. (Hrsg.) (2015). Therapie-Tools Integrative KVT. Weinheim: Beltz.

Stroebe, M., Schut, H., Nauta, M. (2015). Homesickness: A systematic review of the scientific literature. Review of General Psychology, 19 (2), 157–171.

Stroebe, M., Schut, H., Nauta, M. (2016). Is homesickness a mini-grief? Development of a dual process model. Clinical Psychological Science, 4, 344–358.

Stroebe, M., van Vliet, T., Hewstone, M., Willis, H. (2002). Homesickness among students in two cultures: Antecedents and consequences. British Journal of Psychology, 93, 147–168.

Stonequist, E. V. (1937). The marginal man: A study in personality and culture conflict, New York: Charles Scribner's Sons.

Sue, S., Zane, N. Y. K. (1994). Research on psychotherapy with culturally diverse populations. In A. Bergin, S. Garfield (Eds.), Handbook of psychotherapy and behavior change (pp. 783–817). New York: Wiley.

Sue, D. W. (2015). Implicit bias and Microaggressions: The macro impact of small acts. https://youtu.be/Nrw6Bf5weTM (Zugriff am 15.05.2022).

Sundermeier, T. (2007). Religion – Was ist das? Religionswissenschaft im theologischen Kontext. Ein Studienbuch (2., erw. Aufl.). Frankfurt a. M.

Tavakoli, S., Lumley, M. A., Hijazi, A. M., Slavin-Spenny, O. M., Parris, G. P. (2009). Effects of assertiveness training and expressive writing on acculturative stress in international students: A randomized trial. Journal of Counseling Psychology, 56, 590–596. http://dx.doi.org/ 10.1037/a0016634.

Tekinay, A. (1989). Dazwischen. In Die Deutschprüfung. Erzählungen. Frankfurt a. M.: Brandes & Apsel.

Terheggen, M. A., Stroebe, M. S., Kleber, R. J. (2001). Western conceptualizations and Eastern experience: A cross-cultural study of traumatic stress reactions among Tibetan refugees in India. Journal of Traumatic Stress, 14, 391–403.

Terkessidis, M. (2004). Die Banalität des Rassismus. Migranten zweiter Generation entwickeln eine neue Perspektive. Bielefeld: transcript.

Terkessidis, M. (2019). Wessen Erinnerung zählt? Koloniale Vergangenheit und Rassismus heute. Hamburg: Hoffmann und Campe.

Tholl, G. (2014). »Neurasthenie«: Burnout des frühen 20. Jahrhunderts. https://www.spiegel.de/geschichte/neurasthenie-burnout-des-fruehen-20-jahrhunderts-a-960000.html (Zugriff am 26.07.2022).

Toman, S. (2017). »Home is where your heart is.« Ethnografisch-kulturwissenschaftliche Perspektiven auf die Aushandlung des Heimatbewusstsein. Bachelorarbeit an der Ludwig-Maximilian-Universität München, Fakultät für Kulturwissenschaften Institut für Volkskunde/Europäische Ethnologie.

Ulrich, R. E. (1999). Grau oder bunt? Zuwanderung und Deutschlands Bevölkerung im Jahre 2030. In M. David, T. Borde, H. Kentenich (Hrsg.), Migration und Gesundheit. Zustandsbeschreibung und Zukunftsmodelle (S. 17–32). Frankfurt a. M.: Mabuse.

University of Otago (o. D.). Mihi – Introductions. https://www.otago.ac.nz/maori/world/te-reo-maori/mihi-introductions/index.html (Zugriff am 24.07.2022).

Uslucan, H.-H. (2016). Wann ist die Seele zu Hause? Sind Heimweh und Heimatgefühle noch zeitgemäß? Leidfaden – Fachmagazin für Krisen, Leid, Trauer, 5 (3), 54–60.

Varatharajah, S. (2018). Was ist Heimat? Wir wurden angestarrt, angeschrien, angespuckt. https://www.sueddeutsche.de/kultur/was-ist-heimat-wir-hies-sen-dahergeschleifte-asylantenschweine-affen-N-Wort-1.3807623-2 (Zugriff am 26.07.2022).

Varga von Kibéd, M., Sparrer, I. (2005). Ganz im Gegenteil. Tetralemmaarbeit und andere Grundformen systemischer Strukturaufstellungen – für Querdenker und solche, die es werden wollen (5., überarb. Aufl.). Heidelberg: Carl-Auer Verlag.

Velho, A. (2011). Auswirkungen von Rassismuserfahrungen auf die Gesundheit, das Befinden und die Subjektivität – Ansätze für eine reflexive Berufspraxis. In: Landeshauptstadt München, Direktorium, Antidiskriminierungsstelle für Menschen mit Migrationshintergrund AMIGRA (Hrsg.), Alltagsrassismus und rassistische Diskriminierung. Dokumentation der Fachtagung.

Verkuyten, M. (2008). Life satisfaction among ethnic minorities: The role of discrimination and group identification. Social Indicators Research, 89 (3), 391–404.

Vojvoda-Bongarz, K. (2012). »Heimat ist (k)ein Ort. Heimat ist ein Gefühl«: Konstruktion eines transkulturellen Identitätsraumes in der systemischen Therapie und Beratung. Kontext, 43 (4), 234–256.

Weiß, A. (2001/2013). Rassismus wider Willen. Ein anderer Blick auf eine Struktur sozialer Ungleichheit. Wiesbaden: Springer VS.

Wesenberg, S., Kupfer, A., Gahleitner, S. Nestmann, F. (2022). Weder feindliche Schwestern noch beste Freundinnen: Beratung und Psychotherapie auf der Suche nach Eigenständigkeit und Kooperation. In B. Bräutigam, M. Hörmann, M. Märtens (Hrsg.), Alles Erfindung? Länderübergreifende Perspektiven auf Beratung und Psychotherapie (S. 15–37). Göttingen: Vandenhoeck & Ruprecht.

Widdascheck, C. (2019). KUNSTtherapie mit Menschen in Migration. Die therapeutische Relevanz künstlerischer Arbeit. Fluchtaspekte. Vandenhoeck & Ruprecht.

Wilhelms, G. (1995). Heimat: Sozialethische Reflexionen über einen modernen Begriff. Zeitschrift für Evangelische Ethik, 39 (1), 206–219.

Yeboah, A. (2017). Rassismus und psychische Gesundheit in Deutschland. In K. Fereidooni, M. El (Hrsg.), Rassismuskritik und Widerstandsformen (S. 143–161). Wiesbaden: Springer VS.

Zane, N., Nagayama Hall, G. C., Sue, S. Y. K., Nunez, J. (2004). Research on psychotherapy with culturally diverse populations. In M. J. Lambert (Ed.), Bergin and Garfield's handbook of psychotherapy and behavior change (5th edition; pp. 767–804). New York: Wiley.